主编简介

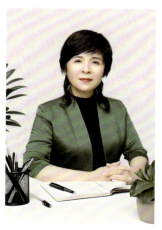

王晓玲

　　首都医科大学附属北京儿童医院药学部名誉主任，主任药师，硕士生导师。致力于儿童用药的研发与评价、药事管理、儿科临床药学、临床药理等 30 余年。现任北京市医院管理中心总药师，国家卫生健康委员会药事管理与药物治疗学委员会委员，国家药品监督管理局药品审评中心儿童用药技术审评外聘专家等职。

　　主持"十四五"国家重点研发计划、国家重大新药创制专项等国家级课题 50 余项；创新性建立儿童精准用药评价体系，开发儿童专用制剂 10 余项；发表相关论文 200 余篇（JCR Q1 区 18 篇）；获国家专利授权 7 项；主编《中国儿童用药立法研究》等专著 10 部。牵头制定儿童用药相关技术标准与指南 20 余项，研究成果直接支撑了多部门《鼓励研发申报儿童药品清单》的制定，以及儿童创新药的研发与转化。这些标准体系在《儿科疾病精准用药》中得到系统呈现，本书为临床医师和药师提供了权威参考。

　　作为第一完成人率团队获北京市科技进步奖二等奖、中华医学科技奖二等奖。现任《儿科药学杂志》常务副主编及多本核心期刊编委。

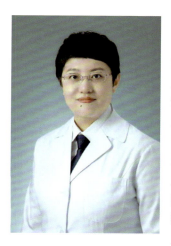

李　中

　　三级主任药师，硕士生导师，辽宁省重点专科临床药学科学科带头人，大连市高端人才。现任大连市妇女儿童医疗中心（集团）儿童院区＆新城院区药剂科主任。兼任中国药理学会治疗药物监测研究专业委员会委员、儿科 TDM 学组副组长、基层医院专业委员会副主任委员，中国研究型医院学会儿科学专业委员会委员，福棠儿童医学发展研究中心药学学科规范化建设研究组青委会副主任委员，辽宁省药学会常务理事，辽宁省药学会妇儿药学专业委员会主任委员，辽宁省药学会医院药学专业委员会副主任委员，东北儿童医院发展联盟药学专业委员会副主任委员，大连市药学会药物治疗学专业委员会副主任委员，大连市妇女儿童医疗中心（集团）妇女儿童医疗保健专科联盟药学专业委员会主任委员。主要从事儿童实体肿瘤及 TDM 精准治疗研究工作，主持国家级、省级、市级课题 3 项，作为核心成员参与课题 7 项，发表中文及 SCI 论文 20 余篇，拥有 5 项计算机软件著作权，主编及主译专著 10 余部。

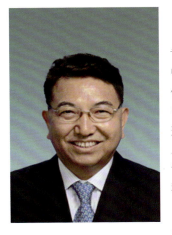

王天有

　　教授，主任医师，博士生导师，享受国务院特殊津贴专家。主要从事小儿血液肿瘤疾病研究。曾任国家儿童医学中心首都医科大学附属北京儿童医院党委书记、副院长。兼任中华医学会理事，中华医学会儿科学分会前任主任委员，中国医师协会儿科医师分会副主任委员，中国医疗保健国际交流促进会儿科学分会主任委员等。兼任《中华儿科杂志》总编辑、《中国小儿血液与肿瘤杂志》主编、《中国小儿循证医学杂志》、《中国实用儿科杂志》等副主编。获中国儿科医师奖、"国之名医"称号。

　　从事临床医学教育 30 余年，培养研究生 50 余名。作为负责人承担 2 项国家高技术研究发展计划（863 计划）项目和 1 项国家科技重大专项；作为主要研究者参与 2 项国家科技支撑计划项目和 1 项北京市科技计划项目。获中华预防医学会科学技术奖二等奖。发表论文 150 余篇；主编国家卫生健康委员会"十三五"规划教材《儿科人文与医患沟通》（第 2 版）和国家卫生健康委员会住院医师规范化培训规划教材《儿科学》（第 2 版）等。

精准用药丛书

儿科疾病精准用药
PRECISION MEDICATION FOR PEDIATRIC DISEASES

中国药理学会治疗药物监测研究专业委员会　**组编**

王晓玲　李　中　王天有　**主编**

科学出版社

北　京

内 容 简 介

本书专注于儿童个体化药物治疗,体现精准用药在儿童群体中的重要性。本书通过介绍科学的给药方法,旨在减少药物不良反应的发生风险,同时提高治疗效果和患者的生活质量。书中在用药策略上,结合了最新的药物基因组学、药物代谢组学、治疗药物监测及人工智能等前沿技术,以期为儿科医生和药师提供通俗易懂的个体化治疗策略。本书不仅涵盖了药物作用机制、药物选择、剂量调整等基础知识,还通过药学服务案例分析,生动地展示了如何将现代分析技术应用于实际的儿科治疗中,以实现更加精确和个性化的药物治疗方案。

本书适用于临床医师和临床药师,特别是从事儿科专业的临床医生和临床药师,也适合所有希望提升儿科药物治疗水平、追求儿童健康最佳实践的医疗专业人士阅读和参考。

图书在版编目(CIP)数据

儿科疾病精准用药 / 王晓玲,李中,王天有主编.
北京 : 科学出版社,2025.5. -- (精准用药丛书).
ISBN 978-7-03-081722-8

Ⅰ. R720.5

中国国家版本馆 CIP 数据核字第 20255LK928 号

责任编辑:周 倩 丁彦斌 / 责任校对:谭宏宇
责任印制:黄晓鸣 / 封面设计:殷 靓

科学出版社 出版
北京东黄城根北街 16 号
邮政编码:100717
http://www.sciencep.com

南京展望文化发展有限公司排版
上海颛辉印刷厂有限公司印刷
科学出版社发行 各地新华书店经销

*

2025 年 5 月第 一 版 开本:B5(720×1000)
2025 年 5 月第一次印刷 印张:16 1/2 插页:1
字数:284 000
定价:150.00 元
(如有印装质量问题,我社负责调换)

《儿科疾病精准用药》
编委会

丛书序

PREFACE TO A SERIES

在全球医学领域迅猛发展的当下，精准医疗已成为前沿热点与关键发展方向。精准用药作为精准医疗的核心构成，肩负着提升治疗成效、减少不良反应、优化医疗资源配置等重要使命，对推动整个医疗体系的革新有着举足轻重的意义。传统药物治疗模式多采用"一刀切"的策略，忽略了个体之间的显著差异，这使得部分患者的药物治疗不仅难以达到预期疗效，还可能使患者遭受严重不良反应的困扰。而精准用药的兴起，正是当前医学发展的必然趋势。随着基因检测技术、药物基因组学和大数据分析人工智能等领域的不断突破，我们对药物在人体内的作用机制、代谢过程及个体差异对药物反应的影响有了更为深入的理解。这不仅为精准用药提供了坚实的技术支撑，也让精准用药在临床实践中的广泛应用成为可能。

在此背景下，本丛书应运而生，通过高度聚焦于个体化用药相关标志物在各系统疾病诊疗过程中的运用，以大量真实且极具代表性的案例作为切入点，展示精准用药"工具"在实际临床中的合理使用方法，全方位保障患者用药时的安全性、有效性及经济性。同时，对现有精准用药"工具"在临床中的运用进行深度剖析，一方面为当下的医疗工作提供了极具实用价值的操作指南，帮助医疗人员在日常工作中快速上手、准确应用；另一方面，也启发临床医师、药师等医疗服务人员，从更加多元的角度去思考和开发与患者合理用药相关的"工具"。不仅如此，本丛书还积极推动这些研究成果向临床实践的转化，让更多患者能够从中受益，切实提升医疗服务的质量和效果。

本丛书的编写汇聚了众多临床专家、药学专家的智慧与心血，他们凭借深厚的专业知识与丰富的临床经验,为本丛书的内容质量提供了坚实保障。在此,我们向他们致以最衷心的感谢。同时,也对所有付出辛勤努力、参与本丛书编写工作的同仁们表示诚挚的谢意。本丛书中案例多为临床实践中的真实事例,尽管我们在编写过程中秉持严谨态度,反复核查,但受时限性、疾病复杂性、地域用药习惯差异等多种因素的限制,加之编写水平有限,疏漏与错误或许难以避免。对于本丛书中可能存在的不当之处,恳请广大读者批评指正。

2025 年 2 月 26 日

前言
PREFACE

随着医疗科技的持续进步,精准医疗已逐渐成为全球医学研究与临床实践的核心焦点。其中,精准用药作为现代医学领域的重要理念与实践方式,正逐步改变着传统的药物治疗模式。在当今的医疗环境里,精准用药基于个体的基因、生理特征、疾病状态等诸多因素,致力于为患者提供最为适宜、有效且安全的药物治疗方案。精准用药的关键在于深入洞悉药物在体内的代谢过程、作用靶点及个体间的遗传差别,进而实现对药物剂量、给药时间和治疗方案的精准调控。这种方法不但能显著增强治疗成效,避免药物的过度或不足使用,还能有效降低药物不良反应的发生概率,从而提高患者的药物治疗依从性及生活质量。

在这样的大环境下,儿童药物治疗作为精准医疗中尤为繁杂和关键的领域,受到了日益增多的关注。儿童处于生长发育的关键时期,不仅在生理和心理方面与成人有显著不同,药物代谢也存在极大的个体差别。儿童的器官发育尚未成熟,药物的代谢和排泄能力相对较弱,对药物的耐受性也较低。所以,传统基于成人标准的药物治疗方案应用于儿童时,可能难以达到理想的效果,甚至可能引发严重的药物不良反应。而精准用药能够充分考量儿童的年龄、体重、生长发育状况、遗传背景等要素,为儿童量身打造个体化的药物治疗方案。这既能保证药物在儿童体内发挥最佳的治疗作用,又能最大程度地减少药物对儿童身体的潜在危害。近年来,国内外研究者在儿童药物基因组学、药物代谢组学、治疗药物监测、人工智能辅助诊疗等方面取得了显著成果,这些研究成果为儿童精准用药提供了新的理论基石和技术手段。例如,美国精准医疗计划和中国精准医疗计划都将儿童药物治疗列为重要研究内容,并投入大量资源开展专项研究和实践探索,使得对儿童精准用药的研究不断深入。

本书专注于儿童个体化药物治疗,并结合国内外最新的研究成果与临床实践经验,旨在系统梳理和总结儿童临床常用治疗药物的精准用药方案的制订和调整,为医务工作者提供一本科学、实用的指导手册。目前,专门针对儿童精准药物治疗的系统性、权威性书籍较为稀缺。本书的编写旨在为儿童精准药物治疗领域的研究和临床实践提供参考。

全书分为两部分: 第一部分为理论篇,主要介绍了药物基因组学、药物代谢组学、治疗药物监测相关的基础知识,还介绍了药物遗传学相关的数据库及人工智能等现代精准用药方法及其应用,让读者能够初步掌握精准用药的相关内容。第二部分是临床实践篇,不仅广泛涵盖了药物作用机制、用法用量等基础知识,还介绍了相关药物基因组学研究及治疗药物浓度监测内容,并通过生动的药学服务案例分析,直观地展示了如何将现代分析技术巧妙应用于实际的儿科治疗场景中,生动形象地描述了临床精准用药指导,从而制订更为精确、更具个性化的药物治疗方案。

在本书的编写过程中,编者查阅了国内外最新的研究文献、国内外权威书籍及数据库,邀请了包括首都医科大学附属北京儿童医院、沈阳市儿童医院、深圳市儿童医院、南京市儿童医院、广州市妇女儿童医疗中心及大连市妇女儿童医疗中心(集团)的多位儿科药学专家参与编写和审稿工作,经过反复斟酌和探讨,进行了多次修改与完善,确保了本书内容的实用性和准确性。编者尤其关注了近年来在药物基因组学、药物代谢组学、治疗药物监测、人工智能等领域的重大进展,力求将最前沿、最实用的知识传递给读者。

为方便读者理解和运用,本书临床实践部分的每一章都采用模块化结构,包含该章所涉及药物的概述、理论基础、临床应用、药学服务案例等部分。每一章的编排都注重理论与实践的结合,使读者不但能够掌握基础知识,还能将其灵活运用在临床实践中。

本书适合临床医师、临床药师,特别是从事儿科专业的医生与临床药师阅读和参考。建议读者在阅读时,结合自身的临床实践,重点关注与自身专业相关的章节。

非常感谢能够借助科学出版社的平台，将编者多年的临床经验及前沿内容推广出去，这是所有参与此书编写的儿科药学人的心愿。期望本书能成为儿科医务人员在临床工作中的实用参考书。

最后，诚挚感谢为本书编写和出版辛勤努力的各位编委与责任编辑，在这里向他们致以崇高敬意！同时，感谢广大读者，你们的关注和支持是我们前进的动力。由于编者水平有限，书中或有疏漏之处，如果读者对书中内容有疑问或者不同见解，欢迎通过 E-mail：etyylcyx@163.com 与我们交流。我们愿以书为桥梁，广交各位同道，希望通过本书的传播和应用，促进更多医务工作者对儿童精准用药的关注和研究。

《儿科疾病精准用药》编委员

2025 年 5 月 7 日

目录
CONTENTS

下篇 临床精准用药指导

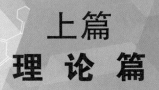

上篇
理　论　篇

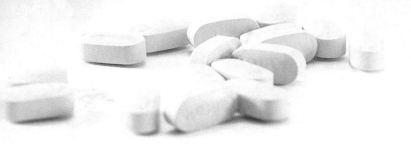

第一章

基 础 知 识

第一节 药物基因组学概述

　　精准医疗是一种将个人基因、环境与生活方式的个体差异考虑在内的、新兴的疾病治疗和预防的方法。近年来随着人类基因组计划（Human Genome Project，HGP）和国际人类基因组单体型图计划的开展和研究，尤其是精准医疗计划的提出和逐步推广，药物基因组学（pharmacogenomics）作为实现个体化给药的有效技术手段，相关的研究领域得到了迅猛发展，在这一过程中产生了越来越多的药物基因组生物标志物及其检测方法。

　　药物基因组学是研究基因如何影响个体对药物反应的学科。该领域结合了药理学（药物科学）和基因组学（对基因及其功能的研究），以开发可以根据个体的遗传基因组进行处方的有效、安全药物。药物基因组学可以为临床精准治疗提供丰富的信息。药物基因组学主要研究个体对药物响应（包括疗效和不良反应发生等）存在差异的基因多态性，涉及编码药物代谢酶、转运体、作用靶点等的多种基因，这些基因特性的变化可能影响体内药物浓度和（或）靶组织的药物敏感性。因此，对这些基因组生物标志物进行检测、分析有助于指导临床精准用药、预测药物不良反应的发生、指导新药研发与应用。

　　简单来说，药物基因组学主要研究基因多态性与药物响应个体差异之间的联系。通过分析编码药物作用靶点、代谢酶或转运体基因的多态性，与药物在人体内的过程、安全性和有效性的个体差异进行相关性分析，所得到的结果可以为制订、优化和调整药物治疗方案积累更多的科学证据。部分上市的新药仅限于特定基因型的适应证患者。

一、药物基因组学的相关概念

1. **基因**　是遗传信息的基本单位,一般指位于染色体上编码一个特定功能产物(如蛋白质或 RNA 分子等)的一段核苷酸序列。人类基因通常由两个主要区域组成。一个是编码区(占基因组的 5%),包括外显子和内含子。另一个是位于编码区上游或下游具有调控作用的侧翼序列,由启动子、增强子和终止子组成。人类基因组中有 23 对染色体,其中 22 对为常染色体,1 对为性染色体。它们控制着个体的发育、生长、繁殖和代谢,并在疾病进展中发挥重要作用。

基因是生物体内遗传信息的基本单元,具备三个核心特性。一是自我复制能力:基因通过 DNA 上的编码序列(密码子)实现自身的精确复制,这一机制确保了细胞分裂时遗传信息的稳定传递。二是基因的表达:DNA 内储存的遗传指令通过转录和翻译的生物学过程转换成功能性的 RNA 分子和蛋白质,这些蛋白质和 RNA 分子执行各种生命活动。三是基因的突变:基因序列中的微小变化,包括核苷酸的替换、插入或缺失,这些变化为物种的进化和遗传多样性提供了可能性。

2. **基因型**　又称遗传型,是某一生物个体全部基因组合的总称,它反映生物体的遗传构成,即从双亲获得的全部基因的总和。据估计,人类的蛋白质编码基因有 2 万~2.5 万个。因此,整个生物的基因型是无法表示的,遗传学中具体使用的基因型,往往是指某一性状的基因型。

3. **基因多态性**　是指在一个生物种群中同时存在两个或两个以上不连续的突变和基因型。基因多态性是一种非常普遍的现象,特别是在人类中,基因的结构、表达和功能已被广泛研究。根据人类基因变异,基因多态性通常分为三类。

(1) DNA 片段长度多态性(fragment length polymorphism, FLP):即单个碱基的缺失、重复或插入,导致限制性内切酶位点和 DNA 片段长度的变化。它也被称为限制性片段长度多态性(restriction fragment length polymorphisms, RFLP)。

(2) DNA 重复序列多态性(repeat sequence polymorphism, RSP):特别是短串联重复序列,是小卫星 DNA 和微卫星 DNA。RSP 主要表现为重复序列拷贝数的变化。

(3) 单核苷酸多态性(single nucleotide polymorphism, SNP):是指单个核苷酸的分散差异,包括单个碱基的缺失和插入,但更常见的是单个碱基的取代,常出现在 CG 序列中。SNP 是目前研究较多的多态性。

基因上的微小差异可能导致表型上的巨大差异,如身高、肤色、指纹、血型,甚至性格。特定基因的变异会影响人类对疾病的易感性和对药物的反应(如药代动力学、药效学和不良反应)。多态性的发生是多等位基因共同作用的结果。通常认为基因突变频率大于 1% 为多态性,否则为自然突变。

基因多态性的研究在临床医学、遗传学、预防医学和临床药学中广泛而深入。例如,SNP 可导致药物代谢酶和转运体功能增强或不同程度的丧失,引起相关底物药物在体内的处置发生改变。在一定比例的个体中,受体的数量、结构和功能会发生变化,从而影响与靶蛋白的亲和力,最终影响药物的药理活性。一些决定药物活性的蛋白质和相关基因也会影响疾病的病理、生理变化。因此,如果药物治疗基于基因多态性,则可以满足个性化用药。

4. 药物基因组学相关的生物标志物　遗传变异引起的药物响应的个体间差异主要来自编码代谢酶、转运体和药物靶点的基因的多态性,这些基因的遗传变异可能会影响药物的体内药代动力学和药效学。

基因组学的生物标志物是一种可用于指示正常生物学过程、病理过程和(或)对治疗及其他干预措施响应性的、具有可测量的 DNA 或 RNA 特性的内源性物质。其中 DNA 的特性可包括但不仅限于 SNP、短串联重复序列多态性、单倍型、DNA 修饰如甲基化、核苷酸的插入/缺失、拷贝数变异,以及细胞遗传学重排如转位、重复、缺失或反转。RNA 的特性包括但不仅限于 RNA 序列、RNA 表达水平、RNA 处理过程(如剪接和编辑)、微小 RNA。药物基因组生物标志物的检测是临床实施个体化药物治疗的前提。

(1)药物代谢:药物代谢是一个化学过程,其中酶在催化一种化学物质转化为另一种化学物质的过程中起着至关重要的作用。酶的结构和浓度变化可能导致药物代谢的个体差异,这可能是由遗传因素决定的。大多数代谢酶具有临床显著的遗传变异。对于人类来说,外源性物质(即相对于机体的外来物质)的代谢分为两个阶段(相),受一种或多种药物代谢酶及其相应基因的调控。

1)Ⅰ相代谢(修饰):通过氧化、还原或水解作用将极性基团(带电以产生静电相互作用)添加到亲脂性分子上,从而提高底物分子的水溶性。细胞色素 P450 酶(CYP450)是介导药物氧化、还原代谢反应的主要酶家族之一。其中,CYP3A4/5、CYP2D6、CYP2C9、CYP2C19 等几种同工酶的编码基因具有高度基因多态性,为药物基因组学研究的热点。

2)Ⅱ相代谢(结合):Ⅰ相代谢后,有些化合物的亲水性仍不足以满足机体对排泄的要求,还需要进一步处理(Ⅱ相代谢)以形成易于排泄的Ⅱ相代谢物质。参与Ⅱ相代谢的药物代谢酶,主要是转移酶,它们在介导内源性物质和外源性物质如药物转化为更容易排泄的形式的过程中起着重要作用。主要的Ⅱ相代谢酶包括尿苷二磷酸葡萄糖醛酸转移酶(UDP-glucuronosyl transferase,UGT)、硫嘌呤甲基转移酶(thiopurine S-methyltransferase,TPMT)和 N-乙酰基转移酶(N-acetyltransferase,NAT)。

（2）药物转运体:是一类位于细胞膜上的蛋白质,它们可以帮助药物分子穿过细胞膜,进入或离开细胞。这些转运体选择性地转运特定的药物或其他小分子。因此,它们在药物吸收、分布、代谢和排泄过程中起着关键作用。

药物转运体可以分为两大类。

1）ATP 结合盒(ATP-binding cassette,ABC)转运体:这类转运体通过使用 ATP 的能量,将药物从细胞内泵出,因此也被称为"药物泵"。其中最著名的是 P-糖蛋白(P-glycoprotein,P-gp),它可以泵出许多不同类型的药物,导致多药耐药性。

2）溶质载体(solute carriers,SLC)转运体:这类转运体可以将药物从细胞外转运到细胞内,或者在细胞内部进行转运。例如,有机阴离子转运蛋白(OAT)和有机阳离子转运蛋白(OCT)是两类重要的 SLC 转运体,它们在肾脏和肝脏的药物排泄过程中起着重要作用。

药物转运体编码基因的遗传变异可能会改变对药物的吸收、分布、代谢和排泄的处置能力,从而影响药物的疗效和安全性。因此,药物基因组学研究中,药物转运体编码基因的多态性是一个重要的研究领域。

（3）药物靶点:大多数药物的靶点是蛋白质,包括受体、酶、转运蛋白及参与细胞生物学过程的蛋白质,如信号转导和细胞周期调节。与已报道的参与药物药代动力学过程的药物代谢酶和药物转运体编码基因相比,关于药物靶点相关的药物基因组学研究相对较少。尽管药物的靶点是一些特定的受体或酶,但其疗效通常与复杂路径上的几种不同蛋白质有关,路径中的任何一个环节都可能存在影响疗效的基因变异。目前的研究主要集中在关键药物靶点上。

二、药物基因组学的发展

药物基因组学是在药物遗传学的基础上发展而来的,旨在通过研究基因组学和药物之间的相互作用,来实现个体化用药。早在 20 世纪初,英国学者 Garrod 就提出,基因损伤可能导致特定酶的功能的丧失,从而导致所谓的先天性代谢缺陷。他指出,药物反应的个体差异来自基因变异。此后,20 世纪 50 年代,药物遗传学开始研究遗传多态性对药物活性个体差异的影响。在药物遗传学发展过程中,有以下几项具有里程碑意义的工作:① 1956 年,Carson 发现一些红细胞遗传性葡萄糖-6-磷酸脱氢酶(glucose 6-phosphate dehydrogenase, G6PD)功能障碍的患者由于红细胞缺乏还原性谷胱甘肽,在治疗剂量下对伯氨喹会发生溶血反应。② 1960 年,Evans 通过计算异烟肼乙酰化与母体药物的比率,建立了异烟肼乙酰化的表型方法,这实际上是药物遗传学的经典研究。③ 20 世纪 70 年代末,两个独立的研究小组发现,一种以染色体隐性模式遗传的药物代谢缺陷与某些志愿者使用抗高血压药物异喹胍和抗心律失常药物司巴丁后副作用出现频率显著增高有关。随后的发现表明,异喹胍和司巴丁这两种药物实际上都由同一个酶——去氢异丙吲哚-斯巴汀羟化酶来代谢。之后,科学家们陆续发现了多种 CYP2D6 酶的底物和反应。到了 20 世纪 80 年代末,当人类的 *CYP2D6* 基因被成功克隆后,研究显示大部分无法有效代谢异喹胍等药物的个体都带有该基因的失活性突变。

20 世纪 80 年代以后,分子生物学的发展为药物遗传学提供了有效的研究工具。例如,已经克隆了编码碎片醌羟化酶的基因,并通过载体成功表达,并研究了其遗传多态性。此后,越来越多的药物代谢酶、转运体和受体的分子机制相继被阐明。随着研究的发展,药物的药理作用不再仅仅由单个基因决定,而是多基因共同调控的结果。

20 世纪 90 年代,全基因组技术的出现和兴起,开启了药物基因组学的新时代。人类基因组计划于 20 世纪 90 年代初启动,2003 年完成了人类基因组测序,为药物基因组学的发展奠定了坚实的基础。药物基因组学这个术语出现在许多科学论文和专著中。

药物基因组学在儿童用药方面的研究起步于 20 世纪末到 21 世纪初,其中一个重要的里程碑是在 2000 年,美国国立卫生研究院(National Institutes of Health, NIH)建立了药物遗传学和药物基因组学知识库(Pharmacogenetics and Pharmacogenomics Knowledge Base, PharmGKB),这为药物基因组学奠定了数据库的基础。随后,美国食品药品监督管理局(Food and Drug Administration, FDA)在 140 余种药物的标签中增加了相关药物基因组信息,其中有 60 多种被批准用于儿童。这种政策在欧美发达国家得到了一致认同,他们认为应允许对

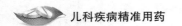

能产生有益效果的儿童用药过程进行相关药物基因检测。

三、药物基因组学研究的意义

精准医疗与之前提出的个体化或个性化医疗非常相似。它们的共同核心是针对特定的疾病分型开发个体化药物和个性化治疗。正如美国 NIH 原院长柯林斯博士所说,"个性化医疗的道路加速生物医学的研究和发展,提供最新的工具、知识和治疗方案,同时医生用正确的疗法治疗正确的病人"。药物基因组学为精准医疗提供了基础理论和实践工具。FDA 于 2013 年发布了《临床药物基因组学:早期临床研究的上市前评估和标签建议》(*Clinical Pharmacogenomics: Premarket Evaluation in Early-Phase Clinical Studies and Recommendations for Labeling Summary*)。旨在为制药行业在药物开发过程中评价人类基因多态性对药代动力学、药效学、疗效和安全性的影响提供帮助。强调了相关基因检测的重要性和必要性。在 FDA 网站上,有 400 多条关于基因生物标志物与药物疗效和安全性关系的信息。这些信息包含在药品标签中。值得注意的是,临床药物基因组学实施联盟(The Clinical Pharmacogenetics Implementation Consortium, CPIC)提出的指南为基因检测的实验室结果转化为临床实践提供了基础。该指南可在"药物遗传学和药物基因组学知识库"网站(https://pharmgkb.org/)中找到。精准医疗相关基因检测的应用人群包括:① 长期用药的患者,如心血管疾病患者、精神疾病患者、肺结核患者、免疫抑制剂使用者等;② 有药物不良反应史的患者或有严重药物不良反应的家属;③ 老年人、儿童等特殊人群;④ 多重用药患者;⑤ 使用某种药物效果不理想,病情控制不好的患者。因此,保健提供者应考虑遗传和非遗传因素(如环境、疾病进展、药物相互作用、食物和器官功能)在临床实践中合理选择基因检测。

儿童与成人相比,各个年龄阶段的个体差异显著。这不仅表现在身高和体重的变化上,更明显的是儿童在各种生长阶段中系统发展程度不同,这种差异也可能明显影响药代动力学和药效学表现。因此,利用药物相关基因信息来指导儿童的个性化用药方案,对于提升药物治疗的安全性和有效性可能发挥至关重要的作用。同时,药物基因组学在药物的发现和开发过程中也有着广泛的应用,通过基因组学研究定义的药物靶标能显著提升药物研发的成功率,这对儿童药物治疗的研究同样具有深远的意义。

第二节　药物遗传学与代谢组学概述

儿童的各个器官和组织正处于生长发育期。年龄越小,器官和组织的发育越不完全,药物使用不当会造成组织和器官发育障碍,甚至产生严重的不良反应。除了年龄因素外,药物作用的差异有些是由遗传因素引起的。因此,为了达到儿童精准用药的目的,除了考虑年龄影响外,还要考虑患者的遗传因素及由遗传差异而导致的机体代谢的差异。由此,将药物遗传学与代谢组学相关理论及技术运用到临床中,对达到精准治疗的目的具有重要的意义。

一、药物遗传学与代谢组学的意义

药物遗传学(pharmacogenetics, PGx),也被称为遗传药理学,主要集中研究机体基因及其表达的蛋白质差异对机体的影响,也就是关注由于基因差异而导致的体内变化,如基因及其表型的差异所引起的代谢变化。换句话说,药物遗传学主要关注药物引起的基因组学和蛋白质组学变化对机体产生的影响。此外,遗传因素还可通过对基因及蛋白质的调控,使机体代谢物产生差异。

代谢组学(metabonomics)是继基因组学和蛋白质组学之后新近发展起来的一门学科,是系统生物学的重要组成部分。代谢组学是研究代谢组(metabonome)在某一时刻细胞内所有代谢物的集合的一门学科,往往集中在小分子物质的研究上。基因与蛋白质的表达紧密相连,而代谢物则更多地反映了细胞所处的环境,这又与细胞的营养状态、药物和环境污染物的作用,以及其他外界因素的影响密切相关。因此有学者认为,"基因组学和蛋白质组学告诉你什么可能会发生,而代谢组学则告诉你什么确实发生了"。药物遗传学与代谢组学研究对于临床药物的精准治疗是具有重要意义的。

二、药物遗传学对指导临床用药的重要性

1959年,福格尔正式提出药物遗传学这一名称。1962年,卡洛发表了与药物遗传学有关的著作。1973年,世界卫生组织(World Health Organization, WHO)发表了关于药物遗传学的技术报告,综述了药物遗传学的基本内容。对药物遗传学的研究,已揭示了许多药物异常反应的遗传基础和生化本质,这对于指导临床医生正确掌握用药的个体化原则,防止各种与遗传有关的药物反应都

具有指导价值。

基于药物遗传学数据,临床医生在使用某些药物时,可以遵循因人而异的用药原则。在群体中,不同个体对某一药物可能产生不同的反应,甚至可能出现严重的不良反应,这种现象称为个体对药物的特异质(idiosyncrasy)。特异质产生的原因相当程度取决于个体的遗传背景。

随着对人类基因组相关研究的深入,遗传变异已被确定为疾病和药物治疗的关键影响因素。因此,药物遗传学研究被认为是在药物开发过程,包括临床试验活动中必不可少的组成部分。2022 年 12 月,FDA 发布了多种药物说明中包含的药物遗传学的相关信息(https://www.fda.gov/drugs/science-and-research-drugs/table-pharmacogenomic-biomarkers-drug-labeling#:%7E:text=Table%20 of%20Pharmacogenomic% 20Biomarkers% 20in% 20Drug% 20Labeling% 20, and% 20Admini% 20),其中包含了多种常用药物,如维生素 C 的遗传药理学信息。此外,目前全球已经成立多个关于药物遗传学研究的组织,如 CPIC、荷兰药物遗传学工作组(Dutch Pharmacogenetics Working Group, DPWG)、加拿大药物安全药物基因组学网络(Canadian Pharmacogenomics Network for Drug Safety, CPNDS)及法国国家药物遗传学网络(French National Network of Pharmacogenetics, RNPGx)。而这些组织的研究为儿童用药的安全性和有效性也提供了众多信息,使儿童患者从药物遗传学研究中受益匪浅。由此可见,遗传药理学研究日益受到重视,并且已经由理论研究深入到实际工作中,为其应用到精准医疗中夯实了基础。

药物发挥药效一般要经过吸收、分布、代谢和排泄等过程。在此过程中,许多环节都与酶和受体的作用密切相关。倘若编码这些酶或受体蛋白的基因出现变异而引起功能的改变,有可能导致药物代谢发生异常反应和(或)临床响应的变化。因此,有必要深入了解遗传变异对药物响应的影响及其分子基础,并据此预测对药物异常响应的个体,从而进行有效的防治。

药物遗传学对临床的指导作用,萌芽于 20 世纪 50 年代。当时研究者就发现有些特异质反应是由决定酶活性的基因改变引起的。最典型的例子是单一药物代谢酶的遗传变异导致这些酶功能的改变而影响药物的药理学作用。例如,抗结核药异烟肼在体内必须先在 NAT 的作用下经乙酰化而失去活性后才经肾脏排泄。某些人先天性乙酰化异烟肼能力的改变是其发生周围神经病变的原因。研究首先发现,人类群体中的不同个体可区分为失活快型与失活慢型两种类型。失活快型患者的肝细胞内有 NAT,能将异烟肼迅速乙酰化并排出体外,异烟肼半衰期短,一般为 45~110 min。失活慢型患者的肝细胞内缺乏 NAT,口服异烟肼后药物血液中存在时间较长,异烟肼半衰期可长达 4.5 h。失活慢型患者反复给予异烟肼后容易引起蓄积中毒,发生周围神经炎。研究发现,失活快、慢型患者之间的差异与肠道吸收、蛋白质结合、肾小球的清除及肾小管的重吸收无关,而与肝细胞内的 NAT 的含量有关,这一药物反应为单基因控制。

随着研究的进展,研究者发现异烟肼在体内存在不同的代谢通路,其中最重要的通路是在 N-乙酰基转移酶 2(N-acetyltransferase 2,NAT2)的作用下将其乙酰化为乙酰异烟肼。大量研究显示,NAT2 的编码基因的多态性对于异烟肼的代谢速度有重要影响,由此导致服用标准剂量(5 mg/kg)异烟肼治疗的患者的血药浓度呈现出明显差异(3~7 倍)。而依据 $NAT2$ 基因多态性,可将人群分为 3 种类型:快乙酰化型、中间乙酰化型和慢乙酰化型。2015 年国家卫生和计划生育委员会颁布的《药物代谢酶和药物作用靶点基因检测技术指南(试行)》中明确推荐开展 $NAT2$ 基因多态性检测项目,以指导异烟肼的个体化用药剂量选择。FDA 也已将 NAT2 列为指导异烟肼个体化用药的检测指标。2017 年,韩国发布的《临床用药基因检测指南》中明确指出,在使用异烟肼进行抗结核治疗时,应进行 $NAT2$ 基因型检测。

尽管国内外指南均推荐进行 $NAT2$ 基因型检测以指导异烟肼的个体化用药,但鉴于多种原因,临床实践中 $NAT2$ 基因检测率并不高,尚无 $NAT2$ 基因多态性检测相关的技术规范,也缺乏依据患者乙酰化类型调整异烟肼个体化用药剂量的共识,影响了根据 $NAT2$ 基因型差异调整异烟肼用量的个体化治疗策略的实施。为规范中国结核病患者 $NAT2$ 基因型检测流程、科学合理地依据 $NAT2$ 基因型检测结果指导异烟肼用药剂量的合理选择,首都医科大学附属北京胸科医院和《中国防痨杂志》编辑委员会共同组织结核病治疗领域和药理学领域的知名专家,制定的《结核病患者 N-乙酰基转移酶 2 编码基因多态性检测与异烟肼合理用药专家共识》,可作为药物精准治疗的典范之一。

此外,CYP450 是许多药物的主要代谢酶。而其编码基因的突变或者多态性可能会对药物代谢造成影响。在所有 CYP450 亚型中,CYP2D6 是最主要的研究对象,因为它存在着 100 多个变异基因。CYP2D6 的几种多态性亚型是由不同等位基因组合而成的,这些等位基因因一个或多个位点的突变而不同于正常基因(野生型),进而形成强度不同的酶。这种突变的结果具有多样性,有的对酶的活力没有影响,有的则会使酶活力降低甚至失活,而复制导致酶活性增强。广义代谢被定义为野生型的纯合子或杂合子个体(占人群的 75%~85%),两个低活力等位基因为中间代谢(10%~15%),功能缺失等位基因为低代谢(5%~

10%),二重或多重活性基因具有超速代谢(0%~1%)。尽管总体上突变的数量和复杂性很大,但仍有一些突变基因(通常 3~5 个等位基因)是常见的,它们占了突变总量的 95% 以上。运用基因芯片等现代 DNA 技术可以方便地检测这些等位基因,并依此划分患者的基因型。

在抗精神病药物研究中,CYP2D6 既是利培酮、阿立哌唑、氟哌啶醇、奋乃静、氯丙嗪等主要代谢酶,也是氯氮平、奥氮平、喹硫平的次要代谢酶。研究显示,在中等代谢人群中,服用通过 CYP2D6 代谢的药物引起不良反应发生率较高,临床疗效较低。而镇咳药可待因通过 CYP2D6 而生成活性代谢产物吗啡;当 CYP2D6 出现双倍体基因突变时会增强可待因向吗啡转化反应而诱发强烟碱效应,导致呼吸骤停等严重不良反应。又例如,抗血小板药物氯吡格雷通过 CYP2C19 活化。但当 CYP2C19 发生突变时,氯吡格雷无法发挥正常效应。

而除了代谢过程外,药物的吸收、分布还与膜转运系统有关。多药耐药基因 *MDR1* 是药物遗传学的一个经典研究靶点,其编码一种 ATP 依赖的跨膜外排泵(P - 糖蛋白),其功能是从细胞内向细胞外转运包括药物在内的许多物质,以防止有害物质或代谢物在细胞内聚集。*MDR1* 基因的外显子 26(C3435T)的突变与肠道 P - 糖蛋白的表达水平和功能有关。P - 糖蛋白的底物包括许多治疗浓度很窄的重要药物,如卡马西平、环孢素 A、维拉帕米、特非那定、非索那定和许多 HIV - 1 蛋白酶抑制剂。因此,这种多态性对携带这种突变体个体的剂量调节有很大的影响。

目前许多学者正关注于其他转运系统的突变,特别是涉及 5 - 羟色胺、多巴胺和 γ - 氨基丁酸(GABA)重吸收的转运系统的突变。而以抗癫痫药物卡马西平为例,可说明药物遗传学对儿童精准用药的重要性。卡马西平是一种亲脂性的三环化合物,其可溶于水,通常口服给药,目前市售的不同配方的儿童剂型有常规片剂、缓释片剂、缓释胶囊、可咀嚼片剂和混悬液。研究发现,遗传因素影响了卡马西平的吸收和生物利用度。卡马西平在肠道和大脑中的生物膜转运,通过两种途径实现,主要转运蛋白包括多药耐药蛋白 1(MRP1)(也称为 P - 糖蛋白)和多药耐药蛋白 2(MRP2),而后者属于 ABCB 家族,如 ABCB1 和 ABCC2。MRP1 和 MRP2 都位于肠道上皮细胞和大脑毛细血管内皮细胞表面,这些转运蛋白可能限制卡马西平的转运而影响其口服生物利用度及到达脑内的浓度。转运蛋白的表达可能受到 *ABCB1* 和 *ABCC2* 编码基因多态性的影响,也与卡马西平的不良反应或癫痫的耐药性有关。对 208 名高加索癫痫儿童的研究(11.3 岁 ± 5.9 岁)证实了卡马西平治疗耐药性与 *ABCC2* 编码基因突变相关。

三、代谢组学技术及方法是解析药物遗传学特征的重要手段

代谢组学是对生物体某一特定组分所包含的所有代谢物进行定性及定量分析,并研究该代谢组在外界干预或疾病生理条件下动态变化规律,可以定义预测疾病发病率、严重程度和发展过程中的生物标志物,并对潜在的异常机制提供新的见解。代谢组学相对于其他"组学"技术的优势包括:① 据估计,人类体内含有近万种小分子代谢物。尽管随着时间的推移,新的和更敏感的测量技术正在逐渐揭示更多的化学物种类。然而,代谢物的数量可能仍然小于在人类中发现的约25 000 个基因、10 万个转录物和 100 万种蛋白质;② 代谢组学测量基因组学、转录组学和蛋白质组学变异性下游的化学表型,从而提供高度综合的生物状态概况;③ 代谢组学也是一种精确和非侵入性的工具,可以辨别药物治疗的作用机制和可能的毒理学影响,并区分遗传学、微生物组活性和营养对整体代谢表型的贡献。

作为综合分子分析的稳定"组学"方法的最新成员,代谢组学经历了快速的技术进化,现在越来越多地应用于人类流行病学研究。代谢组学相较上游的蛋白质组学及基因组学,具有终端效应及放大效应的特点。因此,其反映生物体疾病、生理状态更加直接,灵敏度更高。同时人体内的代谢物的数量较少,且信息库相对也比较简单。此外,代谢物在各物种中具有相通性,与现行的很多临床指标较为接近,容易理解和被接受。目前代谢组学已被证明可用于识别代谢性疾病的新生物标志物,并且能够用于预测未来的疾病事件和干预结果。代谢组学研究还表明,支链氨基酸和相关代谢物与代谢性疾病具有强相关性,支链氨基酸及其代谢物对 2 型糖尿病和肥胖干预结局具有预后作用。另外,有代谢组学研究发现,亮氨酸、异亮氨酸、苯丙氨酸、酪氨酸和缬氨酸的血浆水平升高与糖尿病未来发展的风险增加有关。靶向代谢组学同样用于显示肥胖啮齿动物骨骼肌中广泛的脂肪酸衍生酰基肉碱的增加,以及三羧酸循环中间体的同时减少。代谢组学还有助于识别转基因小鼠模型中被调节的代谢途径。这些研究可以描述受影响的特定途径、发生调节的组织和器官等。例如,已经对类固醇受体辅激活蛋白(steroid receptor coactivator, SRC)家族中 SRC‐1、SRC‐2 全局敲除的转基因小鼠进行了一系列研究。代谢分析有助于人们理解 SRC‐1 整合肝脏和其他组织中的脂肪酸及氨基酸的代谢,SRC‐2 调节肝脏中葡萄糖‐6‐磷酸酶的表达。随着代谢性疾病和特定代谢物之间新的关联被发现,已在多个病例中证明了它们在疾病发病机制中的作用,并对复杂人类疾病病因和紊乱的生物途径有了新的见解。

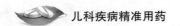

四、药物遗传学与代谢组学研究在精准用药中的作用及面临的问题

根据药物遗传学与代谢组学大数据提供的信息,使用药物时可根据患者的遗传特点,建立药物使用个体化原则,以提高药效,减少或避免发生药物不良反应。在摄取标准剂量的药物之后,某些患者由于药物代谢快,血浆中药物浓度过低而疗效不佳;大多数人药物代谢正常,血浆中药物达到有效浓度而有显著药效;也有些患者由于药物代谢慢,血浆中药物浓度过高,有可能出现中毒症状。对于有药物代谢遗传缺陷家族史的人,在使用敏感药物时应特别慎重。例如,对有因药物而引起恶性高热家族史的人,在使用麻醉剂前应检测其血清中肌酸激酶(creatine kinase, CK)的活性,避免发生麻醉意外。药物遗传学的研究历史不长,虽然对一些明显的单基因遗传的药物遗传性状研究得比较多,但对于一些常用药(如强心药、解热镇痛药等)的代谢特点还缺乏系统的药物遗传学研究。但基于基因组的新技术将有效地促进药物遗传学特征的发现,快速测序和SNP将个体差异和遗传性临床表型联系了起来。在基因的基础上预测个体间药效或毒性差异将成为未来药物治疗的一个现实方案。

而利用代谢组学技术,检测代谢物,对预防、诊断及治疗儿童疾病具有重要意义。基因、环境、生活习惯等多种因素均可影响机体对于药物的处置,从而导致个体间药物反应的差异。这些差异对于治疗窗较窄的药物临床应用造成了一定困难。因此,从"千人一药""千人一量"的对症下药,到"量体裁衣"的个体化用药成为未来医学的发展趋势。

个体化治疗涉及个体化的疾病易感性预测、诊断、治疗和治疗评价等多个环节,它强调和关注人体内在因素和个体差异在疾病诊疗上的影响和关联。由于代谢组学研究所揭示的是在基因与环境共同作用下个体生物体系功能状态的整体特征,这就为以药物反应表型预测为基础的个体化治疗提供了新的技术平台。2006年,Clayton等以对乙酰氨基酚所致肝脏毒性模型为研究对象,采用基于核磁共振氢谱(^{1}H - nuclear magnetic resonance, ^{1}H - NMR)的代谢组学技术,揭示出大鼠给药前代谢轮廓的差异与给药后肝脏损伤程度之间存在关联性。此后,国内外学者就代谢组学在药物个体化治疗中的作用展开了诸多研究。Aizweiri等将125名癫痫患者分为3组,分别服用3种抗癫痫药,运用核磁共振(NMR)和超高效液相色谱-质谱联用(UPLC - MS)相结合的技术分析了患者治疗前后的血液样本。结果表明,代谢组学能够很好地预测机体对不同药物的反应,并找到生物预测物。另有研究通过分析早期乳腺癌患者血清中代谢物的水平,成功预测了化疗对体重的影响。上述这些研究表明,给药前生物样品中代谢物的水平可以用于预测机体对药物响应的表型,这是代谢组学用于药物个体化治疗和指导临床合理用药的前提。

由于基因是决定药物代谢和响应的另一重要因素,目前药物遗传学与代谢组学信息往往是平行进行,之后将数据进行比较综合,进而寻找它们的内在联系。目前尚无一种序贯分析方法,可以同时分析遗传与代谢物的相互关系。因此整合药物代谢组学与药物遗传学信息是进行个体化药物治疗研究的一个新趋势。但研究的开展尚需要理论和方法学的突破,以促进精准医疗的快速发展。

第三节　儿童药代动力学与药效学概述

药代动力学(pharmacokinetics, PK)是应用动力学原理研究药物在体内吸收(absorption)、分布(distribution)、生物转化(代谢)(biotransformation or metabolism)和排泄(excretion)等过程的速度规律(即时间过程)的科学。

药效学(pharmacodynamics, PD)是研究药物在机体的影响下发生的变化及规律的科学。药理效应包括治疗作用和不良反应,其机制涉及药物与靶分子的相互作用及其后续分子事件,如信号转导通路。

一、发育药理学

PK 与 PD 是药理学的两个核心组成部分。儿童并非仅仅是成人的缩小版,他们的组织和器官发育处于成熟与未成熟之间,因此在药物反应上存在诸多不同于成人的差异,由此引出了"发育药理学"(developmental pharmacology)的概念。发育药理学是近几十年来发展起来的一个新的药理学分支,专门研究小儿生长发育特点及这些特点与药物作用的关系,即对药物的体内处置、药理作用和治疗学方面产生的影响。与普通药理学相比,发育药理学体现在儿童随着年龄的动态变化所呈现的药理研究内容的变化。

小儿的解剖、生理和生化功能,尤其是肝、肾、神经和内分泌系统功能与成人差异很大,因此其药效学和药代动力学具有自身的规律。小儿不同年龄阶段发育的变化,对药物的作用和给药剂量有极大的影响。在用药上,不能将小儿视为缩小的成人,小儿有其独特的疾病类型、剂量范围和发育阶段的特征。因此,在懂得药物在小儿体内处置和作用的自身规律基础上,加以综合分析和运用,才能更好地针对这一特殊人群进行相关的药理学研究。

二、药物吸收特点

同一药物在儿童体内的变化,不仅与成人不同,在儿童各年龄段也有所不同。

1. 特点　血管外给药是儿童常用的给药途径,儿童胃肠道处于发育阶段,胃酸水平不足、pH 相对偏高、胃排空时间长及肠蠕动缓慢等,均可致药物生物利用度改变。新生儿由于基础产酸和胃分泌功能弱,胃液 pH 相对偏高(pH>4),之后随年龄增长胃液 pH 逐渐降低,直到 2~3 岁才稳定在成人水平。早产儿、新生儿和婴幼儿皮肤角化层薄,药物穿透性好;婴幼儿体表面积与体重的比率高于成人。因此,婴幼儿及儿童有较强的药物透皮吸收能力。

2. 药物举例　苯巴比妥和苯妥英,属于亲脂性药物。儿童胃液 pH 的变化,可能导致对弱有机酸的吸收减弱,临床使用时需要调整药物的剂量。此外,亲脂性药物的吸收还可能会受到年龄依赖的胆道功能的影响。婴儿时期胆汁分泌较少,婴幼儿胆盐向肠腔内转运不成熟。这导致尽管血液中胆盐(或药物)的水平可能超过成人,但十二指肠内的胆盐(或药物)水平仍然较低。

三、药物分布特点

1. 特点　与成人相比,小儿有相对较大的细胞外液和体液空间,体液量较大,且年龄越小,体液总量占体重百分比越大,其结果是水溶性药物血浆峰浓度降低,同时药物代谢与排泄减慢。此外,儿童对影响水盐代谢或酸碱代谢的药物特别敏感,容易中毒。脂肪含量会影响脂溶性药物的分布与再分布。一方面,婴幼儿与新生儿体脂含量低,脂溶性药物与之结合少,分布容积小,使血浆游离型药物浓度高;另一方面,儿童大脑富含脂质,血脑屏障发育不完善。因此,脂溶性药物易分布入脑,故而可出现神经系统不良反应。药物与血浆中蛋白质的结合程度可能会影响药物的分布容积。白蛋白及特定的球蛋白,如 α_1-酸性糖蛋白,是血浆中负责药物结合的最重要的循环蛋白。这些蛋白质的绝对浓度受到年龄、营养和疾病的影响。因此,循环蛋白的组成和数量的变化也会影响高结合型药物的分布。

2. 药物举例　与白蛋白结合药物有头孢唑林、万古霉素、头孢哌酮等。因新生儿的白蛋白水平低,游离型药物比例在新生儿中高于成人,使得药物更容易发生治疗作用,也更容易出现毒副作用。

四、药物代谢特点

1. **特点**　不同发育阶段的儿童,其肝血流量供应、肝细胞对药物的摄取能力及药物代谢酶的活性,均与成人有所差异,而与发育有关的药物代谢酶的活性,是影响药物生物转化特异性的直接作用者。初生婴儿,一些与药物代谢有关的酶的活性较低,致使药物代谢消除速率慢。随着年龄的增长,药物代谢酶系迅速发育,一般认为婴儿在 6 个月左右药物代谢酶活性可接近成人水平,随后代谢能力继续增加并超过成人,一般在 2~3 岁时又降到成人水平。

2. **药物举例**　① UGT,新生儿由于该酶功能低下,体内胆红素不能充分与葡萄糖醛酸结合,可引起高胆红素血症;代谢受其影响的药物还有地西泮、苯妥英钠、洋地黄毒苷等。② 肝微粒体羟基化酶,是参与氧化反应的一种酶,代谢受其影响的药物有地西泮、苯巴比妥、苯妥英钠等。③ CYP450,代谢受其影响的药物有磺胺类、多黏菌素 E、对乙酰氨基酚、水杨酸酯、甲状腺素、巴比妥类等。④ 血浆或组织中的酯酶,该酶活性较低,代谢受其影响的药物有阿司匹林、普鲁卡因、氨苄西林等。

五、药物排泄特点

1. **特点**　儿童肾脏重量与体重之比较成人大,新生儿肾组织结构尚未发育完全。肾功能的成熟是一个动态的过程,开始于胎儿器官形成期,于儿童早期完成发育。新生儿肾脏有效循环血量及肾小球滤过率均较成人低 30%~40%。在 8~12 个月时接近成人水平。出生时肾小管分泌功能不成熟,出生后 1 年达到成人水平。不同年龄儿童肾功能的显著不同主要影响经肾脏排泄的药物的血浆清除率。肾功能差时,药物排泄慢,可致血药浓度增高。因此,通常根据肾功能水平进行用药调整,并在条件允许下监测药物浓度。

在产生治疗作用的同时,要谨慎不良反应的发生。小儿特别是新生儿和婴幼儿的生理、生化功能,特别是肝、肾、神经和内分泌系统功能与成人差异很大,肝脏对药物的解毒作用及肾脏对药物的排泄能力低下,肝药酶系统及血脑屏障发育尚未完善,易发生药物不良反应。

2. **药物举例**　因幼儿肝药酶不足,氯霉素与其结合减少,肾排泄功能差,使血游离氯霉素浓度升高而引起灰婴综合征;新生儿红细胞中缺乏 G6PD,使用磺胺类药及呋喃类抗菌药可引起溶血性贫血。

第四节　儿童治疗药物监测

治疗药物监测(therapeutic drug monitoring, TDM)是指在药代动力学原理指导下,应用现代分析技术手段和方法,测定患者用药后体液中的药物及代谢物的浓度,从而设计或调整给药方案,以实现个体化治疗,提高疗效,减少或避免药物毒性反应。TDM 是 20 世纪 60 年代起,在临床药理学、药代动力学和临床化学基础上,结合现代分析检测技术,形成和发展起来的一门临床应用性学科。TDM 被认为是 20 世纪药物治疗学重大进展之一,是临床合理用药,提高医疗服务质量的有效途径。

长期以来,传统儿科用药主要根据患儿的年龄、体重、体表面积等进行给药,或者将成人剂量按照一定比例缩小后使用。这些方法忽略了儿童在生理功能及病理特征等方面的特殊性,没能充分考虑药物在儿童体内的处置过程及不良反应等与成人存在的显著差异。

与此同时,儿童处于生长发育的动态变化过程中,其生理功能、脏器功能及心理等尚未发育成熟。因此,处于不同生长发育阶段的儿童对药物的体内处置过程也存在很大的个体差异。此外,包括疾病状况、饮食、环境、药物代谢酶、合并用药在内的多种因素也会影响药物在患儿体内的药代动力学过程。

因此,对儿童患者进行个体化的给药,提高药物治疗的安全性和有效性一直是儿科药学研究的重要目标,而 TDM 是实现这一目标的重要技术手段。近年来,TDM 在国内临床应用日趋广泛,国家卫生健康委员会临床检验中心和中国药理学会治疗药物监测研究专业委员会在 2021 年发起的一项调查显示,国内开展 TDM 的药物种类已达 203 种,其中以精神类药物、抗菌药物、免疫抑制剂和抗肿瘤药物开展量较大,国内医疗机构对 TDM 有着广泛需求。早在 2015 年,中华医学会儿科学分会临床药理学组就发布了《儿童治疗性药物监测专家共识》,对儿科 TDM 工作开展的原则、药物种类、实施规范等进行了阐述。2016 年中国药理学会治疗药物监测研究专业委员会儿童 TDM 学组成立,进一步促进了儿科 TDM 的学术交流与合作。但是,根据 2020 年的一项针对国内儿科医院 TDM 工作的调查研究显示,与成人 TDM 开展情况相比,无论在开展的品种数量还是在普及程度上都还有较大差距。

　　儿童是 TDM 的重点人群,其对个体化用药的需求甚至高于成人。时至今日,儿童个体化精准用药的观念正在被广泛认可,尽管还面临着诸多困难和挑战,但相信随着儿科临床研究和药理学研究的深入,以及检测技术与方法的不断发展,未来儿童 TDM 必然会蓬勃发展,为实现儿童人群的个体化精准治疗提供有力支持。

一、治疗药物监测相关概念

　　(1) TDM 是指在药代动力学原理指导下,应用现代分析技术手段和方法,测定患者用药后体液中的药物及代谢物的浓度,从而设计或调整给药方案,以实现个体化治疗,提高疗效,减少或避免药物毒性反应。

　　(2) TDM 工作内容包括药物(及其代谢物、药理标志物)分析、定量计算、临床干预三部分。

　　(3) TDM 工作基础主要涉及药理学、药剂学、药物分析学、生物化学与分子生物学、流行病与卫生统计学等多门学科。

　　(4) 患者存在个体差异、药物治疗窗窄、药物毒性反应难以判断、药物暴露受多种因素影响是开展 TDM 的主要临床指征。

　　(5) TDM 的临床意义在于能够优化药物治疗方案,提高药物疗效、降低毒性反应,同时通过合理用药也可以最大化节省药物治疗费用。

二、治疗药物监测的适用范围与应用指征

　　1. 实施 TDM 药物应该具备的条件

　　(1) 具备可供参考的药物治疗浓度范围。

　　(2) 治疗作用、毒性反应与血药浓度相关。

　　(3) 具有快速、灵敏、准确的药物浓度检测方法。

　　2. TDM 实施的指征

　　(1) 治疗指数低、安全范围窄的药物。

　　(2) 同一剂量可能出现较大血药浓度差异的药物。

　　(3) 具有非线性 PK 特征的药物。

　　(4) 肝肾功能不全的患者使用经肝脏、肾脏代谢或者主要以药物原型方式经肾脏排泄的药物。

　　(5) 病情需要长期规划用药。

　　(6) 长期用药易产生耐药性的药物。

（7）药物代谢酶主要参与代谢,且酶的差异会显著影响药物代谢及其疗效。

（8）从临床症状难以辨别药物过量中毒和剂量不足,无其他客观的诊断指标。

（9）联合用药易产生相互作用而影响疗效。

（10）遗传因素会显著改变药物代谢与疗效。

三、儿科临床开展 TDM 的常用药物

中华医学会儿科学分会临床药理学组发布的《儿童治疗性药物监测专家共识》(2015 年)推荐了儿科临床需要开展 TDM 的药物,主要包括以下几类。

1. 抗菌药物　万古霉素、氨基糖苷类。

2. 抗癫痫药物　卡马西平、丙戊酸、苯妥英、苯巴比妥、拉莫三嗪、奥卡西平。

3. 抗肿瘤药　甲氨蝶呤。

4. 心血管药物　地高辛。

5. 平喘药　氨茶碱。

6. 免疫抑制剂　环孢素 A、他克莫司、吗替麦考酚酯。

7. 抗精神病药物　碳酸锂。

此外,指南中未推荐的,但近年来在儿科临床上已经逐步开展 TDM 的药物包括三唑类抗真菌药:伏立康唑、泊沙康唑、伊曲康唑;免疫抑制剂:西罗莫司;移植预处理药物:白消安;JAK 抑制剂:芦可替尼;单抗类药物:英夫利西单抗等;新的抗癫痫药物:拉考沙胺、吡仑帕奈、氨己烯酸等;注意缺陷多动障碍药物:托莫西汀等。

四、TDM 的常规开展流程

临床应用治疗药物时,医生和药师要根据患儿的临床状况和药物的特点,决定是否需要进行 TDM。当患儿存在 TDM 需求时,临床医生开具医嘱并提供患儿的临床相关信息,包括一般信息(性别、年龄、身高、体重等)、疾病诊断、肝肾功能,以及用药信息,包括用药时间、剂量、用药周期、合并用药等。给药前后根据具体 TDM 项目的要求采集指定类型的样本,送至具备资质的 TDM 实验室进行药物浓度检测,最后由临床药师完成结果的解读,在与临床医生沟通后决定对后续用药的调整方案。

五、TDM 常用药物浓度检测方法

(一)高效液相色谱法

原理:流动相携带包含药物在内的混合物流经固定相(色谱柱)时,由于混合物中各组分在性质和结构上的差异,各自保留时间不同,从而按一定顺序流出,经检测器后得到相应色谱图,根据色谱峰的高度和峰面积实现定量。

优势:适用范围广、分离效能好、分析速度快、流动相可选择范围宽、灵敏度高、特异性高、高度自动化等。

不足:需要进行样本的前处理,药物浓度较低的样本可能需要富集浓缩操作;对操作者要求较免疫法高;色谱柱、流动相等耗材成本较高,仪器维护成本高。

(二)高效液相色谱-质谱联用法

原理:是将液相色谱法和灵敏度高、专属性好的质谱结合的分离技术。样本通过色谱系统分离后,分离组分进入质谱系统被离子化,经质谱的质量分析器将离子碎片按质量数分开,经检测器得到质谱图,根据图谱可进行定量分析。

优势:分析范围广、分离能力强、灵敏度高、专属性好、分析时间短、自动化程度高。

不足:重复性稍差,易受基质效应等因素影响,操作控制条件要求严格,仪器价格高,维护成本高,操作较复杂。

(三)荧光偏振免疫分析法

原理:在反应体系中加入未标记的待测抗原和一定量用荧光标记的小分子抗原,使二者与特异性大分子抗体竞争结合。当待测抗原浓度高时,大部分抗体被其结合,而荧光标记的抗原多呈小分子游离状态,测得荧光偏振程度低;反之荧光偏振程度高,利用荧光偏振程度与待测抗原浓度的比例关系可进行定量。

优势:可对临床样本直接检测,易于自动化、操作简单、精密度高、成本低,测定速度快,有利于大批量样本分析。

不足:灵敏度较低、检测范围窄,易受检测基质(如与基质蛋白的非特异性结合)、背景荧光和光散射的影响,不能同时测定多种药物或代谢物。

(四)酶联免疫吸附测定法

原理:将抗原或抗体与酶结合并保持其免疫学活性,复合物与相应抗体或抗原发生免疫结合,结合后的含酶免疫复合物与底物反应,形成有色或发光的产物,通过测定光的强度和颜色的变化可进行定量分析。

优势：灵敏度高、耗时短、费用低，样本处理不使用有机试剂，避免了化学污染。

不足：生物样本中和实验过程中均存在较多干扰测定的因素。

（五）化学发光法

原理：根据待测物的浓度与其所处化学体系的发光强度在一定条件下呈线性定量关系的原理，采用检测设备对体系的化学发光强度进行检测，从而确定待测物的含量。

优势：该法为痕量级检测方法，检测灵敏度极高。由于不需要额外光源，所需设备较为简单，且无背景干扰。

不足：可供发光用的试剂少，化学发光率低。在进行复杂样本分析时，由于发光体系的选择性差，对待测组分的定性较差，限制了其实际应用范围。

第五节　儿童精准药物治疗的现状与展望

儿童精准用药是指在充分考虑儿童生理、心理特征的基础上，结合基因组学、治疗药物监测、定量药理学等多学科知识，为儿童制订个性化的用药方案，以提高治疗效果和减少不良反应。其意义在于提高药物疗效，减少药物不良反应，提高患儿的生活质量。目前，临床上常用的儿童精准药物治疗方法主要包括剂量个体化、基因组学和药物监测等。随着医学科技的进步和对儿童药物治疗的研究不断深入，儿童精准用药逐渐成为未来医疗发展的重要方向之一，对于提高儿童疾病治疗效果、减少药物不良反应具有重要意义。

1. 药物基因组学在儿童精准用药中的应用　药物基因组学的发展为儿童精准用药提供了依据。通过对基因组的测序和解析，可以预测儿童对某些药物的反应，从而制订更加个性化的用药方案。例如，某些基因变异可能导致儿童对某些药物的代谢速度减慢，增加药物在体内的积累，进而增加不良反应的发生风险。儿童患者中 CYP450 编码基因的突变可能导致药物代谢酶活性的变化，从而影响药物的疗效和安全性。因此，通过基因组学的研究，可以提前预测这些情况，从而帮助医生个体化地选择合适的药物和剂量，进而选择更加合适的药物治疗方案。

2. 代谢组学在儿童精准用药中的应用　代谢组学研究关注人体内小分子代谢物的变化，对于指导儿童精准用药具有重要意义。研究发现，某些药物在体内的代谢物可能对其他药物的药效产生影响。因此,通过监测体内代谢物的变化,可以预测药物之间的相互作用,从而调整用药方案,确保药物疗效的最大化。

3. TDM 在儿童精准用药中的应用 TDM 是指通过测定血药浓度或其他生物标志物来评估药物的疗效和安全性。儿童患者由于生长发育的特殊性,药物代谢和药物浓度的变化也相对较大。因此,通过 TDM 评估药效及患儿依从性,可减少不良反应的发生,提高药物疗效,在儿童精准药物治疗中具有重要意义。

4. 人工智能在儿童精准用药中的应用 人工智能技术的发展为儿童精准用药提供了新的工具。通过建立机器学习模型,可以对大量的医疗数据进行挖掘和分析,预测儿童对不同药物的反应,为医生提供更加准确的用药建议。例如,通过对历史医疗数据的分析,可以建立预测模型,根据儿童的基因组、病情等信息,预测其可能对某种药物的反应,从而制订更加个性化的用药方案。

尽管在儿童精准药物治疗研究中取得了重大进展,但仍有许多挑战需要面对。儿童药物基因组学研究起步较晚,对儿童药物代谢酶和药物转运蛋白的认知还不够。儿科常用药物的基因多态性数据还比较缺乏。儿科疾病的发病机制复杂,与成人相比,儿童更易受到遗传因素、发育因素的影响。目前多数药物的使用仍依据成人数据外推,很少有专门针对儿童用药设计的临床试验。因此,需要开展更多的儿童药物研究,以提供充足的数据支持。儿童精准用药需要跨学科的合作,包括医学、药学、生物信息学、人工智能等多个领域。只有加强各学科之间的合作,才能推动儿童精准用药研究的深入发展。儿童精准用药涉及个体化治疗和隐私保护等问题,因此需要关注伦理问题,保护儿童的权益和隐私。在研究过程中应遵循严格的伦理审查和监管程序,确保研究的安全性与合法性。

随着对儿童药物治疗的深入研究,精准药物治疗在儿童患者中的应用越来越广泛。个体化的药物治疗、基因组学的应用及药物监测的发展都为儿童精准药物治疗提供了新的机遇。虽然目前仍面临一些挑战,但随着跨学科合作的加强、技术创新的不断涌现,相信未来儿童精准用药领域将取得更加显著的进展,更多的儿童将从精准药物治疗中受益,将进一步提高药物的治疗效果和儿童患者的生活质量。

参考文献 ┈┈

黄海荣,王隽,初乃惠. 2021. 结核病患者 N-乙酰基转移酶 2 编码基因多态性检测与异烟肼合理用药专家共识[J].中国防痨杂志,43(11):1107 - 1112.

刘筱雪,周伟燕,黄晨蓉,等.2022.全国医疗及相关机构治疗药物监测项目开展情况调查[J].医药导报,41(11):1699 - 1710.

王丽.2018.儿科治疗药物监测与合理用药[M].北京:人民卫生出版社.

魏国义,申昆玲.2004.发育药理学:药物在小儿体内的作用特点[J].世界临床药物,25(6):326 - 329.

魏树礼,张强.2015.生物药剂学与药物动力学.2版[M].北京:北京大学医学出版社,85 - 88.

吴文文,陈峰,郭宏丽,等.2020.20家儿童医疗机构常见17种治疗药物监测情况分析[J].医药导报,39(5):699 - 703.

杨宝峰,陈建国.2018药理学.9版[M].北京:人民卫生出版社,1 - 31.

中国药理学会治疗药物监测研究专业委员会.2019.治疗药物监测工作规范专家共识(2019版)[J].中国医院用药评价与分析杂志,19(8):897 - 902.

中华医学会儿科学分会临床药理学组.2015.儿童治疗性药物监测专家共识[J].中华儿科杂志,53(9):650 - 659.

Abdullah-Koolmees H, van Keulen A M, Nijenhuis M, et al. 2020. Pharmacogenetics Guidelines: Overview and Comparison of the DPWG, CPIC, CPNDS, and RNPGx Guidelines[J]. Front Pharmacol, 11: 595219.

Al Zweiri M, Sills G J, Leach J P, et al. 2010. Response to drug treatment in newly diagnosed epilepsy: a pilot study of (1)H NMR- and MS-based metabonomic analysis[J]. Epilepsy Res, 88(2 - 3): 189 - 195.

Anke-Hilse M V D Z, Daly A K. 2012. Pharmacogenetics: A Historical Perspective[M]. New York: John Wiley & Sons, Inc, 1 - 12.

Bondareva I B, Sokolov A V, Tischenkova I F, et al. 2001. Population pharmacokinetic modelling of carbamazepine by using the iterative Bayesian (IT2B) and the nonparametric EM (NPEM) algorithms: implications for dosage[J]. J Clin Pharm Ther, 26(9): 213 - 223.

Cai W M, Liu Z Q, Miao L Y, et al. 2020. Pharmacogenomics in Precision Medicine[M]. Singapore: Springer Nature Singapore Pte Ltd, 1 - 19.

Carlsson K C, Hoem N O, Glauser T, et al. 2005. Development of a population pharmacokinetic model for carbamazepine based on sparse therapeutic monitoring data from pediatric patients with epilepsy[J]. Clin Ther, 27(5): 618 - 626.

Chopra A R, Louet J F, Saha P, et al. 2008. Absence of the SRC-2 coactivator results in a glycogenopathy resembling Von Gierke's disease[J]. Science, 322(5906): 1395 - 1399.

Cicali E J, Wiisanen K. 2022. The importance of phenoconversion when using the CYP2D6 genotype in clinical practice[J]. Pharmacogenomics, 23(14): 749 - 752.

Clayton T A, Lindon J C, Cloarec O, et al. 2006. Pharmaco-metabonomic phenotyping and personalized drug treatment[J]. Nature, 440(7087): 1073 - 1077.

Djordjevic N, Jankovic S M, Milovanovic J R. 2017. Pharmacokinetics and Pharmacogenetics of Carbamazepine in Children[J]. Eur J Drug Metab Pharmacokinet, 42(5): 729 - 744.

Done A K. 1964. Developmental pharmacology[J]. Clin Pharmacol Ther, 5: 432 - 479.

Emich-Widera E, Likus W, Kazek B, et al. 2013. CYP3A5 * 3 and C3435T MDR1 polymorphisms in prognostication of drug-resistant epilepsy in children and adolescents[J]. Biomed Res Int, 2013: 526837.

Hamburg M H, Collins F S. 2010. The path to personalized medicine[J]. N Engl J Med, 363 (4): 301 – 304.

Haufroid V, Picard N. 2019. Pharmacogeneticsbiomarkers predictive of drug pharmacodynamics as an additional tool to therapeutic drug monitoring[J]. Ther Drug Monit, 41(2): 121 – 130.

Kearns G L, Abdel-Rahman S M, Alander S W, et al. 2003. Developmental pharmacology: drug disposition, action, and therapy in infants and children[J]. N Engl J Med, 349(12): 1157 – 1167.

Kearns G L, Abdel-Rahman S M, Alander S W, et al. 2003. Developmental pharmacology: drug disposition, action, and therapy in infants and children[J]. N Engl J Med, 349(12): 1157 – 1167.

Kelan Tantisira, MPHScott T Weiss. 2023. Overview of pharmacogenomics [M/OL]. In: uptodate. Benjamin A Raby: UpToDate Publishing. [2024 – 07 – 05] https://www. uptodate. com/contents/zh-Hans/overview-of-pharmacogenomics.

Keun H C, Sidhu J, Pchejetski D, et al. 2009. Serum molecular signatures of weight change during early breast cancer chemotherapy[J]. Clin Cancer Res, 15(21): 6716 – 6723.

Koves T R, Ussher J R, Noland R C, et al. 2008. Mitochondrial overload and incomplete fatty acid oxidation contribute to skeletal muscle insulin resistance[J]. Cell Metab, 7(1): 45 – 56.

Kuehn B M. 2013. FDA: No codeine after tonsillectomy for children [J]. JAMA, 309 (11): 1100.

Laika B, Leucht S, Heres S, et al. 2009. Intermediate metabolizer: increased side effects in psychoactive drug therapy. The key to cost-effectiveness of pretreatment CYP2D6 screening [J]? Pharmacogenomics J, 9(6): 395 – 403.

Lopez G T, de Claure M L N. 1987. Isoniazid acetylation, its relation to genetic and environmental altitude factors[J]. Arch Biol Med Exp, 20(1): 13 – 19.

Louet J F, Chopra A R, Sagen J V, et al. 2010. The coactivator SRC – 1 is an essential coordinator of hepatic glucose production[J]. Cell Metab, 12(6): 606 – 618.

MacKichan J J, Zola E M. 1984. Determinants of carbamazepine and carbamazepine 10, 11-epoxide binding to serum protein, albumin and alpha 1-acid glycoprotein [J]. Br J Clin Pharmacol, 18(4): 487 – 493.

Manolio T A, Chisholm R L, Ozenberger B, et al. 2013. Implementing genomic medicine in the clinic: the future is here[J]. Genet Med, 15(4): 258 – 267.

Mega J L, Hochholzer W, Frelinger A L, et al. 2011. Dosing clopidogrel based on CYP2C19 genotype and the effect on platelet reactivity in patients with stable cardiovascular disease [J]. JAMA, 306(20): 2221 – 2228.

Milovanovic J R, Jankovic S M. 2011. Factors influencing carbamazepine pharmacokinetics in children and adults: population pharmacokinetic analysis[J]. Int J Clin Pharmacol Ther, 49 (7): 428 – 436.

Nahid N A, Johnson J A. 2022. CYP2D6 pharmacogenetics and phenoconversion in personalized medicine[J]. Expert Opin Drug Metab Toxicol, 18(11): 769 – 785.

Nicholson J K, Wilson I D, Lindon J C. 2011. Pharmacometabonomics as an effector for personalized medicine[J]. Pharmacogenomics, 12(1): 103 – 111.

Potschka H, Fedrowitz M, Löscher W. 2001. P-glycoprotein and multidrug resistance-associated protein are involved in the regulation of extracellular levels of the major antiepileptic drug carbamazepine in the brain[J]. Neuroreport, 12(16): 2557 – 2560.

Rubin E M, Lucas S, Richardson P, et al. 2004. Finishing the euchromatic sequence of the human genome[J]. Nature, 431(7011): 931.

Salzberg S L. 2018. Open questions: How many genes do we have? [J]. BMC Biol, 16(1): 94.

Siest G, Marteaa J B, Visvikis-Siest S. 2009. Personalized therapy and pharmacogenomics: future perspective[J]. Pharmacogenomics, 10(6): 927 – 930.

Smits A, Annaert P, Cavallaro G, et al. 2022. Current knowledge, challenges and innovations in developmental pharmacology: A combined conect4children Expert Group and European Society for Developmental, Perinatal and Paediatric Pharmacology White Paper [J]. Br J Clin Pharmacol, 88(12): 4965 – 4984.

Sumner S J, Burgess J P, Snyder R W, et al. 2010. Metabolomics of urine for the assessment of microvesicular lipid accumulation in the liver following isoniazid exposure[J]. Metabolomics, 6(2): 238 – 249.

Ufer M, von Stülpanagel C, Muhle H, et al. 2011. Impact of ABCC2 genotype on antiepileptic drug response in Caucasian patients with childhood epilepsy[J]. Pharmacogenet Genomics, 21(10): 624 – 630.

US Food and Drug Administration. 2013. Guidance for industry clinical pharmacogenomics: premarket evaluation in early-phase clinical studies and recommendations for labeling[S].

van den Anker J N. 2010. Developmental pharmacology[J]. Dev Disabil Res Rev, 16(3): 233 – 238.

Wang T J, Larson M G, Vasan R S, et al. 2011. Metabolite profiles and the risk of developing diabetes[J]. Nat Med, 17(4): 448 – 453.

Wishart D S, Jewison T, Guo A C, et al. 2013. HMDB 3.0: The Human Metabolome Database in 2013[J]. Nucleic Acids Res, 41(Database issue): D801 – D807.

Yanowitz T D, Yao A C, Pettigrew K D, et al. 1999. Postnatal hemodynamic changes in very-low-birthweight infants[J]. J Appl Physiol (1985), 87(1): 370 – 380.

Yin J, Wang J. 2016. Renal drug transporters and their significance in drug-drug interactions [J]. Acta Pharm Sin B, 6(5): 363 – 373.

Zamboni N, Saghatelian A, Patti G J. 2015. Defining the metabolome: size, flux, and regulation [J]. Mol Cell, 58(4): 699 – 706.

Zhang J P, Lencz T, Malhotra A K. 2010. Dopamine D2 receptor genetic variation and clinical response to antipsychotic drug treatment: a meta-analysis[J]. AM J Psychiatry, 167(7): 763 – 772.

（刘　阳　田晓丽　赵一鸣　孙　宁　崔　强）

第二章

精准药学相关药物基因组学
数据库与儿童个体化用药

药物基因组学和药物遗传学(以下简称为 PGx)的数据库等资源在实施儿童个体化精准药学方面发挥着关键作用。这些资源提供了有关基因-药物相互作用的信息,帮助临床医生更好地了解儿童患者如何对药物做出个体化的反应。以下是这些 PGx 资源对实施儿童个体化精准用药的可能作用。

(1)基因型指导药物选择和剂量调整:药物基因组学和药物遗传学数据库提供了关于特定基因变异如何影响药物代谢、药物作用机制和药物反应的信息。这些数据可用于指导临床医生在儿童患者中个性化选择药物和调整剂量。

(2)预测药物不良反应:分析儿童患者的基因型数据,这些数据库可以帮助预测儿童对特定药物的不良反应风险,以及哪些患者可能对某些药物更具有耐受性,从而减少药物不良反应的发生。

(3)优化治疗方案:药物基因组学和药物遗传学信息可用于优化儿童患者的治疗方案,如选择最有效的药物、个体化药物剂量及预防药物相互作用等,从而提高治疗效果,确保儿童患者获得最佳治疗结果。

(4)支持临床决策:这些数据库为临床医生提供了在制订治疗决策时所需的实时、全面的基因型信息,有助于医生更好地了解患者的个体化药物代谢和反应特征,从而作出更明智的治疗选择。

利用药物基因组学和药物遗传学数据库等资源,实施儿童个体化药物治疗可以提高治疗效果、降低药物不良反应的风险,并促进更加个性化和精准的药物治疗。

目前,全球范围内的很多机构和研究组织提供了可供访问的数据库资源,或发布 PGx 相关指南用于指导药物基因检测和临床应用,推动个体化精准药物治疗的临床实践。本部分内容,主要梳理和介绍国内外 PGx 指南发布的相关机构和数据库,为我国 PGx 从业人员提供数据参考和借鉴。

第一节 药物基因组学研究网络与
儿童个体化用药

药物基因组学研究网络（Pharmacogenomics Global Research Network，PGRN）（https://www.pgrn.org/）Ⅰ~Ⅲ从 2000 年到 2015 年由美国 NIH 的多个研究所和中心资助。目前 PGRN 以 PGRN Ⅳ 的形式延续，并采用了新的模式，在全球邀请所有对药物基因组学研究感兴趣的研究人员参与，由一个大型中心资助项目（http://www.pgrn.org/Grants）、两个药物基因组学支持资源[Clinical PGx Implementation Consortium（CPIC）、PharmVar]、一个知识库（PharmGKB）和一个 PGRN 工作委员会组成。

PGRN 的使命是促进和领导精准医疗研究，以发现影响治疗和药物不良反应的基因变异，并促进全球药物基因组学的发现，以实现更安全、更有效的药物治疗。为了实现这一目标，PGRN 的主要工作是：① 促进药物基因组学的研究和实施；② 提供协作、资源共享和教育的论坛；③ 提高对药物基因组学全球重要性的认识。同时，PGRN 为 PGx 社区提供一个平台，促进和推动 PGx 研究，提高人们对 PGx 重要性的认识。

PGRN 在推动儿童用药有效性和安全性及个体化用药方面发挥了重要作用，具体体现在以下方面：① 研究儿童药物反应差异：PGRN 的研究项目涵盖了不同人群，包括儿童，通过研究药物在不同基因型患者中的药效和药物代谢差异，有助于揭示儿童个体化用药的关键因素。② 开发药物基因组学指导：PGRN 的研究有助于发展药物基因组学指导方案，为临床医生提供基于基因型的药物选择和剂量调整建议，从而增加治疗的有效性，减少不良反应的发生。③ 促进个体化用药实践：PGRN 致力于将药物基因组学研究成果转化为临床实践，并提供支持和培训，帮助医疗从业者更好地应用个体化用药策略，包括在儿童患者中的应用。④ 建立合作伙伴关系：PGRN 的跨学科团队合作模式有助于促进合作研究、知识分享和数据共享，加速儿童用药个体化的实现。

通过开展前沿研究、制订指导方针、支持转化实践和促进合作伙伴关系，PGRN 在推动儿童用药有效性和安全性及个体化用药方面发挥了重要作用。

第二节　药物遗传学和药物基因组学
知识库与儿童个体化用药

药物遗传学和药物基因组学知识库（Pharmacogenetics and Pharmacogenomics Knowledge Base，PharmGKB）（https://www.pharmgkb.org/）由 NIH 创建于 2000 年，旨在提供有关人类遗传变异如何影响药物反应的信息。PharmGKB 收集、整理和传播来自多种来源的药物基因组学知识，包括科学文献、药物标签和临床指南。它是药物基因组学信息的权威知识库，提供有关临床上可操作的基因-药物关联和基因型-表型关系的知识，包括处方信息（prescribing information）、药物标签注释（drug label annotations）、药物体内通路（curated pathways）、非常重要的药物基因概述（very important pharmacogene summaries，VIPs）、临床注释（clinical annotations）、变异注释（variant annotations）。

PharmGKB 是一个旨在整合药物基因组学知识和提供相关实用信息的资源库。PharmGKB 在促进儿童个体化药物治疗方面可以发挥以下作用：① 基因型-表型关联数据：PharmGKB 收集了与药物反应和代谢有关的基因型和表型数据，包括对儿童的研究数据。这些数据可以帮助研究人员和临床医生了解儿童的药物反应差异，以及基因对药物代谢的影响。② 个体化用药指导：PharmGKB 提供关于药物基因组学的信息和指导，帮助临床医生理解基因在药代动力学和药效学中的作用。这种个体化用药指导有助于医生更好地为儿童患者选择合适的药物和剂量。③ 药物基因组学研究资源：PharmGKB 汇集了大量有关药物基因组学的研究文献和数据，包括关于儿童药物治疗的研究，可为从事药物基因组学研究的科研人员提供宝贵的信息和支持。④ 教育与培训：PharmGKB 还提供有关药物基因组学的教育资源，帮助医疗从业者和研究人员了解药物基因组学的基础知识，以及如何将其应用于个体化药物治疗，包括儿童个体化用药。

通过提供准确、及时的药物基因组学信息和资源，PharmGKB 可以支持医疗从业者和研究人员在儿童个体化用药方面的决策和实践，进一步推动药物治疗的个体化和精准化。

一、处方信息

处方信息包括如何根据一个人的遗传信息调整某些药物治疗的临床指南注释

（Clinical Guideline Annotations）（https：//www. pharmgkb. org/guidelineAnnotations）。PharmGKB 提供 CPIC、DPWG、CPNDS、RNPGx 及其他专业组织编写的临床指南注释。其中 CPIC 发布的指南是与 PharmGKB 合作创建。目前，PharmGKB 数据库中 CPIC 的临床指南有 191 项，DPWG 的临床指南有 107 项，其他的有 32 项（https：//www. pharmgkb. org/guidelineAnnotations）。（截至 2024.06.25 的数据）

二、药物标签注释

药物标签注释指的是药物标签上包含了 PGx 信息的注释。PharmGKB 注释包含 FDA、欧洲药品管理局（European Medicines Agency，EMA）、瑞士药品管理局（Swiss Agency for Therapeutic Products，Swissmedic）、日本药品和医疗器械管理局（Pharmaceuticals and Medical Devices Agency，PMDA）以及加拿大卫生部（Health Canada，Santé Canada，HCSC）对批准的药物遗传信息的药品标签进行的注释。

PharmGKB 注释提供了药品标签中 PGx 的简短摘要、标签摘录和可下载的 PDF 文件。注释的 PGx 级别有以下几种。

（1）"Testing Required"，指的是在使用该药物之前应进行某种基因、蛋白质或染色体测试，包括基因测试、功能蛋白质测试、细胞遗传学研究等。如果标签为"should be"，则被解释为"requirement"。

（2）"Testing Recommended"，指的是在使用该药物之前建议进行某种基因、蛋白质或染色体测试，包括基因测试、功能蛋白质测试、细胞遗传学研究等。如果标签为"should be considered"或"Consider genotyping or phenotyping"，则被解释为"recommending testing"。

（3）"Actionable PGx"，指的是可能包含有关因基因/蛋白质/染色体变异或表型（如"代谢不良"）而导致的功效、剂量、代谢或毒性变化的信息。或者可能会提到药物在具有特定变异/基因型/表型的特定患者亚群中的禁忌证。因此，如果标签为"Actionable PGx"，则意味着不要求或不推荐基因、蛋白质或染色体检测。

（4）"Informative PGx"，指的是包含说明特定基因/蛋白质/染色体变异或代谢物表型不影响药物功效、剂量、代谢或毒性的信息。或者说明特定变异或表型会影响药物的功效、剂量、代谢或毒性，但这种影响在"临床上"并不显著。

（5）"Criteria Not Met"，此分类创建于 2024 年。PharmGKB 会对出现在 FDA 生物标志物清单上的每个标签进行注释，同时检查 EMA 和 HCSC 数据库中相同的药物标签。出现在 FDA 生物标志物清单上的许多标签［和（或）来自其他监管机构的等效标签］可能并不符合其他 PGx 水平的标准,因此被分配为"未满足标准"。

目前,PharmGKB 数据库中 FDA 药品标签注释有 461 个(Testing Required 有 145 项,Testing Recommended 有 9 项,Actionable PGx 有 154 项,Informative PGx 有 40 项,Criteria Not Met 有 113 项)。

EMA 药品标签有 224 个(Testing Required 有 97 项,Testing Recommended 有 3 项,Actionable PGx 有 43 项,Informative PGx 有 19 项,Criteria Not Met 有 62 项)。

Swissmedic 药品标签注释有 130 个(Testing Required 有 9 项,Testing Recommended 有 5 项,Actionable PGx 有 91 项,Informative PGx 有 24 项,Criteria Not Met 有 1 项)。

PMDA 药品标签有 52 个(Testing Required 有 14 项,Testing Recommended 有 1 项,Actionable PGx 有 29 项,Informative PGx 有 5 项,Criteria Not Met 有 3 项)。

HCSC 药品标签有 209 个(Testing Required 有 80 项,Testing Recommended 有 8 项,Actionable PGx 有 70 项,Informative PGx 有 18 项,Criteria Not Met 有 33 项)。

(https://www.pharmgkb.org/labelAnnotations)。(截至 2024.06.25 的数据)

三、药物体内通路

药物体内通路是展示药物如何在人体内代谢、发挥作用或两者兼而有之的循证图,并附有文字解释。PharmGKB 通路是以证据为基础的图表,侧重于药物的药代动力学(PK)和(或)药效学(PD),以及相关(或潜在)的 PGx,并描述了编码参与这些过程的蛋白质的关键基因。目前,PharmGKB 数据库中,包含 272 个路径图(https://www.pharmgkb.org/pathways)(截至 2024.06.25 的数据),包括:

(1) Anti-infective agents(抗感染药物,23 个)。

(2) Anticancer agents(抗癌药物,60 个)。

(3) Cardiovascular and hematology agents (心血管和血液疾病相关药物,38 个)。

(4) Endocrine and metabolic disease agents(内分泌和代谢疾病药物,8 个)。

(5) Gastrointestinal agents(肠胃药物,10 个)。

（6）Musculoskeletal agents（肌肉骨骼药物，11 个）。

（7）Neurological agents（神经系统药物，59 个）。

（8）Pain，anti-inflammatory and immunomodulating agents（止痛、抗炎和免疫调节药物，38 个）。

（9）Physiological mechanisms（生理机制，7 个）。

（10）Respiratory agents（呼吸制剂药物，18 个）。

四、非常重要的药物基因概述

非常重要的药物基因（VIP）概述了与一种或几种药物的代谢或反应有关的重要基因。通常，VIP 或者在多种药物的代谢中发挥作用（如 CYP2D6），或者含有可能导致药物与严重反应的变体变异（如 HLA-B）。VIPs 包括与疾病关联的基因信息及完善的药物遗传学信息。许多 VIP 已发表在《药物遗传学与基因组学》（*Pharmacogenetics and Genomics*）杂志上。

2020 年 6 月，PharmGKB 通过循证将 VIP 列表分为三层。

Tier 1：有大量证据支持其在 PGx 中重要性的基因。当新的基因与 CPIC 临床指南的建议相关联时，将被添加到 Tier 1。

Tier 2：在 PGx 中重要性证据有限的基因。

癌症基因组（Cancer Genome）：肿瘤药物基因组学中的重要基因。随着新证据和癌症治疗方法的出现，新基因可能会被添加到癌症基因组列表中。

目前，PharmGKB 数据库中，包含 69 个 VIPs。其中 Tier 1 有 34 个，Tier 2 有 26 个，癌症基因组有 9 个（https://www.pharmgkb.org/vips）。（截至 2024.06.25 的数据）

五、临床注释

临床注释总结了 PharmGKB 对特定遗传变异和药物之间关系的已发表的所有注释，并根据在 PharmGKB 中相关证据的数量和质量进行评级，从低到高分为 4 级、3 级、2 级（2B 和 2A）和 1 级（1B 和 1A）（https://www.pharmgkb.org/page/clinAnnLevels）。

六、变异注释

变异注释是单一遗传变异与药物反应之间关联的总结。来自世界各地的科学家定期发表文章，阐述特定基因变化如何影响个体对药物的反应，如他们是否有不良反应或反应良好。PharmGKB 使用 PubMed 搜索包含药物基因组信息的文章,将信息添加到 PharmGKB。PharmGKB 使用一种算法来评估变异注释的某些特征并分配反映特定变异注释的组合属性的分数。变异变体注释分数用于计算临床注释得分(https://www.pharmgkb.org/variantAnnotations)。

第三节 临床药物基因组学实施 联盟与儿童个体化用药

临床药物基因组学实施联盟(CPIC)(https://cpicpgx.org/)成立于 2009 年,由 NIH 与 PharmGKB 共同创建,并作为 PharmGKB 和 PGRN 之间的共享项目。CPIC 指南在 PubMed 中被索引为临床指南,经 ASHP 和 ASCPT 认可,并在 ClinGen 和 PharmGKB 中展示。

CPIC 的会员遍布 48 个国家,包括来自超过 461 个机构的 734 多名成员和来自 NIH、FDA 的观察员(https://cpicpgx.org/members/),CPIC 的初衷是给予临床和实验室具体的药物基因组学帮助。目前,CPIC 主页可查询到 26 篇以 PGx 为基础的指南(https://cpicpgx.org/guidelines/),审查共计 518 条药物-基因对信息(https://cpicpgx.org/genes-drugs/),涉及 293 种药物与 119 种基因。(截至 2024.06.22 的数据)

CPIC 定义了 A、B、C 和 D 4 个推荐等级,其中只有 A 和 B 级的药物-基因对有足够的证据推荐采取行动,C 和 D 级证据暂不充分。CPIC 运用基于调查的方法筛选药物-基因对,然后由多学科写作委员会编辑评估证据、得出临床推荐。一般指南内容涉及背景介绍、主要文献综述、问题范围、临床决策的风险、药物-药物相互作用、术语、可检测的基因、基于基因的剂量建议、潜在风险和益处、警告、执行现状等;涵盖了突变位点信息、药代动力学和药效学影响,并结合上市前后高质量临床试验结果,对临床实际操作,如剂量确定、检测基因项目等进行建议。

CPIC 的指南提供了基于最新科学证据的药物基因组学信息,帮助临床医生更好地理解如何根据患者的基因型进行个性化药物治疗。在儿童个体化用药方面,CPIC 的指南可以发挥积极作用,体现在以下几个方面:① 个性化用药决策:CPIC 的指南提供了针对不同基因型的药物代谢和反应特征,帮助临床医生在儿童患者中做出更准确的用药决策。② 减少不良反应:通过了解儿童患者的基因型,医生可以更好地预测患者对某些药物的反应,从而减少不良反应的发生。

③ 提高疗效：借助 CPIC 指南，医生可以根据患者的基因型来选择更合适的药物和剂量，从而提高治疗效果。因此，CPIC 在儿童个体化用药中发挥着重要的作用，为临床医生提供了有益的指导，帮助他们更好地应用药物基因组学原则，实现个性化的药物治疗方案。

第四节　临床基因组资源数据库与儿童个体化用药

临床基因组资源（Clinical Genome Resource，ClinGen），成立于 2013 年，由 NIH 和美国国家人类基因组研究所（National Human Genome Research Institute）共同资助创建，是一个致力于整合基因组数据以促进临床应用的组织，旨在增加社区对基因与健康之间的了解，并致力于建立一个中心资源库，确定基因和变异的临床相关性，用于精准医疗和研究。鼓励患者、临床医生、实验室和研究人员共享基因和健康数据库［Welcome to ClinGen（clinicalgenome. org）］。

虽然 ClinGen 的重点是在基因变异与疾病之间的关联方面，但该组织的工作仍然可以为儿童个体化用药提供支持。通过准确地识别与药物代谢、药效相关的基因变异，ClinGen 的基因变异数据库可以为儿童个体化用药提供基因组学信息。这些信息有助于临床医生更好地了解儿童患者的基因变异，从而为其制订更合适的个体化药物治疗方案。

1. ClinGen 的关键性目标　建立基因组知识库，改善患者照护，其主要任务包括以下几方面。

（1）总目标汇总：建立基础设施和标准，并执行汇总和共享有关基因、遗传条件和导致它们的遗传变异的相关数据的任务。

（2）治疗：通过不断发展的数据标准、证据框架和生物保存工具，生成临床相关基因和变异的公共资源，支持涉及不同参与者的全球专家管理生态系统。

（3）传播：通过将工具、标准和专家共识广泛传播到临床和研究环境中，最大限度地将基因组应用于临床和研究。ClinGen 将继续使用公平原则和促进利益相关者参与，以确保其资源、工具和管理结果得到广泛使用。

（4）评估和改进：定义、开发实施方法和指标，以便对每个 ClinGen 资源、工具和治疗结果进行评估。使用学习系统的原则，ClinGen 将使用这些结果来持续改进 ClinGen 的资源。

此外,ClinGen 有很多与 PGx 相关的创意活动(Curation Activities)向大众开放参与。

2. 创意活动

(1)Gene-disease validity:基因-疾病的有效性。

(2)Clinical actionability:临床可实施性。

(3)Somatic cancer variant:体细胞癌变异。

(4)Variant pathogenicity:变异的致病性。

(5)Dosage sensitivity:剂量灵敏度。

(6)Baseline annotation:基线注释。

3. ClinGen 与 CPIC、PharmGKB 之间的关系

ClinGen 的专家小组审查基因与疾病的关系,但不包括基因与药物的关系,而 CPIC 和 PharmGKB 侧重于基因与药物和变异药物的关联关系。CPIC 提供基于证据的药物基因组学实施指南,为"基因-药物"如何匹配提供可实施的临床指南。PharmGKB 出版经过专业研究且进行过同行评议的"变异-药物表型"摘要,包括那些证据水平较低、尚未达到指南级别的"变异-药物表型"的相关内容。

ClinGen 与 CPIC 和 PharmGKB 合作,为 ClinGen 带来药物遗传学知识。这些信息在 ClinGen 网站上以基因形式表示,在显示与 PGx 关系的同时,还显示了基因型与疾病和药物剂量的关系。PharmGKB 还使用与基因和变异相关的标准化词汇(如 SNOMED)表示疾病表型,并将在 PharmGKB 网站上表示 ClinGen 与疾病相关的基因和变异的临床相关性,以便向 PGx 社区传播。

ClinGen、CPIC 和 PharmGKB 在临床遗传学领域日益增长的数据共享运动中发挥着关键作用,CPIC 和 PharmGKB 专注于药物遗传学,这是 ClinGen 以前未包括的领域。ClinGen 依靠 CPIC 和 PharmGKB 成为专业策划的药物遗传学知识的来源。

第五节　加拿大药物安全基因组学
网络与儿童个体化用药

加拿大药物安全基因组学网络(CPNDS)(https://cpnds.ubc.ca/)始于2004 年,CPNDS 的前身是 Genotype-specific Approaches to Therapy in Childhood

（GATC）联盟,2009 年 GATC 更名为 CPNDS。GATC 最初的重点是探索儿童患者基因型相关的特异性治疗方法,其建立了世界上独一无二的不良反应监测网络。CPNDS 特别关注基因多态性引起的药物安全问题,并致力于给药前预测严重药物不良反应。CPNDS 旨在寻找解决药物安全问题的方案,设法解释为什么有些患者出现药物不良反应,而有些服用相同药物的患者却没有出现不良反应。同时,CPNDS 将基因变异作为发生严重药物不良反应的一个关键因素进行探索。特定基因变异的存在可以在给药前预测哪些患者可能发生严重药物不良反应。通过这种方法,可以对治疗进行调整,以防止严重药物不良反应的发生。

因此,CPNDS 的主要目标是:研究药物基因组学检测,以预测患者是否会出现严重的不良反应。这些信息可用于调整个人用药剂量,选择替代药物或更密切地监测药物反应。为群体或个体患者量身定制治疗方案的过程,被称为精准医疗。CPNDS 建立的主动监测网络,用于收集患者不良反应,数据库包含大量纵向表型数据,包括患者用药史、实验室检查结果以及不良反应的临床表现和发生时间等细节的描述。

CPNDS 致力于研究 PGx 在儿童药物治疗方面的应用,以推动个性化医疗在儿童药物治疗领域的发展。通过研究药物在不同基因型的儿童患者中的药效和安全性表现,该网络可以制定指南,并为临床医生在儿童用药方面提供决策支持,从而确保儿童接受到更加安全和有效的治疗。截至 2021 年,CPNDS 覆盖了加拿大 14 个儿童和 18 个成人监测点。数据库中已包含超过 95 000 份用药报告。CPNDS 已经发布了 4 份指南,发现了产妇使用可待因导致婴儿死亡的遗传学基础,以及顺铂诱发听力损失、蒽环类药物诱发心脏毒性和长春新碱诱发儿童毒性反应的遗传学基础（https://cpnds. ubc. ca/progress/）（截至 2023.07.19 的数据）。CPNDS 采用 2 种分级方案,证据质量分为 4 个等级,指导临床实践的等级分为"A（strong）、B（moderate）和 C（optional）"3 个等级。

第六节　荷兰药物遗传学工作组药物遗传学（PGx）指南与儿童个体化用药

荷兰药物遗传学工作组（DPWG）（https://www. knmp. nl/dossiers/farmacogenetica）是由荷兰皇家药剂师协会在 2005 年资助并建立的多学科工作组,其目标是基于药物基因组学给予临床给药剂量建议,并将信息录入数字化监测系统。为实现这一目标：① DPWG 在系统文献回顾的基础上，制定基于 PGx 的治疗建议；② DPWG 通过将这些建议整合到计算机化的药物处方、调剂和自动药物监测系统中，为医生和药师提供帮助。

为了将 PGx 应用于常规治疗，DPWG 还开发了临床证据评分，对每种基因-药物相互作用进行评分。该评分的目的是帮助临床医生在开始治疗前确定是否进行相关的 PGx 基因分型检测。DPWG 指南得到了欧洲临床药理学与治疗学协会和欧洲医院药剂师协会（European Association of Clinical Pharmacology and Therapeutics and the European Association of Hospital Pharmacists）的认可。

DPWG 将证据等级分为 0~4 级共 5 个逐渐增加的等级，4 级质量需有已发表的严谨对照研究并具有相关药代动力学或临床终点结果；推荐强度由低到高分为 AA、A、B、C、D、E、F 共 7 个等级。DPWG 管理者在 PubMed 中检索药物-基因对变异信息，相关论文由两名独立的 DPWG 成员依据评分系统进行评分，基于评分 DPWG 评估药物-基因对关联程度并给出临床建议，出具包括 DPWG 结论的报告，并公布在相关网站上。

近年来，DPWG 发布了多份指南用于指导个体化用药，提升药物的有效性和安全性。这些指南可能提供了针对儿童的具体个体化用药建议，帮助医生更好地选择最适合儿童的药物和剂量；可通过药物基因组学的方法，更好地预测儿童对药物的反应，从而减少不良反应和药物的毒性；或通过对儿童药物代谢和药效基因的考量，指导临床医生更有效地选择药物类型和剂量，以增加治疗效果。比如：

Dutch Pharmacogenetics Working Group（DPWG）guideline for the gene-drug interaction of CYP2C9, HLA－A and HLA－B with anti-epileptic drugs（DOI：10. 1038/s41431-024-01572-4）.

Dutch Pharmacogenetics Working Group（DPWG）guideline for the gene-drug interaction between CYP2D6, CYP3A4 and CYP1A2 and antipsychotics（DOI：10. 1038/s41431-023-01347-3）.

Dutch Pharmacogenetics Working Group（DPWG）guideline for the gene-drug interaction of CYP2D6 and COMT with atomoxetine and methylphenidate（DOI：10. 1038/s41431-022-01262-z）.

Dutch Pharmacogenetics Working Group（DPWG）guideline for the gene-drug interaction between UGT1A1 and irinotecan（DOI：10. 1038/s41431-022-01243-2）.

Dutch Pharmacogenetics Working Group guideline for the gene-drug interaction of ABCG2, HLA – B and Allopurinol, and MTHFR, folic acid and methotrexate (DOI：10. 1038/s41431-022-01180-0).

Dutch Pharmacogenetics Working Group（DPWG）guideline for the gene-drug interaction between CYP2C19 and CYP2D6 and SSRIs（DOI：10. 1038/s41431-021-01004-7）.

Dutch Pharmacogenetics Working Group（DPWG）guideline for the gene-drug interaction between CYP2D6 and opioids（codeine，tramadol and oxycodone）（DOI：10. 1038/s41431-021-00920-y）.

Dutch Pharmacogenetics Working Group（DPWG）guideline for the gene-drug interaction of DPYD and fluoropyrimidines（DOI：10. 1038/s41431-019-0540-0）.

这些指南涉及抗癫痫发作药物、抗精神病药物、治疗注意缺陷多动障碍和儿童白血病药物及镇痛药物等,对于提升应用这些药物患儿的个体化用药水平具有非常大的指导作用,也可以提升医疗质量和医疗安全的管理水平。

参考文献

刘昌孝. 2016. 精准药学：从转化医学到精准医学探讨新药发展［J］. 药物评价研究,39（1）：1－18.

谢秋芬,种姗,胡琨,等. 2022. 国内外药物基因组学相关指南的现状［J］. 中国临床药理学杂志,38（16）：1954－1957.

Abdullah-Koolmees H, van Keulen A M, Nijenhuis M, et al. 2021. Pharmacogenetics Guidelines：Overview and Comparison of the DPWG, CPIC, CPNDS, and RNPGx Guidelines［J］. Front Pharmacol, 11：595219.

Lunenburg C A T C, van der Wouden C H, Nijenhuis M, et al. 2020. Dutch Pharmacogenetics Working Group（DPWG）guideline for the gene-drug interaction of DPYD and fluoropyrimidines［J］. Eur J Hum Genet, 28（4）：508－517.

（陈　峰　吴文文）

第三章

人工智能——机器学习在
精准用药中的应用

第一节　机器学习概述

1956年达特茅斯夏季研讨会中首次提出人工智能（artificial intelligence，AI）这一概念，其定义为开发具有人类思维特性的计算系统。AI具有从大量典型的例子中学习和识别其模式与关系的能力并有效进行决策。机器学习（machine learning，ML）是AI的一个重要分支，其独特之处在于无须明确编程，便能通过现有的大型数据集，学会识别数据中的模式，从而生成和改进预测模型。该预测模型可应用在未知的数据集中，测试其性能/预测能力。ML通常可以分为监督学习、无监督学习、半监督学习和强化学习。

监督学习通过分析已知标签的数据（即训练数据）来构建模型，使其能够对新数据做出预测。这些数据包括输入特征（如年龄和体重）及其对应的输出结果（如是否患糖尿病）。根据这些已标记的数据，模型学习如何识别数据之间的关联并进行预测。监督学习主要包括两种任务：分类和回归。分类任务的目的是将数据分配到预定义的类别中，如判断一个人是否患有糖尿病，属于"是"或"否"的二元分类问题。回归任务则旨在预测数值结果，如预测个人的血糖水平，这涉及从输入特征预测一个连续数值。

无监督学习主要用于探索没有明确答案或标签的数据集。在这种学习模式中，算法试图自己找出数据中潜在的模式和结构。聚类算法是无监督学习中的一个常见算法类型。它的目标是将数据分组，使得同一组内的数据点相似度高，而不同组之间的数据点相似度低。例如，使用聚类算法可以将显示相似病变特征的影像组学图像归为同一类，与其他图像区分开，而不需要事先的病理标记。除了聚类,无监督学习还包括降维算法。降维是处理高维数据的一种技术,用于简化数据。当数据有很多维度(即很多特征)时,降维算法能够帮助我们提取最关键的特征,减少数据处理的复杂性,同时可进行可视化和进一步分析。

半监督学习则是结合监督学习和无监督学习的方法,因此只标记其中一些数据,但大部分数据未标记,主要用于重要数据标记难度较高和(或)数据标记是劳动密集型工作时。尤其在标记数据稀缺且成本高昂的情况下特别有用。例如,在一组脑部磁共振影像中,只有少数影像被专业医生标注为含有或不含有肿瘤。通过半监督学习,模型可以利用这些有标记的影像来学习识别肿瘤的特征,并同时利用大量未标记的影像来改进其诊断能力,从而提高整体的诊断准确性。

在强化学习中,决策者被称为智能体,而智能体与之互动的系统被称为环境。智能体根据从环境接收到的状态信息作出决策,这些决策随后影响环境,环境则反馈一个新的状态和相应的奖励给智能体。强化学习的核心目标是使智能体学会在不断变化且充满不确定性的环境中作出最佳决策,以最大化其长期收益。例如,智能体是 ML 模型,环境是患者的健康状况。智能体根据患者当前的健康数据(状态)制订治疗策略(决策),并根据治疗效果(奖励)调整未来的治疗方法,目的是优化患者的长期健康结果。这种方法能够个性化地调整治疗方案,以适应每个患者的独特需求和反应。

此外,深度学习(deep learning, DL)属于机器学习的一个分支,是一种基于神经网络的有监督或无监督机器学习算法。DL 通过创建多层非线性处理单元从大型数据集中提取和转换特征,能够检测大型数据集中极其复杂的关系。深度学习适用于影像学诊断领域,并已取得巨大的成功。Daniel 等基于深度学习建立了糖尿病视网膜病(diabetic retinopathy, DR)的诊断模型,此模型的诊断表现性能与 DR 的早期治疗研究量表一致,能够实现正确的诊断和即时且高效的转诊。此外,Dai 等基于深度学习开发预测 DR 进展时间的模型。该模型仅根据基线眼底图像,就可准确预测未来 5 年 DR 进展的个体化风险和时间,适于中、低收入国家的普及。早期的筛查和干预对 DR 的预防和管理至关重要,有利于为全球 DR 的筛选和预防策略的制订提供指引。

近年来,机器学习不断与各个学术领域相互交融,并取得了很大的进展。在医疗领域,ML 技术能够挖掘大量临床数据,构建模型以预测疾病的诊断、疗效和预后,辅助临床决策。在大数据时代下,药物治疗领域更应重视从"传统方法"到"人工智能"的过渡转变。例如,借助 ML 技术指导精准用药将有广阔的发展前景。下面将从机器学习在儿科常用药物、联合用药方案以及超说明书用药等方面的应用进行综述,展示机器学习如何为儿童提供精准用药建议,从而增加相关从业人员对机器学习的理解。

第二节　机器学习在儿科精准用药的应用

群体药代动力学(population pharmacokinetics, PPK)是应用数学建模的方法,将经典药代动力学、药效学理论与统计学原理和方法相结合,考察和建立研究对象群体中药代动力学特征,并对影响因素、随机效应进行定量分析的科学,其在精准治疗中发挥着重要作用。它的优点是基于群体特征,综合考察且区分个体间变异和个体内变异对药代动力学参数的影响。但 PPK 模型性能常常受采样点多寡的影响,且在处理大量协变量时运算速率较慢、对复杂协变量关系的识别能力弱。对于儿童群体,由于儿童临床试验面临多重困难,包括伦理问题、招募合适参与者及其依从性问题、儿童群体生长发育的多样性等,因此获取多个采样点的高质量特征异常艰难。这些均导致了 PPK 在儿科精准用药中存在协变量较少、模型准确度不够高等局限性。ML 技术的引入为儿科精准用药带来了新的视角和可能性。ML 能够综合儿童生理、病理、遗传和环境等多维度因素,对高维度的数据集进行挖掘,能通过单点或多点采样数据建立性能更高、泛化性更强的精准用药模型,提高药物治疗的安全性和有效性。本部分将对 ML 在儿科精准用药中应用进行阐述。

一、免疫抑制剂

他克莫司、甲氨蝶呤等是儿童肾内科、风湿免疫科和移植科常用的免疫抑制剂。这些药物的共性特点是药代动力学和药效学个体差异大,难以精准给药。临床上,常常需进行 TDM 或药物基因检测,明确患者血药浓度或基因型后,构建回归模型或 PPK 模型给予临床量化的给药参考。近年来,随着人工智能技术的飞速发展,机器学习也逐渐被应用于构建剂量、疗效或不良反应预测模型,为临床个体化用药提供辅助决策。

【他克莫司】

他克莫司(tacrolimus, TAC 或 FK506)属于钙调神经磷酸酶抑制剂,目前广泛应用于预防和治疗实体器官移植后的排斥反应,也用于治疗一些自身免疫性疾病,如难治性肾病综合征、系统性红斑狼疮等。但他克莫司药代动力学、药效学个体差异大,常需进行 TDM 来调整剂量以达到治疗窗。目前,较多的研究集中在采用回归方法或 PPK 法建立模型,而基于这些方法建立的模型由于性能较低、运算复杂、难以识别复杂协变量限制了其应用。机器学习一定程度上能够弥补这些方法的缺点,构建性能较为良好、泛化性较强的模型。

在儿童难治性肾病综合征中,Mo 等基于机器学习挖掘临床特征和药物基因多态性数据,使用极端随机树(extra tree, ET)、梯度提升决策树(gradient boosted decision tree, GBDT)、随机森林(random forest, RF)、极端梯度提升(extreme gradient boosting, XGBoost)和 Lasso 回归(Lasso regression, LR)5 种机器学习算法,分别建立了他克莫司的剂量校正谷浓度(C_0/D)、疗效和不良反应的预测模型,用于实施他克莫司的精准用药。在预测他克莫司 C_0/D 时,Mo 等构建了 3 种场景下的预测模型,分别是全体患者、CYP3A5 表达患者和 CYP3A5 非表达患者。其中 GBDT 算法在预测全体患者($R^2 = 0.444$, $MSE = 591.032$, $MAE = 20.782$, $MedAE = 18.980$)和 CYP3A5 非表达患者($R^2 = 0.264$, $MSE = 477.948$, $MAE = 18.119$, $MedAE = 18.771$)中性能最佳,而 ET 算法在预测 CYP3A5 表达患者中性能最佳($R^2 = 0.380$, $MSE = 1839.459$, $MAE = 31.257$, $MedAE = 19.399$)。3 种预测模型筛选的变量包括给药前血白蛋白、给药前的年龄、性别和 10 个单核苷酸基因多态性(single nucleotide polymorphism, SNP,包括 ACTN4 rs3745859、ACTN4 rs56113315、ACTN4 rs62121818、CTLA4 rs4553808、CYP3A5 rs776746、IL2RA rs12722489、INF2 rs1128880、MAP3K11 rs7946115、MYH9 rs2239781 和 MYH9 rs4821478)。在外部验证中,将 25 例、9 例和 15 例患者的协变量分别纳入 3 种模型中进行运算,结果显示 3 种模型中 C_0/D 的预测值与实际值显著相关,r 值分别为 0.632、0.664 和 0.532($P=0.001$、$P=0.051$ 和 $P=0.041$)。在临床实践中,可将患者变量输入到最佳模型中预测 C_0/D。此外,Huang 等基于临床特征和遗传多态性构建 PPK 模型。该模型筛选出显著影响清除率的协变量包括年龄、是否联用五酯胶囊、CYP3A5 *3/*3 和 CTLA4 rs4553808 多态性。根据以上变量,进一步使用了 XGBoost、RF、ET、GBDT、自适应增强(adaptive boosting, AdaBoost)和 LR 算法,构建了预测他克莫司清除率的模型。其中 LR 模型的性能最佳($R^2 = 0.42$)。通过模型可预测患者清除率,继而结合表观分布容积、吸收速率常数及目标浓度调整给药剂量,以实现精准用药。

此外,Mo 等也采用机器学习开发儿童肾病综合征的他克莫司疗效预测模型。根据转归将患儿分为有效或无效(第 1 组),完全缓解、部分缓解或无缓解(第 2 组)。根据两种转归分别建立预测模型,均发现 RF 模型预测效果最佳,第 1 组的 RF 模型召回率为 79.6%,准确性为 75.4%,曲线下面积(area under the curve, AUC)为 80.7%;第 2 组的 RF 模型中非缓解、部分缓解和完全缓解的召回率分别为 58.3%、35.7% 和 91.4%,准确性为 72.1%,AUC 为 80.3%。2 种模型筛选出的协变量为:给药前尿红细胞计数、*ITGB4* rs2290460、*TRPC6* rs3824934、*CTGF* rs9399005、*IL13* rs20541、*NFKBIA* rs8016947、*MAP3K11* rs7946115、*SMARCAL1* rs11886806。另外,纳入 35 名患儿对模型进行外部验证,第 1 组的 RF 模型正确预测了 28 例,准确性为 80.0%;第 2 组的 RF 模型正确预测了 25 例,准确性为 71.4%。当应用该模型时,可先检测患儿相应的协变量,输入该模型,若模型判断有效,可给予他克莫司治疗;若模型判断无效,结合临床经验判断是否继续给予他克莫司,并密切监测治疗反应。他克莫司具有一定的肾毒性且存在较大的个体差异,是限制其临床应用的重要因素。Mo 等选择了尿 N -乙酰-β - D -葡萄糖苷酶(NAG)变化作为肾小管毒性的指标,然后基于临床和遗传变量开发了他克莫司诱导肾小管毒性的预测模型。其中 XGBoost 算法性能最佳,灵敏性为 75%,特异性为 77.8%,准确性为 77.3%,AUC 为 78.9%,并筛选出 4 个协变量(*TRPC6* rs3824934、*HSD11B1* rs846910、*MAP2K6* rs17823202、*SCARB2* rs6823680)。在 11 例患者的外部验证中,有 9 例被正确预测,准确性为 81.8%。应用该模型时,先检测患儿相应的协变量,输入该模型,若模型判断无肾毒性,可给予他克莫司治疗;若模型判断发生肾毒性,结合临床经验判断是否继续给予他克莫司,密切监测肾功能。

【甲氨蝶呤】

甲氨蝶呤(methotrexate, MTX)是一种慢作用抗风湿药,常用于治疗幼年型特发性关节炎(juvenile idiopathic arthritis, JIA)等自身免疫性疾病。MTX 的药代动力学和药效学个体差异大,严重影响其临床应用,通常需要 3~6 个月才能评估其疗效。患者长时间接受"试错型"治疗可能会延误病情并导致不良反应的发生。在患者治疗初始即预测疗效,在不良反应出现之前提前预警,即找出 MTX 药效个体差异大的原因,建立预测模型,对实现个体化治疗和患者管理具有重要意义。Mo 等以 DAS44/ESR - 3 评估 MTX 疗效,采用支持向量机(support vector machine, SVM)、XGBoost、RF 和 LR 算法挖掘电子病历数据,开发了 JIA 患儿中 MTX 的疗效预测模型。XGBoost 基于 10 个给药前变量(C 反应蛋白、

CD3$^+$抗体、类风湿因子 IgG、疼痛关节数、直接胆红素、间接胆红素、活化部分凝血活酶时间、凝血酶原时间、凝血酶时间和纤维蛋白原)建立了最佳模型,准确性为 91.78%,灵敏性为 90.70%,特异性为 93.33%,AUC 为 97.00%。同样,XGBoost 基于 6 个给药前后的混合变量(给药后 3 个月时的 C 反应蛋白/3m、CD3$^+$CD4$^+$/3m、CD3$^+$CD8$^+$/3m、类风湿因子 IgG/3m、总胆红素/3m 和给药前纤维蛋白原)建立了更好的模型,准确性为 94.52%,灵敏性为 95.35%,特异性为 93.33%,AUC 为 99.00%。在应用该模型时,收集患者的协变量信息,输入模型中,若模型评估治疗有效,则考虑继续给予 MTX;若模型评估为无效,结合临床经验考虑停用或更换其他药物。该模型提供了一种高效、准确的方法来预测患者对 MTX 治疗的反应,帮助医生做出更合适的治疗选择,避免无效治疗,减少不必要的副作用和治疗成本。

二、抗癫痫药物

儿童常用抗癫痫药有丙戊酸(valproic acid,VA)、拉莫三嗪(lamotrigine,LTG)和左乙拉西坦(levetiracetam,LEV)等。这些药物的药代动力学、药效学个体差异较大,需要考虑诸多因素,如年龄、性别、癫痫类型和脑电图特征等,才能为患儿制定个性化治疗方案。若在用药前,预测患儿对抗癫痫药物的疗效,并选择合适的治疗方案,可提高癫痫的治疗效果。一项前瞻性研究纳入 71 例癫痫患儿,使用非线性混合效应模型对丙戊酸、拉莫三嗪和左乙拉西坦进行 PPK 分析。通过 PPK 模型估计的 PK 参数,预测 3 种药物的血药浓度,继而基于主成分分析(PCA)和混合数据因子分析(factor analysis of mixed data,FAMD)分析血药浓度和临床特征之间的关系。最后采用 RF 建立预测癫痫发作的模型,模型灵敏性为 75.0%,特异性为 83.3%,精确性为 81.8%。此外,还评估了各个特征对癫痫发作与否的贡献度,主要影响因素是血药浓度,其次是体重,而性别与之无关。应用该模型时,将患者的协变量输入模型中,预测 3 种药物的抗癫痫活性,若模型判断为癫痫未发作,则考虑继续给予上述药物;若模型判断为癫痫发作,则结合临床经验考虑是否为患儿选用其他药物。

脑电图(electroencephalogram,EEG)是评估和监测癫痫的一个重要工具,通过记录大脑电活动帮助医生诊断癫痫,并监测治疗效果。EEG 数据可以提供关于癫痫发作的频率、类型和分布的重要信息,对于儿童个体化治疗至关重要。有研究者基于患儿非发作期的 EEG 数据特征,采用 K 最近邻(K-nearest neighbors,KNN)、决策树(decision trees,DT)、SVM、RF、AdaBoost 和 XGBoost 算法建立失神癫痫患儿对丙戊酸的疗效预测模型。结果显示,基于颞叶 θ 波段功率的 KNN 分类模型性能最佳,灵敏性为 92.31%,特异性为 76.92%,准确性为 84.62%,*AUC* 为 88.46%。应用此模型时,将患儿非发作期 EEG 数据特征输入模型中,若模型判断治疗有效,则考虑继续给予丙戊酸;若模型判断治疗无效,则结合临床经验考虑是否继续使用丙戊酸,密切监测 EEG 的变化。

三、抗精神病药物

抗精神病药物在儿童中的使用也存在显著个体差异。很多抗精神病药物用于儿童属于超说明书用药,而针对此类人群开展临床试验的挑战极大。医生需要考虑诸多举措,包括不断调整剂量、更换药物或联合其他治疗方法,来摸索最佳治疗结局。在这种背景下,机器学习提供了一种新的解决方案。国内有研究者从成都市第二人民医院的临床和行政理赔数据库中收集 4 532 名接受利培酮治疗躁狂症患儿的数据,采用超级学习器(super learner, SL)、随机梯度增强机(stochastic gradient boosting, SGB)、广义加性模型(generalized additive model, GAM)和广义线性模型(generalized linear model, GLM)、RF 和 SVM 算法开发抗癫痫药物持续治疗效果的预测模型。在这些模型中,GLM 和 SL 模型的性能相当,均表现出最佳的 AUC 值(0.823)。但 GLM 在模型的校准性能上更佳,斜率更接近 1.0,截距更接近 0.0,表明其在预测能力上更稳健。其他模型的 AUC 依次为:SVM 0.822、GAM 0.818、SGB 0.808 和 RF 0.778,均低于 GLM 和 SL。GLM 性能最佳,*AUC* 为 0.823,其次是 SL 模型,*AUC* 为 0.823,SVM、GAM、SGB 和 RF 的 *AUC* 分别为 0.822、0.818、0.808 和 0.778。此外,研究者发现,应用连续两年数据的模型并没有显著优于使用一年数据的模型。模型发现非精神疾病相关的门诊、急诊就诊次数为主要影响因素。医生可将这些影响因素作为儿童和青少年继续躁狂治疗的依据。同样的,韩国研究者纳入 5 109 名使用利培酮/阿立哌唑治疗的精神分裂症患儿,比较传统的逻辑回归和 Lasso 回归、岭回归(ridge regression, RR)、弹性网络回归(elastic net regression, EN)、梯度增强器(gradient boosting machine, GBM)、RF 和 SL 这六种机器学习算法对抗精神病药物持续治疗效果的预测性能。其中 GBM 预测利培酮持续治疗效果最佳,Brier 评分(*BS*)为 0.121,受试者操作特征曲线下面积(area under the receiver operating characteristic curve, *AUROC*)为 0.686,P－R 曲线下面积(*AURPC*)为 0.269。而在预测阿立哌唑的模型中,所有算法表现出相近的性能,其中 GBM 的 *BS*(0.114)、SL 的 *AUROC*(0.688)和 RF 的 *AUPRC*(0.317)最佳。在利培酮的预测模型中是否使用抗胆碱能药物和注意缺陷多动障碍病史是重要相关因素;而在阿立哌唑的预测模型中是否使用锂剂和双相情感障碍是重要相关因素。在应用该模型时,将患者的相关变量输入模型中,若模型判断为利培酮/阿立哌唑持续治疗有效,可继续给予该药物;若模型判断为持续治疗无效,则结合临床经验考虑是否给予其他药物。

四、抗感染药物

【万古霉素】

儿童使用万古霉素需特别谨慎,因其疗效及不良反应受诸多因素影响,如年龄、给药剂量、血药谷浓度及肌酐清除率等。过高的谷浓度可能引起耳、肾毒性和红人综合征等。临床上需考虑该药药代动力学个体间的显著差异及生长发育对药物反应的影响,实现精准给药颇具挑战。有研究纳入了 407 例患儿的临床特征,采用 8 种算法建立万古霉素谷浓度(C_0)的预测模型。研究人员选择了其中 5 个 R^2 最高(0.657、0.514、0.468、0.425 和 0.450)的算法模型[XGBoost、GBDT、引导聚集(bootstrap aggregating, Bagging)、等价变换(equivalent transformation, ET)和决策树(decision tree, DT)]进行集成,建立最终模型。最终模型发现 C_0 与降钙素原、尿酸和体重呈正相关,而与肌酐清除率呈负相关。在最终集成模型($R^2 = 0.614$,$MAE = 3.32$,$MSE = 24.39$,$RMSE = 4.94$)的验证中,预测 C_0 落在实测 C_0(1±30%)的比例为 51.22%。有研究人员基于 31 个临床变量和线性回归、DT、RF、Bagging 和 XGBoost 算法建立小于 4 岁患儿万古霉素的 C_0 预测模型。其中,XGBoost 模型性能最佳,预测误差低,拟合优度高($R^2 = 0.59$,$MAE = 2.55$,$MSE = 17.12$,$RMSE = 4.13$),并筛选出血尿素氮、血清肌酐和肌酐清除率为协变量。另一项研究建立两种机器学习模型分别预测万古霉素的 C_0 和稳态曲线下面积($AUC_{0\sim24h}$),协助优化给药剂量。在给药前,使用 Catboost 算法构建的 C_0-ML 模型及 9 种协变量(血清肌酐浓度、采样时间、单位体重剂量、24 h 内给药频率、血清肌酐测定方法、出生后年龄、万古霉素浓度测定方法、胎龄和体重)可预测万古霉素的 C_0。在外部验证中,该 C_0-ML 模型准确性比 PPK 模型提高 42.5%。在给药后获得实测 C_0,进一步使用类别型特征提升(categorical boosting, CatBoost)算法构建的 $AUC_{0\sim24h}$-ML 模型结合实测 C_0 和 9 种协变量预测万古霉素 $AUC_{0\sim24h}$。在外部验证中,$AUC_{0\sim24h}$-ML 模型准确性为 80.3%。为了评估机器学习模型在不同给药方案下的优化效果,开展模拟试验,使用模型优化剂量后,80.3%万古霉素浓度达到目标范围。应用上述模型时,将患儿的协变量数据输入模型中,由模型分别预测 C_0 及 $AUC_{0\sim24h}$,若 C_0 及 $AUC_{0\sim24h}$ 在目标范围内,可以继续维持该给药方案;若 C_0 及 $AUC_{0\sim24h}$ 均不在目标范围内,则进行 TDM,结合临床经验考虑提高或降低剂量。

第三节　机器学习在药物相互作用的应用

联合用药可减少药物剂量和(或)耐药性的发生。但部分药物相互作用(drug-drug interaction, DDI)会导致治疗失败而加重病情,甚至发生药物不良反应。AI 可以通过系统性大规模筛选技术,从已发表的生物医学文献或药物数据库中提取大量联合用药证据,用于预测联合用药的疗效或不良反应,发现药物之间的相互作用,调整药物剂量。目前预测联合用药方案的 ML 学习方法主要有经典 ML 方法、DL 方法和自然语言处理(nature language processing, NLP)方法。

一、经典 ML

ML 可针对不同数据进行分类或回归,以实现统一的预测结局。分类任务主要将联合用药方案按照药效学相互作用,评定为"协同作用、相加作用或拮抗作用"或者是"协同作用和非协同作用"。回归任务则是为不同数据提供各种协同得分,量化联合用药方案的相互作用。

(一) SVM

SVM 是一种强大的二分类模型,其基本模型是在两个类别之间直接创建一个决策边界,决策边界也被称为超平面,其方向是与每个类别的数据点的间隔尽可能大,与决策边界最近的点则被称为支持向量。SVM 通过核函数,将原始数据映射到更高维度来解决非线性问题。Song 等从 DrugBank、SIDER 等数据库中提取药物的二维分子结构相似性、三维药效相似性、相互作用谱指纹相似性、靶点相似性和药物不良反应相似性信息。基于这 5 种相似性,去构建已知或潜在的药物组合,并将其作为模型的输入向量。十折交叉验证结果显示,$AUROC$ 的预测性能大于 0.97,可作为潜在的 DDI 预警工具。

与其他 ML 方法相比,SVM 具有一些优势。SVM 的计算取决于支持向量的数目,而不是空间的维数,可以更好地识别复杂数据中的细微模式。但 SVM 有以下缺点:① 对于大规模训练样本,SVM 将耗费大量的机器内存和运算时间;

② 对多分类问题存在困难,需要通过多个二分类支持向量机的组合或结合其他 ML 模型(如决策树)来解决多分类问题。

(二) RF

RF 是一种通过集成思想将多棵树集成分类器,通过一个输入样本进行分类,就需要将它输入到每棵树中进行分类。将若干个弱分类器的分类结果进行投票选择,从而组成一个强分类器。因每个决策树是在不同的子集上训练,且采用了随机特征选择,使其具有一定的"鲁棒性"。AI 模型中的"鲁棒性"是指对模型数据中的扰动、噪声、干扰或变化具有强抗干扰能力。RF 中的"随机"使 RF 具有抗过拟合能力,而"森林"使其更加精准。Ran 等利用加法、减法和 Hadamard 模型对药物指纹进行细分,然后基于 RF 构建分类器。十折交叉验证结果显示预测已知药物间新的 DDI 性能良好,并且在识别已知药物与未知药物之间的 DDI 或未知药物间的 DDI 时表现出可接受的性能。为了便于使用,该团队还开发了一个名为 DDIPF 的用户友好型网络服务器,使用户能够有效地测试药物间的相互作用概率。Li 等基于 RF 算法,利用药物化学结构相似度、DDI 网络中的靶点距离、靶点通路相似度以及 15 个药物基因组学特征预测了两种药物组合对癌症的协同作用。该模型预测了 28 种潜在的协同作用组合,其中有 3 种联合用药方案(阿扎胞苷与沙利度胺、卡莫司汀与链佐霉素、伊马替尼与紫杉醇)曾经在文献中报道过。该模型提供了一种有效的策略来识别癌症治疗中潜在的协同作用药物组合。

RF 在大样本数据集上的训练速度相对较快,并且由于其集成学习的特性,能够有效提高模型的泛化能力。然而,对于取值范围较多的特征,可能会对 RF 的决策产生较大影响,继而影响模型性能。不过,由于随机森林通过在不同的子集上训练各个决策树,并采用随机特征选择的方法,这帮助其在一定程度上降低了过拟合的风险,并对数据中的噪声和异常值具有较好的容忍度。

(三) XGBoost

XGBoost 是一种高效的梯度提升决策树算法,其核心为通过迭代训练一系列决策树模型。每棵树的结果都是基于前一棵树的预测结果来进行优化,即为"梯度"。XGBoost 使用梯度提升算法来最小化损失函数的梯度,通过不断地拟合残差来逐步改进模型的预测能力。此外,还在目标函数中加入正则化,防止模型的过拟合。Hung 等利用 RF 和 XGBoost 两种算法对从 DrugBank 数据库中收集的骨质疏松症和变形性骨炎的 DDI 数据集进行建模。应用简化的分子输入行输入系统(SMILES)提取已定义的 DDI 各种化学特征。RF 和 XGBoost 在预测

DDI 的性能上均达到了 74% 的准确性。

XGBoost 具有高性能、可扩展性、灵活性和稳定性等特点。但 XGBoost 在面对大型数据集或复杂模型时,需要较长的训练时间和高性能的计算机资源。此外,选择合适的参数组合可增加模型的稳定性,但需要一定经验和调参技术,不恰当的参数设置可导致模型的稳定性下降。

(四) SGB

SGB 是一种集成学习方法,通过将多个弱学习器(比如决策树)逐步训练和组合,来构建一个强大的集成模型。Xu 等建立了一种新型的计算模型 PDC - SGB,该模型整合了生物学、化学和药理学信息来预测有效的药物组合,是一个不针对特定疾病的预测模型。该模型仅依赖药物的相关数据,并未收集患者的相关数据,是对各类药物联合用药预测效果最佳的模型。该模型结果表明,基于 SGB 算法的模型性能最佳,AUC 达到 0.976,其次是 SVM,而基于朴素贝叶斯 (NB) 算法性能最差。

(五) 联合因子分解机 (comboFM)

因子分解机 (factorization machines, FM) 作为逻辑回归模型的改进版,拟解决在高度稀疏数据的场景下模型参数难以训练的问题,并且考虑了特征的二阶交叉,弥补了逻辑回归表达能力差的缺陷。Julkunen 等提出一种新颖的 comboFM 的机器学习框架,该框架的输入特征包括 5 个基团、2 个药物分子指纹、2 种药物的浓度值以及癌细胞系的基因表达谱,然后应用 FM 预测临床前研究中药物组合的反应。接着利用 NCI ComboScore 量化"剂量-反应矩阵药物对"的协同作用。除了对未经测试的药物组合进行内部验证外,克唑替尼和硼替佐米在淋巴瘤细胞中的新型协同作用也在外部的 NCI - ALMANAC 数据库中得到了验证。这证明了 comboFM 对筛选药物组合的实用性和适用性,以支持肿瘤学的精准用药。

二、深度学习

随着数据集的增大,深度学习 (DL) 模型可以表现出优于经典 ML 的性能。因为深度学习能够捕获输入和输出之间的非线性和复杂关系,可以从原始数据中执行自动特征提取并在多个级别学习特征。而经典 ML 模型需要依赖于人工标记的特征。

有研究提出了药物相互作用多模态深度学习 (drug-drug interaction multi-model deep learning, DDIMDL) 的多模态深度学习框架,首先利用 4 种药物特征

（化学亚结构、靶点、酶和通路）分别构建基于深度神经网络（deep neural network，DNN）的子模型，采用联合 DNN 框架组合子模型，学习药物组合的跨模态表征并预测 DDI 事件。Feng 等则提出了一种新的方法——药物相互作用深层预测器（deep predictor for drug-drug interaction，DPDDI）来预测 DDI，利用图卷积网络（graph convolutional network，GCN）从 DDI 网络中提取药物的网络结构特征，然后以 DNN 将随机两种药物的潜在特征向量链接作为药物组合的特征向量，去预测潜在的 DDI。应用 DPDDI 发现新预测的 20 个 DDI 事件中有 13 个得到了证实。例如，多西环素可能会降低博来霉素的排泄率，这可能导致更高的博来霉素血清浓度。一项研究基于人工神经网络（artificial neural network，ANN）模型预测万古霉素引起的肾毒性时，发现其危险因素为万古霉素平均谷浓度>13 mg/L、哌拉西林-他唑巴坦及升血压药的合用。通过该模型筛选出危险因素，能提高万古霉素联合用药诱导其肾毒性的警惕程度。

三、自然语言处理

自然语言处理（NLP）是 ML 的一个分支，它可以阅读、破译和理解语义，如在线翻译和自动语法检查。NLP 能从真实世界获取非结构化文本数据，如医院电子健康记录（electronic health record，EHR）、网络论坛帖子等，并转换成规范化的数据实体，如药物、适应证和不良事件。马萨诸塞大学发起了 NLP 挑战检测医院电子健康记录中的药物不良事件竞赛，结果表明，ML 可用于从非结构化文本中自动提取药物不良事件和相关实体。

Ding 等开发了 TuSDC 的新型表型组驱动药物发现系统，使用 NLP 挖掘海量文献构建"药物-药物-疾病"语料库，然后使用张量分解方法提取疾病和药物的表征来预测联合药物治疗。该模型评估了约 8 000 万名患者的医院电子健康记录中排名靠前的抗高血压药物组合，结果显示，与单用氢氯噻嗪和地高辛相比，氢氯噻嗪-地高辛联合使用可显著降低后续高血压风险。在外部验证中，TuSDC 对排名靠前的候选药物的平均预测精度达到 0.77。Binkheder 等致力于依据患者队列表型制定注释指南和语料库，基于 NLP 开发了 PhenoDEF 方案，可促进未来 EHR 的表型定义的自动化。但这也只是针对单个数据库其中一个小部分的标准语料库的完善，如何做到统一的数据库黄金标准语料库，仍待未来研究人员的设计和开发。

AI 在个体化精准用药治疗中的应用非常重要，尤其当使用联合用药方案治疗复杂疾病时。利用 AI 模型可为医生处方前对联合用药方案进行合理筛选,发现可能的 DDI,提供更安全、更有效的联合用药方案,降低药物的不良反应。

第四节 机器学习在超说明书用药的应用

超说明书用药又称"药品说明书外用法",是指药品使用的适应证、给药方法、适用人群剂量或疗程应用超出国家药品监督管理部门批准的说明书和标签界定的范围,包括但不限于超出适应证、剂量、给药途径、给药频率、疗程或人群等。目前,儿科超说明书用药现象普遍存在。例如,他克莫司除了治疗器官移植外,还用于治疗药品说明书外的儿童肾病综合征。EHR 是一个真实世界的临床数据集。如果基于 EHR 为药物的新适应证提供证据支持,批准药物新的临床适应证,可缩减药物的临床试验过程,避免研发新化合物的失败风险。

Jung 等以 Medi-Span 和 DrugBank 数据库作为"药物-适应证"的先验知识,采用 NLP 挖掘 EHR 非结构化临床记录的特征,采用 SVM 构建药物是否可以用于某种适应证的预测模型。该模型可区分已知和标签外的"药物-适应证",结果显示,挖掘出一些潜在的超说明书用药,包括妥布霉素治疗结膜炎、非尔氨酯治疗癫痫/肌阵挛、骨化三醇治疗肾衰竭、促肾上腺皮质激素治疗脑肿瘤、长春新碱治疗骨肉瘤、西司他汀治疗关节炎/感染性心内膜炎等。Saeed 等利用 Lasso 回归算法进行特征选择,筛选出 16 个与克罗恩病患者手术需求相关的协变量。最终采用 Cox 回归模型进行生存分析,以预测与肠道纤维化相关的手术风险,并计算风险比作为预测指标。最后通过高维倾向评分方法,调整潜在的混杂因素。结果显示,10 种药物与手术风险升高有关,而可能延缓或降低肠道纤维化风险的药物包括红霉素、二甲双胍、左旋巴丁、非索非那定、左旋甲状腺素、氨基葡萄糖、氟替卡松、氯吡格雷、托特罗定、硝酸甘油、异山梨酯、多库酯钠、喹硫平、孟鲁司特、双硫仑和肾上腺素。Arjun 等基于 FDA 批准的药品说明书开发药物适应证分类和百科全书(drug indication classification and encyclopedia, DICE)的 5 层分类方案(即药品、禁忌、副作用、使用说明和临床观察)。该模型基于 DICE 方案开发了 9 种不同的 AI 分类器用于预测药物适应证。最后对 9 种基于深度学习的 NLP 模型进行全面比较,结果表明 RoBERTa 和 BioBERT 模型的表现优于其他模型,在测试集上的马修斯相关系数(matthew correlation coefficient, MCC)>

0.910,准确性>0.960,在 DrugBank 指示符上的富集率>0.930。这表明基于 NLP 的 DICE 在自动获取适应证方面具有巨大潜力,为药物的再利用提供潜在机会。

第五节　不 足 与 展 望

虽然 ML 在儿科精准用药中的应用取得了一定进展,但是儿科用药依旧面临数据数量不足和质量参差不齐等问题。特别是对于儿科临床试验,由于伦理问题和招募挑战,高质量的临床数据获取很困难,从而限制了模型的精确性和普适性。对于一些"孤儿药"开展相关研究并进行建模更是困难,期待未来能开发出适合小样本模型的算法,弥补样本量不足的问题。未来可以通过多中心合作、增加数据共享来解决数据不足的问题,同时引入更严格的数据质量控制标准,确保输入数据的质量,提升模型的准确性和可靠性。

当前的 ML 模型虽然在处理复杂数据方面表现出色,但模型运算的"黑箱"性质使得临床医师难以理解模型决策的具体依据,这限制了模型的临床接受度和实用性。尽管 ML 提供了强大的数据处理能力,但在临床应用中,如何确保这些技术的使用符合伦理标准和监管要求仍然是一个重大挑战。研发更多可解释的 ML 算法,使医生能够理解模型的决策过程,增加医生对模型的信任度,将促进模型在临床上的应用。随着技术的发展,应不断更新和完善相关的伦理和法规,确保 ML 技术的应用既符合道德标准也符合法律规定,特别是在处理敏感的医疗数据时。

临床药师除自身应具备丰富的临床知识,还需要更有见解地评估和使用 ML 模型的建议,还需要深入了解这些模型的工作原理,避免盲目地接受或忽略模型给出的用药决策。作为模型的终端用户,临床药师需要将这些结果与患者的具体情况相结合,通过与医生的讨论和协作,以实现真正符合患者病情的精准用药。

在未来,以疾病预防为主的 AI 将逐步替代以治疗为主的 AI。数据的收集不再局限于实验室的实验结果和医院的电子病历,而是可以通过智能手机或其他可穿戴设备上的传感器来收集患者的生理状态、生活方式和环境因素等数据。整合多模态数据开发 AI 模型,可为患者制定高度个性化的疾病预防和管理的良好方案。

参考文献

Kermany D S, Goldbaum M, Cai W, et al. 2018. Identifying Medical Diagnoses and Treatable Diseases by Image-Based Deep Learning[J]. Cell, 172(5): 1122-1131. e9.

Dai L, Sheng B, Chen T, et al. 2024. A deep learning system for predicting time to progression of diabetic retinopathy[J]. Nat Med, 30(2): 584-594.

焦正. 2019. 基础群体药动学和药效学分析[M]. 北京: 科学出版社.

Mo X, Chen X, Wang X, et al. 2022. Prediction of Tacrolimus Dose/Weight-Adjusted Trough Concentration in Pediatric Refractory Nephrotic Syndrome: A Machine Learning Approach [J]. Pharmgenomics Pers Med, 15: 143-155.

Mo X, Chen X, Zeng H, et al. 2023. Tacrolimus in the treatment of childhood nephrotic syndrome: Machine learning detects novel biomarkers and predicts efficacy [J]. Pharmacotherapy, 43(1): 43-52.

Mo X, Chen X, Ieong C, et al. 2021. Early Prediction of Tacrolimus-Induced Tubular Toxicity in Pediatric Refractory Nephrotic Syndrome Using Machine Learning[J]. Front Pharmacol, 12: 638724.

Mo X, Chen X, Li H, et al. 2019. Early and Accurate Prediction of Clinical Response to Methotrexate Treatment in Juvenile Idiopathic Arthritis Using Machine Learning[J]. Front Pharmacol, 10: 1155.

Damnjanović I, Tsyplakova N, Stefanović N, et al. 2023. Joint use of population pharmacokinetics and machine learning for optimizing antiepileptic treatment in pediatric population[J]. Ther Adv Drug Saf, 14: 20420986231181337.

Li S P, Lin L C, Yang R C, et al. 2024. Predicting the therapeutic response to valproic acid in childhood absence epilepsy through electroencephalogram analysis using machine learning [J]. Epilepsy Behav, 151: 109647.

Yang X, Huang W, Liu L, et al. 2024. Unlocking treatment success: predicting atypical antipsychotic continuation in youth with mania[J]. BMC Med Inform Decis Mak, 24(1): 219.

Jeon S M, Cho J, Lee D Y, et al. 2022. Comparison of prediction methods for treatment continuation of antipsychotics in children and adolescents with schizophrenia[J]. Evid Based Ment Health, 25(e1): e26-e33.

Huang X, Yu Z, Bu S, et al. 2021. An Ensemble Model for Prediction of Vancomycin Trough Concentrations in Pediatric Patients[J]. Drug Des Devel Ther, 15: 1549-1559.

Yin M, Jiang Y, Yuan Y, et al. 2024. Optimizing vancomycin dosing in pediatrics: a machine learning approach to predict trough concentrations in children under four years of age[J]. Int J Clin Pharm, 46(5): 1134-1142.

Tang B H, Zhang J Y, Allegaert K, et al. 2023. Use of Machine Learning for Dosage Individualization of Vancomycin in Neonates[J]. Clin Pharmacokinet, 62(8): 1105-1116.

Song D, Chen Y, Min Q, et al. 2019. Similarity-based machine learning support vector machine predictor of drug-drug interactions with improved accuracies[J]. J Clin Pharm Ther, 44(2):

268 – 275.

Tomar D, Agarwal S. 2015. A comparison on multi-class classification methods based on least squares twin support vector machine[J]. Knowledge-Based Systems, 81: 131 – 147.

Belgiu M, Drăgut L. 2016. Random forest in remote sensing: A review of applications and future directions[J]. ISPRS Journal of Photogrammetry and Remote Sensing, 114: 24 – 31.

Ran B, Chen L, Li M, et al. 2022. Drug-Drug Interactions Prediction Using Fingerprint Only [J]. Comput Math Methods Med, 2022: 7818480.

Li X, Xu Y, Cui H, et al. 2017. Prediction of synergistic anti-cancer drug combinations based on drug target network and drug induced gene expression profiles[J]. Artif Intell Med, 83: 35 – 43.

Bentéjac C, Csörgo A, Martínez-muñoz G. 2019. A comparative analysis of gradient boosting algorithms[J]. Artificial Intelligence Review, 54: 1937 – 1967.

Hung T N K, Le N Q K, Le N H, et al. 2022. An AI-based Prediction Model for Drug-drug Interactions in Osteoporosis and Paget's Diseases from SMILES [J]. Mol Inform, 41 (6): e2100264.

Xu Q, Xiong Y, Dai H, et al. 2017. PDC-SGB: Prediction of effective drug combinations using a stochastic gradient boosting algorithm[J]. J Theor Biol, 417: 1 – 7.

Julkunen H, Cichonska A, Gautam P, et al. 2020. Leveraging multi-way interactions for systematic prediction of pre-clinical drug combination effects[J]. Nat Commun, 11(1): 6136.

Deng Y, Xu X, Qiu Y, et al. 2020. A multimodal deep learning framework for predicting drug-drug interaction events[J]. Bioinformatics, 36(15): 4316 – 4322.

Feng Y H, Zhang S W, Shi J Y. 2020. DPDDI: a deep predictor for drug-drug interactions [J]. BMC Bioinformatics, 21(1): 419.

Imai S, Takekuma Y, Kashiwagi H, et al. 2020. Validation of the usefulness of artificial neural networks for risk prediction of adverse drug reactions used for individual patients in clinical practice[J]. PLoS One, 15(7): e0236789.

Dreyfus B, Chaudhary A, Bhardwaj P, et al. 2021. Application of natural language processing techniques to identify off-label drug usage from various online health communities[J]. J Am Med Inform Assoc, 28(10): 2147 – 2154.

Chapman A B, Peterson K S, Alba P R, et al. 2019. Detecting Adverse Drug Events with Rapidly Trained Classification Models[J]. Drug Saf, 42(1): 147 – 156.

Ding P, Pan Y, Wang Q, et al. 2022. Prediction and evaluation of combination pharmacotherapy using natural language processing, machine learning and patient electronic health records [J]. J Biomed Inform, 133: 104164.

Binkheder S, Wu H Y, Quinney S K, et al. 2022. PhenoDEF: a corpus for annotating sentences with information of phenotype definitions in biomedical literature[J]. J Biomed Semantics, 13 (1): 17.

Jung K, Lependu P, Shah N. 2013. Automated Detection of Systematic Off-label Drug Use in Free Text of Electronic Medical Records[J]. AMIA Jt Summits Transl Sci Proc, 2013: 94 – 98.

Shakibfar S, Allin K H, Jess T, et al. 2024. Drug Repurposing in Crohn's Disease Using Danish

Real-World Data[J]. Pragmat Obs Res, 15：17－29.

Bhatt A, Roberts R, Chen X, et al. 2021. DICE：A Drug Indication Classification and Encyclopedia for AI-Based Indication Extraction[J]. Front Artif Intell, 4：711467.

（莫小兰　缪幼思）

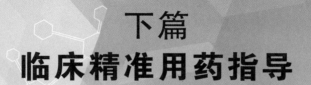

下篇
临床精准用药指导

第四章

感染性疾病的精准药物治疗

　　引发感染性疾病的常见病原体包括细菌、真菌、病毒及肺炎支原体等非典型病原体,儿童由于免疫系统发育不完善,更容易受到各类病原体的侵害。世界卫生组织资料显示,2019年肺炎造成约740 180名5岁以下儿童死亡,占5岁以下儿童死亡总数的14%,但占1~5岁儿童死亡总数的22%。由于病原体具有强大的进化能力和对各种环境高度的适应能力,感染性疾病存在一些亟待解决的难题,如疾病的早期诊断、病原体的耐药性、疾病的有效预防和治疗等,随着精准医疗的快速发展,明确病原体是感染性疾病诊疗的基础。二代测序技术(next generation sequencing, NGS)为获取疾病的基因信息提供了强大的技术支持,也为获取病原体的基因组学信息提供了重要的科技支持,作为一项不依赖于培养的检测技术,NGS具有广覆盖(细菌、真菌、病毒、寄生虫)、灵敏度高的特点,能够深入提供病原体鉴定分析、耐药基因和毒力因子分析。在感染性疾病精准用药方面,可通过治疗药物监测精准、及时、高效地对患者体内的药物浓度进行检测,对于危重症患者进行个体化的抗感染药物管理能够降低死亡率,有效提高治疗的成功率;亦可通过基因组学检测了解患者对某些药物的反应情况及不良反应发生的情况,从而选择最适合患者的药物治疗方案。

　　本章中将根据儿童感染性疾病的病原体进行分类,对细菌、病毒、真菌尤其是结核分枝杆菌感染的常见治疗药物的精准用药原则及注意事项进行展开。

第一节　细菌感染性疾病

　　细菌感染可侵犯全身引发败血症、脓毒血症,也可导致局部感染,如皮肤软组织感染、肺炎、脑膜炎、腹腔感染、尿路感染等。感染可由不同的病原体导致,对于细菌感染,传统的抗生素治疗方法往往无法达到理想的治疗效果,甚至可能导致耐药性的产生。儿童感染性疾病精准药物治疗通过开展 TDM,既可确保疗效,又可尽可能减少不良反应的发生。对于儿科人群,开展抗菌药物 TDM 非常必要,也是安全使用药物的有效手段之一。

本节中将主要对抗菌药物的精准治疗进行介绍,分别介绍以美罗培南为代表的碳青霉烯类、以万古霉素为代表的糖肽类、以替加环素为代表的四环素类、以庆大霉素为代表的氨基糖苷类及以磺胺甲噁唑为代表的磺胺类药物在儿科人群中的 TDM、药物基因组学等应用情况。

【美罗培南】

碳青霉烯类药物是一类广谱抗生素,属于 β-内酰胺类抗生素的一种,其主要作用是抑制细菌细胞壁的合成,从而导致细菌死亡。除金属 β-内酰胺酶外,本药对大多数的 β-内酰胺酶的水解作用具有一定的稳定性。

(一)用法用量

应根据感染的严重程度、致病菌的敏感性及患者的具体情况,静脉输注或静脉注射给药。

1. 3 个月~12 岁儿童　推荐剂量为每次 10~20 mg/kg,每 8 h 一次;治疗脑膜炎的推荐剂量为每次 40 mg/kg,每 8 h 一次。对于体重>50 kg 的儿童,按照成人剂量给药。

2. 3 个月及以下儿童,参考美国 FDA 批准用量

(1)胎龄小于 32 周早产儿,矫正胎龄不足 2 周:20 mg/kg,每 12 h 一次。

(2)胎龄小于 32 周早产儿,矫正胎龄 2 周及以上:20 mg/kg,每 8 h 一次。

(3)胎龄 32 周及以上,矫正胎龄不足 2 周:20 mg/kg,每 8 h 一次。

(4)胎龄 32 周及以上,矫正胎龄 2 周及以上:30 mg/kg,每 8 h 一次。

目前缺少儿科患者肾功能损伤的药物剂量调整相关数据经验;对于由于最小抑菌浓度(minimum inhibitory concentration, MIC)升高的分离株引起的感染,可能需要延长输注时间。

(二)药理作用

美罗培南能穿透大多数革兰氏阳性菌和革兰氏阴性菌的细胞壁,与青霉素结合蛋白(PBP)靶点结合后发挥药理作用。杀菌浓度(指可杀死 99.9% 的病原菌所需的药物浓度)通常是抑菌浓度(指可抑制细菌生长所需的最低药物浓度)的 1~2 倍,对于单核细胞增生李斯特菌除外,未观测到美罗培南对其产生杀菌作用。

美罗培南对耐甲氧西林金黄色葡萄球菌（methicillin resistant *Staphylococcus aureus*，MRSA）或耐甲氧西林表皮葡萄球菌（MRSE）没有体外活性。

（三）药代动力学

2 岁或 2 岁以上儿童患者中的药代动力学与成人相似。在 3 个月~2 岁的儿科患者中的消除半衰期约为 1.5 h。

1. 表观分布容积　早产儿和足月新生儿及≤3 个月的婴儿：中位数约 0.47 L/kg；儿童：0.3~0.4 L/kg。

2. 蛋白结合率　约 2%。

3. 代谢途径　经肝脏代谢；β-内酰胺键水解为开放的 β-内酰胺形式（无活性）。

4. 消除半衰期　早产儿和足月新生儿及≤3 个月的婴儿：中位数 2.7 h；范围：1.6~3.8 h；3 个月~2 岁的婴儿和儿童：1.5 h；2~12 岁儿童和成人：1 h。

5. 达峰时间　组织：输注后约 1 h，胆汁、肺和肌肉除外；脑脊液：脑膜炎时 2~3 h。

6. 排泄途径　经尿液排泄（约 70% 为原型药物；约 28% 为无活性代谢产物）；经粪便排泄（2%）。

7. 清除率　早产儿和足月新生儿及≤3 个月的婴儿：0.12 L/(h·kg)；>3 个月婴儿和儿童：0.26~0.37 L/(h·kg)。

（四）治疗药物浓度监测

美罗培南属时间依赖性抗菌药物，血药浓度维持在 MIC 以上时间（即%T>MIC）占给药间隔百分比（即%fT>MIC）是其 PK/PD 参数的主要指标。为使美罗培南达到用药个体化和精准给药，临床工作中，可从血药浓度监测数据出发，基于 PPK 模型结合患者病理生理资料及临床药效学参数制订个体化给药方案。

当血药浓度>4~5 倍 MIC 时，提高其浓度未必增加杀菌效应，而延长有效浓度的暴露时间（即提高%T>MIC）可以显著增加抗菌效应。当%T>MIC>20% 时，可抑制细菌生长；当%T>MIC>40% 时，可有较好的杀菌效应；对于重症感染、耐药菌株感染及多种细菌合并感染，要求%T>MIC>90%，甚至达到 100%。

监测指标：由于美罗培南毒性低、副作用少，对浓度上限没有要求，因此，谷浓度（连续给药至少 3 次后，于下次给药前 5 min 采集静脉血检测）为较好的监测指标。

TDM 目标：检测美罗培南血药浓度并以维持在细菌 MIC 以上的时间（$fT>MIC$）作为 PK/PD 目标,调整给药方案。可将 MIC、5 倍 MIC 或 10 倍 MIC 设定为谷浓度参考下限,主要根据患者的疾病严重程度判断,需结合感染部位、病原体情况综合考虑。

在新生儿及 12 岁以下儿童患者中,年龄和肌酐清除率是影响美罗培南 PK 变异的最重要协变量。婴幼儿肾功能尚不完全,肌酐清除率比成人平均低 30%~40%。有研究表明,除严重肾衰竭的患儿外,对于 $MIC>4$ mg/kg 的细菌感染,美罗培南 60 mg/（kg·d）或 120 mg/（kg·d）的持续输注,是达到 50%、100% $fT>MIC$ 目标的最佳给药方案。因此,危重症儿童应在临床医师的指导下增加给药剂量至 60~120 mg/（kg·d）,同时延长给药时间。

（五）个体化治疗建议

美罗培南的常用给药方案是将美罗培南溶于>100 mL 适宜溶媒中,经 30 min 以上静脉滴注,给药间隔通常为 6~12 h。上述传统的静脉滴注方案可以保证美罗培南在短时间内达到较高的血药浓度,发挥抗菌作用。但是,美罗培南的 $T_{1/2}$ 短,血药浓度很快降低,并使%$T>MIC$ 降低,影响其抗菌作用。而增加给药剂量、延长静脉滴注时间都可以安全、有效地提高美罗培南的%$T>MIC$,增强杀菌效果。

但延长输注给药法的弊端在于会降低 C_{max}、延长达峰时间,这对重症感染患者是不利的。目前有研究表明,针对重症感染、急需美罗培南快速起效的患者,可以将延长输注给药法进一步优化,具体分为两步,第 1 步先将负荷剂量药物快速滴注（约滴注 30 min）,使血药浓度快速达峰,尽快产生杀菌效果;第 2 步是将维持剂量药物在 2.5 h 内缓慢滴注,从而使血药浓度较长时间维持在 MIC 以上,延长%$T>MIC$,最大限度发挥药效。

【万古霉素】

万古霉素是临床常用的糖肽类抗菌药物,主要用于革兰氏阳性球菌感染,尤其是 MRSA 的一线治疗。万古霉素的治疗窗窄,既往研究显示对其开展 TDM 可显著提高治疗有效率,并降低肾毒性的发生风险。

（一）用法用量

儿童、婴儿每天 40 mg/kg,分 2~4 次静脉滴注,每次静脉滴注时间在 60 min 以上。新生儿每次给药量 10~15 mg/kg,出生 1 周内的新生儿每 12 h 给药一次,出生 1 周至 1 个月新生儿每 8 h 给药一次,每次静脉滴注在 60 min 以上。

《中国万古霉素治疗药物监测指南(2020更新版)》推荐用量为:

新生儿,日龄 7 日内,负荷剂量 15 mg/kg,维持剂量 10 mg/kg,给药间隔 12 h。

新生儿,日龄 7 日及以上,负荷剂量 15 mg/kg,维持剂量 10 mg/kg,给药间隔 8 h。

1 个月~18 岁的儿童,建议至少给予 60 mg/(kg·d)的初始剂量(分为 3 次或 4 次给药)。

(二)药理作用

万古霉素的杀菌作用主要来自其对细胞壁生物合成的抑制。此外,万古霉素还会改变细菌细胞膜的通透性,阻碍细菌 RNA 的合成。万古霉素在体外对革兰氏阴性杆菌、分枝杆菌或真菌没有活性。万古霉素和其他抗菌药物之间没有交叉耐药性。

(三)药代动力学

万古霉素可广泛分布于身体组织和体液中,脑膜炎时本品也能渗透进脑脊液中。

1. 表观分布容积 ① 新生儿,足月儿:0.57~0.69 L/kg。② 婴儿:0.56 L/kg。③ 6 岁及以下儿童:0.61 L/kg。④ 6 岁以上儿童:0.47 L/kg。⑤ 青少年:0.49 L/kg。

2. 脑脊液 脑脊液药物浓度与血药浓度比值:① 脑膜正常时:无药物分布;② 脑膜发炎时:7.1%~68%。

3. 蛋白结合率 约 55%。

4. 消除半衰期 ① 早产儿[胎龄(GA):32~34 周];出生后年龄(PNA)3~5 天:5.9~9.8 h。② 足月新生儿;PNA 2~3 天:6.7 h。③ 婴儿:2.8 h。④ 6 岁及以下儿童:2.4 h。⑤ 6 岁以上儿童:2.9 h。⑥ 青少年:3.2 h。

5. 排泄 主要通过肾小球滤过后经尿液排泄,75%为药物原型。

6. 清除率 ① 新生儿:0.63~1.5 mL/(min·kg),取决于 GA 和(或)PNA。② 儿科患者:中位数为 1.1 mL/(min·kg)[范围:0.33~1.87 mL/(min·kg)]。

(四)治疗药物浓度监测

由于儿童血药浓度偏低风险可能性更高,因此推荐儿童/新生儿常规开展万古霉素治疗药物浓度监测。万古霉素呈时间依赖性并且有抗生素后效应。在评估它的安全性和有效性时,最合适的 PK/PD 靶标是 *AUC* 24 h 与 *MIC* 度的比值

（$AUC_{0~24h}/MIC$）。但由于 AUC 24 h 计算相对复杂,谷浓度更易于获得,现在谷浓度仍然是世界各地万古霉素 TDM 的常规指标。

监测指标:推荐监测万古霉素血药谷浓度或 24 h 药时曲线下面积（24 h area under the concentration time curve, $AUC_{0~24h}$）以提高疗效和降低肾毒性。

对于肾功能正常的患者,建议第 3 天（首次给药 48 h 后）开始进行万古霉素 TDM;对于肾功能不全的患者,推荐首次给药 72 h 后开展万古霉素 TDM;若初始 TDM 后调整了患者的给药剂量,推荐在剂量调整后给药 4~5 剂时进行 TDM 复测;无论 TDM 后万古霉素剂量是否发生调整,对于入住 ICU、接受血管活性药物治疗、接受肾脏替代治疗或严重感染患者,推荐至少每周重复进行 1 次 TDM。

TDM 目标:对于新生儿/儿童患者,推荐万古霉素谷浓度维持在 5~15 mg/L。临床证据及专家经验均发现部分新生儿/儿童患者稳态谷浓度未达到 10 mg/L 时仍有效,而血药浓度增加会带来额外的肾毒性风险,因此推荐儿童目标谷浓度为 5~15 mg/L。成人万古霉素 $AUC_{0~24h}$ 的目标范围在 400~650 mg·L/h,在儿科未找到确切证据。

剂量调整:在实施 TDM 后,使用 Bayesian 估计法、两点法或者一点法个体化设计后续的万古霉素给药方案。若条件允许,建议使用 PPK 模型结合 Bayesian 估计法辅助初始剂量设计与 TDM 后的剂量调整;近年来基于 PK 的个体化给药软件、网页被逐渐推广,临床可及性较好。

（五）个体化治疗建议

万古霉素为 MRSA 感染最重要的防线之一,临床应用时不应当盲目遵从指南的给药建议,应根据患者的 TDM 结果个体化调整剂量。此外,万古霉素血药浓度可能受到年龄、体重、感染程度等因素的影响,按照固定剂量给药易导致浓度偏高或偏低,最好通过 TDM 制定个体化的给药方案,以实现抗感染治疗的成功和患者临床结局的改善。

（六）药学服务案例

基本信息:患儿,男,1 岁 11 个月,因“反复咳嗽、发热 20 余天”入院。

现病史:20 余天前患儿母亲发现患儿头皮出现脓疮,未予理会,之后患儿出现寒战、发热,热峰 38.5~39.6℃,热型不规则,于当地卫生院静脉滴注治疗（药物不详）后,仍有反复高热,5 月 19 日出现惊厥数次,无肢体抖动,热峰 40.1℃,遂至当地市人民医院就诊住院,予头孢曲松抗感染,甘露醇脱水,甲泼尼龙减轻炎症反应等治疗,其间输注丙种球蛋白。患儿发热症状无缓解,治疗期间仍出现惊厥数次,5 月 24 日改用哌拉西林他唑巴坦,5 月 27 日查血培养:耐甲氧西林金黄色葡萄球菌,5 月 29 日复查血培养:耐甲氧西林金黄色葡萄球菌,5 月 27 日起以万古霉素 100 mg,q6h 抗感染治疗。发热仍有反复。5 月 31 日行腰椎穿刺,脑脊液检查无异常。行心脏彩超示"三尖瓣隔瓣赘生物形成,左侧冠状动脉起始段稍宽",血培养示金黄色葡萄球菌,考虑感染性心内膜炎,继续万古霉素抗感染治疗。患儿仍反复发热,考虑患儿症状无好转,联系我院转运组出车接回。入院时患儿仍有发热,热峰 39.4℃,无抽搐、惊厥、寒战,精神疲倦,胃纳可,大小便正常。

入院查体:体温 37.5℃,脉搏 167 次/分,呼吸 36 次/分,血压 92/45 mmHg,体重 11.8 kg,身高 83 cm。精神较萎靡,营养中等,发育情况中等。无浅表淋巴结肿大。肺部无"三凹征",双肺呼吸音粗,未闻及明显干湿啰音。腹部柔软,无腹部压痛,肠鸣音正常。神经系统生理反射存在,病理反射未引出。心血管专科检查:无创袖带血压示左上 92/45 mmHg,左下 131/54 mmHg;平静状态不吸氧经皮氧饱和度:左上 99%。无特殊面容,颈静脉无怒张,颈静脉无异常搏动,肝颈静脉回流征阴性,口唇四肢末梢无发绀,无杵状指(趾)。心前区无隆起,无胸壁浅静脉怒张,心尖冲动位于左侧,第 4 肋间锁骨中线外侧 0.5 cm,搏动范围 0.5 cm,无抬举性搏动,心前区无震颤,无心包摩擦感。心浊音界正常,心率 167 次/分,律齐。心前区未闻及杂音。毛细血管搏动征、枪击音、Duroziez 双重杂音等周围血管征阴性。双下肢无水肿,双足背动脉搏动有力,未发现心血管以外系统合并畸形。

辅助检查:

6 月 5 日血常规五分类+CRP:快速 CRP 62.5 mg/L,白细胞 19.2×10^9/L,降钙素原 16.82 ng/mL,血清肌酐 27 μmol/mL。6 月 8 日血常规五分类+CRP:快速 CRP 61.3 mg/L,白细胞 24.2×10^9/L,降钙素原 12.72 ng/mL,回报 6 月 5 日血培养为耐甲氧西林金黄色葡萄球菌。6 月 12 日血常规五分类+CRP:快速 CRP 33.8 mg/L,白细胞 24.8×10^9/L,降钙素原 7.74 ng/mL,血清肌酐 18 μmol/mL。6 月 13 日血常规五分类+CRP:快速 CRP 45.3 mg/L,白细胞 22.1×10^9/L,降钙素原 18.40 ng/mL。6 月 16 日血常规五分类+CRP:快速 CRP 29.3 mg/L,白细胞 15.3×10^9/L,降钙素原 7.21 ng/mL,血清肌酐 29 μmol/mL。6 月 23 日回报 6 月 16 日血培养阴性。6 月 27 日血常规五分类+CRP:快速 CRP 5.8 mg/L,白细胞 12.2×10^9/L,降钙素原 0.14 ng/mL,血清肌酐 27 μmol/mL。

5 月 31 日外院心脏彩超:三尖瓣隔瓣赘生物形成,左侧冠状动脉起始段稍宽。6 月 5 日心脏彩超:三尖瓣隔瓣赘生物形成,大小分别约 6 mm×4 mm、

4 mm×3 mm。6月12日心脏彩超：三尖瓣回声粗乱,前瓣瓣尖部、隔瓣及后瓣体部均可见不规则稍高团块回声附着,大小分别约19 mm×9 mm、13 mm×3 mm、21 mm×15 mm,赘生物较前增多。6月27日查心脏彩超提示肺动脉内未见异常回声,血流通畅,各瓣膜未见赘生物回声,三尖瓣瓣口前向血流通畅,中度关闭不全,少许房水平双向分流。

检验目的：血培养细菌、真菌,β-内酰胺酶试验,耐甲氧西林葡萄球菌检验,常规药敏定量试验。

检验结果：120 h培养无真菌生长。

检验结果：金黄色葡萄球菌,药敏试验结果见表4-1。

表4-1　金黄色葡萄球菌药敏试验结果

抗生素	MIC/KB	敏感度	抗生素	MIC/KB	敏感度
红霉素	≤0.25 μg/mL	S	喹奴普汀/达福普汀	≤0.25 μg/mL	S
替加环素	≤0.12 μg/mL	S	庆大霉素	≤0.5 μg/mL	S
环丙沙星	≤0.5 μg/mL	S	呋喃妥因	≤16 μg/mL	S
青霉素G	≥0.5 μg/mL	R	克林霉素	≤0.25 μg/mL	S
利福平	≤0.5 μg/mL	S	四环素	≤1 μg/mL	S
复方磺胺甲噁唑	≤10 μg/mL	S	左氧氟沙星	≤0.12 μg/mL	S
莫西沙星	≤0.25 μg/mL	S	万古霉素	1 μg/mL	S
利奈唑烷	2 μg/mL	S	β-内酰胺酶	阳性	+
红霉素诱导克林霉素耐药试验	阴性	-	苯唑西林	≥4 μg/mL	R
头孢西丁筛选	阳性	+			

S表示敏感;R表示耐药;+表示阳性;-表示阴性

诊断：① 急性和亚急性感染性心内膜炎;② 三尖瓣赘生物;③ 三尖瓣反流(重度);④ 脓毒血症。

药物治疗：万古霉素100 mg, ivgtt, q6 h(6月5日~6月8日),万古霉素177 mg, ivgtt, q6 h(6月9日~6月27日)

万古霉素血药浓度结果：<0.24 mg/L(6月5日)。

分析万古霉素血药浓度检测结果：

(1) 根据《中国万古霉素治疗药物监测指南(2020更新版)》,儿童万古霉素血药浓度推荐范围是5~15 mg/L,而严重的MRSA感染如感染性心内膜炎,可能需要更高的稳态谷浓度。且该菌株万古霉素$MIC=1$ μg/mL偏高。因此,建议目标浓度设定为 10~15 mg/L。该浓度远远低于目标浓度。

（2）患儿体重为 11.8 kg，按照说明书 10 mg/kg，q6 h 方案，该患儿剂量偏低。而根据上述指南 1~6 岁儿童浓度低于治疗目标的风险较高，因此推荐使用剂量为 15 mg/kg，q6 h。

（3）肾功能正常患儿万古霉素血药浓度标本采集时间建议为用药 4~5 剂后，下一剂用药前 30 min 内。经临床药师调查发现，该患儿已使用万古霉素超 1 周，理论上已达稳态浓度，但在院内转科过程中，医生漏开医嘱，导致抽血前一天患儿只用了 1 剂万古霉素。因此，血药浓度低于检测限。

个体化用药建议：

根据上述指南万古霉素剂量可调整至 177 mg，q6 h，滴注时间 1 h。调整剂量应用 4 剂后，第 5 剂给药前 30 min 内抽血检测万古霉素谷浓度，目标谷浓度为 5~15 mg/L。监测血清肌酐等指标。

治疗转归：调整剂量后复查万古霉素血药浓度为 11.5 mg/L，患儿快速 CRP 和降钙素原下降，但发热未明显改善，且心脏彩超提示赘生物较大，考虑患儿有手术指征，于 6 月 13 日行三尖瓣成形术、肺动脉血栓切除术、三尖瓣赘生物清除术。术后继续用万古霉素抗感染。血药浓度维持在目标范围内。患儿无发热，血清肌酐 27 μmol/mL，CRP、白细胞、降钙素原接近正常。6 月 28 日出院，嘱外院继续万古霉素抗感染治疗 4 周（术后总疗程 6 周），定期监测血药浓度和肾功能。

【替加环素】

替加环素为甘氨酰四环素，其抑制蛋白质合成能力强于米诺环素和四环素，且不受四环素类耐药机制（核糖体保护机制和外排机制）的影响。替加环素可用于泛耐药鲍曼不动杆菌所致的感染。

（一）用法用量

未评价儿童使用替加环素的疗效与安全性，不推荐 18 岁以下儿童使用。对于无其他药物可用的感染，经有经验的感染科医生或临床医生讨论后，适用于治疗 8 岁及以上儿童患者复杂性腹腔内感染及复杂性皮肤和皮肤软组织感染，用量推荐基于药代动力学研究中的暴露量数据确定。

8~11 岁儿童：每 12 h 静脉输注 1.2 mg/kg 替加环素，最大剂量为每 12 h 输注 50 mg 替加环素。疗程 5~14 天。

12~18 岁儿童及青少年：每 12 h 输注 50 mg 替加环素。疗程 5~14 天。

（二）药理作用

替加环素通过与核糖体 30S 亚单位结合、阻止氨酰 tRNA 分子进入核糖体 A 位而抑制细菌蛋白质合成,这阻止了肽链因合并氨基酸残基而延长。替加环素受四环素类两大耐药机制(核糖体保护机制和外排机制)的影响较小。体外和体内试验证实替加环素具有广谱抗菌活性。尚未发现替加环素与其他抗生素存在交叉耐药。

（三）药代动力学

1. 表观分布容积　儿童(8~11 岁)：2.84 L/kg(范围：0.397~11.2 L/kg)。

2. 蛋白结合率　71%~89%。

在针对儿童的两项药代动力学研究中,PPK 分析表明,在 8 岁及以上儿童中体重是替加环素清除率的协变量。8~<12 岁儿童在每 12 h 1.2 mg/kg 替加环素(最大剂量为每 12 h 50 mg)的给药方案下,以及 12~18 岁青少年在每 12 h 50 mg 的给药方案下得到的暴露量均与成人在获批准的给药方案下得到的暴露量相当。有多名儿童的 $C_{\max}$ 值大于成人患者。因此,在儿童和青少年中应注意替加环素的输注速率。

（四）治疗药物浓度监测

替加环素体内抗菌活性与感染部位、病原体种类及患者的病理生理状态等密切相关,且多重耐药感染患者的生理情况通常十分复杂,病情较为严重,因此进行 TDM 十分有必要。替加环素为时间依赖性抗菌药,并有较长的抗生素后效应(PAE),其 PK/PD 参数为 AUC/MIC。

目前临床上未针对四环素类药物常规开展 TDM,国内外可见替加环素血药浓度监测的个案报道和 PPK 研究。目标值因感染疾病类型、细菌耐药性及患者人群不同而存在差异。目前未能就替加环素的治疗目标浓度范围达成共识。有文献报道中,研究者对替加环素进行了各种暴露−反应分析,确定了替加环素治疗的 $AUC_{0-24\,h}/MIC(AUIC)$ 折点,复杂性皮肤软组织感染：$AUIC \geqslant 17.9$;复杂性腹腔感染：$AUIC \geqslant 6.96$。当其 AUIC 值维持在 5~10 范围内时可以有效清除革兰氏阳性菌及大肠杆菌,可作为临床应用参考。

（五）个体化治疗建议

虽然替加环素已明确不推荐用于 18 岁以下人群,但因该药物具备超广谱的抗菌活性,临床也将其用于因重度感染危及生命的患儿或者是针对抗菌药物治疗多重耐药鲍曼不动杆菌(MDRAB)感染无效的患儿,但其有效性和安全性仍需进一步的研究补充,对多重耐药(包括碳青霉烯类抗生素耐药)的鲍曼不动杆菌,应在非适应证的情况下慎重使用,并且应以 *MIC* 引导治疗。

【利奈唑胺】

利奈唑胺是第一个合成的噁唑烷酮类抗菌药物,主要覆盖革兰氏阳性菌,因其不易产生交叉耐药、肾毒性低、口服生物利用度高及不良反应轻等特点,在临床上成为治疗革兰氏阳性菌感染的糖肽类多重耐药的最后防线。

(一)用法用量

1. 医院获得性肺炎,社区获得性肺炎(包括并发菌血症),复杂性皮肤和皮肤软组织感染,万古霉素耐药的屎肠球菌感染(包括并发菌血症) ① 新生儿:未满 7 日,10 mg/kg,口服或静脉滴注,每 12 h 一次;7 日以上,10 mg/kg,口服或静脉滴注,每 8 h 一次。② 儿童(1 个月~11 岁):10 mg/kg,口服或静脉滴注,每 8 h 一次。③ 青少年(12 岁及以上):600 mg,口服或静脉滴注,每 12 h 一次。

2. 非复杂性皮肤和皮肤软组织感染 ① 5 岁以下儿童:10 mg/kg,口服,每 8 h 一次;② 5~<12 岁:10 mg/kg,口服,每 12 h 一次;③ 12 岁及以上青少年:600 mg,口服,每 12 h 一次。

(二)药理作用

利奈唑胺属于噁唑烷酮类合成抗生素,可用于治疗由需氧的革兰氏阳性菌引起的感染。利奈唑胺的体外抗菌谱还包括一些革兰氏阴性菌和厌氧菌。利奈唑胺与细菌 50S 亚基的 23S 核糖体 RNA(rRNA)上的位点结合,从而阻止形成功能性 70S 始动复合物,后者对细菌繁殖至关重要。时间-杀菌曲线研究的结果表明,利奈唑胺为肠球菌和葡萄球菌的抑菌剂,为大多数链球菌分离株的杀菌剂。

(三)药代动力学

1. 蛋白结合率 31%(成人数据)。

2. 脑脊液 脑脊液浓度与血液浓度比值:60%~70%。在经脑室腹膜分流术的儿童患者中得到的药代动力学资料显示,给予单剂或多剂利奈唑胺后,脑脊液(CSF)中的药物浓度差异较大,并未总能达到或维持脑脊液的治疗浓度。因此,不推荐利奈唑胺经验性用于儿童患者的中枢神经系统感染。

3. 生物利用度 口服可达 100%。

4. 排泄 非肾脏清除率约占利奈唑胺总清除率的 65%。稳态时,约有 30%的药物以利奈唑胺的形式、40%以代谢产物 B 的形式、10%以代谢产物 A 的形式随尿排泄。

5. 药代动力学参数 见表 4-2。

表 4-2　利奈唑胺的儿童/新生儿药代动力学参数

		表观分布容积 （L/kg）	消除半衰期 （h）	清除率 ［mL/（min·kg）］
新生儿<34 周	PNA<7 天	0.81	5.6	2
	PNA>7 天	0.99	中位数 3.44	中位数 2.8
新生儿≥34 周	PNA<7 天	0.78	3	3.8
	PNA>7 天	0.66	中位数 1.5	5.1
婴儿<3 月龄		0.79	1.8	5.4
婴儿≥3 月龄和儿童≤11 岁		0.69	2.9	3.8
儿童≥12 岁和青少年		0.61	4.1	2.1

（四）治疗药物浓度监测

利奈唑胺为时间依赖性、抗生素后效应长的药物,药效学评价指标通常为 $AUC_{0\sim24h}/MIC$ 或 $\%T>MIC$,当 $AUC_{0\sim24h}/MIC\geqslant80$ 或 $\%T>MIC\geqslant85\%$ 时,可获得良好的临床疗效和杀菌效果,并可有效减少细菌产生的耐药性。研究表明,利奈唑胺血药谷浓度与 $AUC_{0\sim24h}$ 呈线性相关,可用 C_{min} 推算药物暴露量,将 C_{min} 作为测量患者利奈唑胺 AUC 的前瞻性工具,以此评估血药浓度是否达到药效学目标。目前国内专家共识推荐对危重患者、儿童、肾功能不全/增强或肝硬化的患者和服用已知相互作用联合用药的患者开展 TDM。

监测指标：测定利奈唑胺 C_{min}。

TDM 目标：专家共识推荐利奈唑胺 C_{min} 目标值为 2~8 mg/L。

利奈唑胺血药浓度易受到年龄、体重、肝肾功能和联用药物等因素的影响,应及时根据监测结果实时调整用药方案,确保利奈唑胺的疗效和安全性。

（五）个体化治疗建议

国内针对儿科患者的前瞻性研究表明,如果细菌 $MIC\geqslant2$ mg/L,常规剂量 10 mg/kg q8 h 会导致儿童剂量不足的高风险,剂量应增加到 15 mg/kg q8 h 或 20 mg/kg q8 h。因此推荐儿科患者在治疗时,应根据 MIC 结合 TDM 进行剂量优化。

【庆大霉素】

庆大霉素属氨基糖苷类抗生素（aminoglycoside antibiotics）,在临床上主要用于需氧革兰氏阴性杆菌引起的严重全身性感染,包括胆道感染、骨和关节感染、尿路感染、皮肤及软组织感染等。但由于氨基糖苷类抗生素的耳毒性和肾毒性，国内治疗指南严格限制其应用于儿童，世界卫生组织、英国及美国等的儿童处方集明确规定了其各种适应证的用法用量。出于对安全性的考虑，氨基糖苷类抗生素应在严格控制给药剂量、给药间隔及疗程的情况下用于儿童，并开展治疗药物监测工作。

（一）用法用量

庆大霉素用量参考英国国家儿童处方集（BNFC）。

1. 败血症、脑膜炎和其他中枢神经系统感染、胆道感染、心内膜炎、医院获得性肺炎、李斯特菌脑膜炎

（1）静脉注射：儿童最初 7 mg/kg，每日一次（不适合心内膜炎或脑膜炎），后续剂量调整根据血液中庆大霉素浓度调整。

（2）肌内注射或缓慢静脉注射：1 个月~11 岁儿童 2.5 mg/kg，每 8 h 一次；12~17 岁儿童及青少年 2 mg/kg，每 8 h 一次；静脉注射至少 3 min。

2. 新生儿脓毒血症　缓慢静脉注射，<7 天：每 36 h 5 mg/kg。7~28 天：每 24 h 5 mg/kg。

（二）药理作用

庆大霉素通过与靶细胞内核糖体 30S 亚基 16S rRNA 上的氨酰基位点结合，引起 mRNA 发生错译，从而干扰蛋白质的合成，杀死病原菌。

（三）药代动力学

庆大霉素的药代动力学参数见表 4-3。

表 4-3　庆大霉素药代动力学参数

	表观分布容积 （L/kg）	消除半衰期 （h）	清除率 [L/(h·kg)]
新生儿	0.45±0.1	3~11.5	0.045±0.01
婴儿	0.4±0.1	4±1	0.1±0.05
儿童	0.35±0.15	2±1	0.1±0.03
青少年	0.3±0.1	1.5±1	0.09±0.03

1. 脑脊液　脑脊液药物浓度与血药浓度水平比值：正常脑膜<10%；炎症状态的脑膜≤25%。

2. 蛋白结合率　<30%。

3. 排泄　经尿液排泄，≥70%为原型药物。

（四）药物基因组学研究

相关基因：*MT-RNR1*。

MT-RNR1 中的致病性变异可能与氨基糖苷类药物耳毒性和（或）晚期感觉神经性听力损失的易感性有关。与氨基糖苷类药物耳毒性相关的听力损失是双侧对称的，可以发生在使用任何剂量（甚至单剂量）的氨基糖苷类抗生素（如庆大霉素、妥布霉素、阿米卡星、卡那霉素或链霉素）后的几天到几周内。尤其是在听力正常但有 m.1555A>G 或 m.1494C>T *MT-RNR1* 致病性变异的患者中，应避免氨基糖苷类药物的暴露。

（五）治疗药物浓度监测

氨基糖苷类药物为浓度依赖性抗菌药物，性别、年龄、种族和烧伤等因素都会影响患者的表观分布容积，从而影响其血药浓度，且该类药物治疗浓度与中毒浓度接近，在给予相同剂量药物后患者体内的血药浓度存在较大的差异，从而影响药物的疗效甚至发生毒性反应，尤其在特殊人群中。此外有报道，我国 182 万药源性听障儿童中，有 50%~73% 为氨基糖苷类抗生素所致。

与成年人相比，该类药在儿童体内的 $T_{1/2}$ 更长，C_{min} 更高，更易引起肾、耳毒性的发生，其原因可能是儿童患者因肾小球、肾小管发育不全导致肾清除率降低。《抗菌药物临床应用指导原则（2015 年版）》规定，肾功能不全患者、老人及新生儿等在使用氨基糖苷类药物时均需要进行 TDM。

监测指标：C_{max} 及 C_{min}。

TDM 目标：英国国家处方集建议新生儿延长给药间隔的静脉给药的 C_{min} 应低于 1 mg/L，对反应不佳的新生儿，在给药后 1 h 监测的 C_{max} 应高于 8 mg/L。对于每日一次静脉用药，C_{min} 应小于 1 mg/L；每日多次静脉给药，给药后 1 h C_{max} 应为 3~5 mg/L，C_{min} 应小于 1 mg/L，对于肾功能损害患者，应每周进行 2 次庆大霉素 TDM。

（六）个体化治疗建议

临床使用的给药方案，应结合患者具体情况作出判断，如果长期使用该类药，随着治疗时间延长，药物在体内蓄积增多，将更易发生毒性危险。因此，需要结合患者的疗效、相应检查结果与权威指南中推荐的 PK/PD 指数和患者血药浓度值进行比较分析，来调整给药剂量和给药间隔，优化临床给药方案，进行个体化给药治疗，达到提高疗效和降低不良反应的目的。

【阿米卡星】

阿米卡星（amikacin，Amk）是一种半合成的氨基糖苷类抗生素，具有广谱抗菌活性。氨基糖苷类药物的神经毒性的主要表现为前庭和永久性双侧听觉神经毒性,使用了较高剂量药物和(或)治疗时间超出推荐时间的患者,不管先前存在肾损害,还是肾功能正常均会发生这种神经毒性。但对于肾损害患者,发生神经毒性的风险性更大。

(一)用法用量

用量参考英国国家儿童处方集(BNFC 2022-2023)。

1. 严重革兰氏阴性菌感染(庆大霉素耐药),每日多次剂量方案 缓慢静脉注射,1个月~11岁儿童:7.5 mg/kg,每12 h一次,注射超过3~5 min;12~17岁儿童及青少年:7.5 mg/kg,每12 h一次;可增加到7.5 mg/kg,每8 h一次,每8 h最大剂量500 mg,每个疗程最多用药15 g。

2. 严重革兰氏阴性菌感染(庆大霉素耐药),每日一次剂量方案 静脉注射,儿童:最初15 mg/kg,每日一次,根据血药浓度监测结果调整用药,不适用于心内膜炎或脑膜炎。

3. 新生儿脓毒血症,延长间隔剂量方案 缓慢静脉注射或静脉输注,15 mg/kg,每24 h一次,静脉注射超过3~5 min。

4. 新生儿脓毒血症,每日多剂量方案 肌内注射或缓慢静脉注射或静脉输注,负荷剂量10 mg/kg,然后7.5 mg/kg,每12 h一次,静脉注射3~5 min以上。

(二)药理作用

阿米卡星对多数肠杆菌科细菌,如克雷伯菌属、肠杆菌属、变形杆菌属、志贺菌属、沙门菌属、枸橼酸杆菌属、沙雷菌属等均具良好作用,对铜绿假单胞菌及部分其他假单胞菌、不动杆菌属、产碱杆菌属等亦有良好作用;对脑膜炎球菌、淋球菌、流感杆菌、耶尔森菌属、胎儿弯曲菌、结核分枝杆菌及某些分枝杆菌属亦具较好抗菌作用,其抗菌活性较庆大霉素略低。作用机制为作用于细菌核糖体的30S亚单位,抑制细菌合成蛋白质。阿米卡星与半合成青霉素类或头孢菌素类合用常可获协同抗菌作用。

(三)药代动力学

阿米卡星的药代动力学参数见表4-4。

(1)即使脑膜发炎,阿米卡星对血脑屏障的渗透性也较差。婴儿脑脊液与血药浓度的比值:正常脑膜为10%~20%;炎症状态下脑膜高达50%。

(2)蛋白结合率:0%~11%。

(3)94%~98%的药物以原型经尿液排泄。

表 4-4　阿米卡星的药代动力学参数

	表观分布容积 （L/kg）	消除半衰期 （h）
新生儿及婴儿<6 个月	0.58	4.9~7.1
婴儿≥6 个月	0.50	2.86
1~15 岁儿童及青少年	0.36±0.08	2±1

（四）药物基因组学研究

同"庆大霉素"。

（五）治疗药物浓度监测

在可行的情况下，应监测阿米卡星的血药浓度，以确保其达到足够的治疗浓度，并避免其产生潜在的毒性，其血中浓度的峰值应小于 35 μg/mL。

监测指标：C_{max} 及 C_{min}。

TDM 目标：根据 BNFC 建议，静脉使用时，① 每日多剂量方案：血清 C_{max}（用药后 1 h）不得超过 30 mg/L；剂量前血清 C_{min} 应小于 10 mg/L。② 每日一次剂量方案：剂量前血清 C_{min} 应小于 5 mg/L。

（六）个体化治疗建议

根据现有循证证据，氨基糖苷类抗菌药物不推荐作为儿童患者的一线治疗药物，充分评估其风险获益后，在某些情况下如重症感染等可酌情使用，但应严格掌握适应证、剂量和疗程，在 TDM 指导下，密切监测不良反应发生情况。目前临床上有雾化吸入阿米卡星进行治疗的报道，但国内尚无雾化吸入剂型上市，不推荐使用静脉制剂用于雾化吸入治疗。

【磺胺甲𫫇唑】

磺胺甲𫫇唑（sulfamethoxazole，SMZ）为广谱抗菌药，但由于目前许多临床常见病原体对该类药物呈现耐药，故仅用于敏感细菌及其他敏感病原微生物所致感染。与增效剂甲氧苄啶（TMP）合用时，其抗菌效能可增加数倍或数十倍，临床应用时应注意该药物引起的致命性溶血性贫血。

（一）用法用量

小儿常用量：2 个月以下婴儿禁用，治疗细菌感染时，2 个月以上体重 40 kg 以下的婴幼儿按体重口服 SMZ 20~30 mg/kg 及 TMP 4~6 mg/kg，每 12 h 1 次；体重≥40 kg 的小儿一次 TMP 160 mg 和 SMZ 800 mg（2 片），每 12 h 服用 1 次。

治疗寄生虫感染如卡氏肺孢子虫肺炎时,按体重一次口服 SMZ 18.75~25 mg/kg 及 TMP 3.75~5 mg/kg,每 6 h 1 次。

（二）药理作用

磺胺类抗菌药,通常使用 SMZ 与 TMP 的复方制剂,SMZ 作用于二氢叶酸合成酶,干扰合成叶酸的第一步,TMP 作用于叶酸合成代谢的第二步,选择性抑制二氢叶酸还原酶的作用,二者合用可使细菌的叶酸代谢受到双重阻断。协同抗菌作用较单药增强,对其呈现耐药菌株减少。

磺胺类抗菌药可与胆红素竞争在血浆蛋白上的结合部位,而新生儿的乙酰转移酶系统尚未发育完善,游离型磺胺类药物血药浓度增高,以致增加了胆红素脑病发生的危险性,因此该类药物禁用于新生儿及 2 个月以下婴儿。

（三）药代动力学

（1）SMZ 及 TMP 均主要由肾小球滤过和肾小管分泌,尿药浓度明显高于血药浓度。

（2）单剂口服给药后 0~72 h 内自尿中排出 SMZ 总量的 84.5%,其中 30% 为包括代谢物在内的游离型磺胺;TMP 以游离药物形式排出 66.8%。

（3）SMZ 和 TMP 两药的排泄过程互不影响。SMZ 和 TMP 的血浆消除半衰期($T_{1/2\beta}$)分别为 10 h 和 8~10 h,肾功能减退者,半衰期延长,需调整剂量。

（4）吸收后二者均可广泛分布至痰液、中耳液、阴道分泌物等全身组织和体液中,并可穿透血-脑脊液屏障,达到治疗浓度。

（四）药物基因组学研究

相关基因:G6PD 基因。

目前已知应用磺胺类等多种氧化性药物都可诱使 G6PD 缺乏症患者发生急性溶血症,建议监测是否存在 G6PD 缺陷以指导药物精准治疗,建议 G6PD 缺乏患者慎用磺胺甲噁唑,考虑使用其他药物替代治疗。

（五）个体化治疗建议

G6PD 缺乏症是全球常见的一种 X 连锁不完全显性遗传性溶血性疾病。该病对人类健康最有威胁的表现是新生儿黄疸导致胆红素脑病,甚至导致患儿智力低下或死亡。目前,国内外许多地区、国家都建立了新生儿 G6PD 缺乏症筛查体系,国内的筛查体系尚待完善,除磺胺类药物外,表 4-5 中药物,也为 G6PD 缺乏症患者慎用药物。

表 4 - 5 G6PD 缺乏症患者慎用药物

药　名	药　名
乙酰苯胺（acetanilide）	苯肼（phenylhydrazine）
二氨基二苯砜（diaminodiphenylsulfone）	非那吡啶［phenazopyridine（pyridium）］
呋喃唑酮［furazolidone（furoxone）］	伯氨喹（primaquine）
格列本脲（glibenclamide）	磺胺醋酰（sulfacetamide）
指甲花醌［henna（lawsone）］	磺胺（sulfanilamide）
亚硝酸异丁酯（isobutyl nitrite）	磺胺嘧啶（sulfadiazine）
亚甲蓝（methylene blue）	噻唑砜（thiazolesulfone）
萘（naphthalene）	三硝基甲苯［trinitrotoluene（TNT）］
尼立达唑［niridazole（ambilhar）］	尿酸氧化酶（urate oxidase）
呋喃妥因［nitrofurantoin（furadantin）］	

第二节　真菌感染性疾病

真菌指的是一大类真核生物，形态多种多样，在自然界中广泛分布，其中部分真菌可以引起人体局部的感染或者全身多系统感染，甚至有致死的可能性。不同部位的真菌感染会出现不同的症状。局部皮肤黏膜感染往往只表现出局部的症状，如口咽假丝酵母菌病的症状是鹅口疮，常见于新生儿和艾滋病患者；侵袭性真菌感染可以出现全身多系统的症状，表现为发热、乏力，甚至有脓毒症的症状，侵袭肺部时出现咳嗽、咳痰、呼吸困难等症状，侵袭中枢神经系统时引起头痛、呕吐、意识障碍甚至昏迷。

针对真菌感染，人体有相应的免疫屏障和免疫功能来对抗。所以，在免疫功能健全的时候，人体可以和真菌和平共处，如假丝酵母菌可以在呼吸道、肠道等部位定植，并没有引起疾病和临床症状。但是，当免疫功能缺陷时，真菌感染就会引起各种各样的疾病，如侵袭性肺曲霉菌病、隐球菌肺炎、假丝酵母菌血症等。

真菌感染是真菌、机体免疫功能和环境三者共同作用的结果。许多真菌都是条件致病菌，在人体免疫功能正常时不会致病或者致病力较弱，免疫功能缺陷时才会致病或者引起严重疾病。常见真菌感染的病原体包括曲霉菌、白色假丝酵母菌（白念珠菌）、热带假丝酵母菌、克柔假丝酵母菌、光滑假丝酵母菌、隐球菌、毛霉菌、组织胞浆菌、球孢子菌等。

局部真菌感染往往可使用外用药物进行治疗,本节中将以伏立康唑、泊沙康唑作为代表药物,介绍其在儿科真菌感染性疾病中的应用及治疗药物监测与药物基因组学的相关信息。

【伏立康唑】

伏立康唑(VRZ)是具有广谱抗真菌活性的第二代三唑类抗真菌药物,是侵袭性曲霉菌感染和克柔念珠菌感染的一线治疗药物,其主要不良反应为胃肠道症状、肝毒性、暂时性视觉变化等。目前已发现 *CYP2C19* 基因多态性与伏立康唑的代谢有密切关系。

(一)用法用量

伏立康唑的用法用量见表4-6。

表4-6 伏立康唑的用法用量

人　群	用　法	静脉滴注	口　服	
			患者体重≥40 kg	患者体重<40 kg*
青少年(12~14 岁且体重 ≥ 40 kg;15~17 岁者)	负荷剂量(适用于第一个 24 h)	每 12 h 给药 1 次,每次 6 mg/kg	每 12 h 给药 1 次,每次 400 mg	每 12 h 给药 1 次,每次 200 mg
	维持剂量(开始用药 24 h 以后)	每日给药 2 次,每次 4 mg/kg	每日给药 2 次,每次 200 mg	每日给药 2 次,每次 100 mg
2~11 岁的儿童和轻体重青少年(12~14 岁且体重<50 kg 者)	负荷剂量(适用于第一个 24 h)	每 12 h 给药 1 次,每次 9 mg/kg	未建议	
	维持剂量(开始用药 24 h 以后)	每日给药 2 次,每次 8 mg/kg	每日给药 2 次,每次 9 mg/kg(最大单次剂量 350 mg,每日 2 次)	

*:仅适用于 15 岁或以上患者

吸收不良和体重特别低的 2~11 岁儿童患者中,口服生物利用度有限。这种情况下,建议静脉应用伏立康唑。

(二)药理作用

伏立康唑的作用机制是抑制真菌中由 CYP450 介导的 14α-甾醇去甲基化,从而抑制麦角甾醇的生物合成。体外试验表明伏立康唑具有广谱抗真菌作用。伏立康唑对念珠菌属(包括耐氟康唑的克柔念珠菌、光滑念珠菌和白念珠菌耐药株)具有抗菌作用,对所有检测的曲霉菌属有杀菌作用。

（三）药代动力学

在儿科患者中，伏立康唑的药代动力学很复杂。在<12 岁的儿科患者中，伏立康唑的药代动力学表现出患者间和患者内的变异性。在 12~14 岁的儿科患者中，体重在预测药代动力学方面比年龄更重要；对于体重>50 kg 和≥15 岁青少年，数据表明药代动力学与成人相似。

1. 吸收　与高脂肪膳食合用，会导致 AUC 的降低。

2. 分布　广泛的组织分布；脑脊液浓度约为血浆浓度的 50%。表观分布容积示 2~12 岁以下儿童：双相、表观分布容积（中心）为 0.81 L/kg；表观分布容积（外围）为 2.2 L/kg。

3. 蛋白结合率　58%。

4. 代谢　经过肝脏 CYP2C19（主要途径）、CYP2C9 和 CYP3A4 代谢，可饱和（可能表现出非线性）。在 2~12 岁的儿童中，代谢清除速度比成人更快。

5. 生物利用度　口服，在儿科患者中，口服片剂和混悬液之间的生物等效性尚未确定；在成人中，片剂（200 mg）和口服混悬液（40 mg/mL）之间的生物等效性已经确定。

6. 消除半衰期　可变，存在剂量依赖性。

7. 排泄　经尿液排泄，仅有<2%为药物原型。

（四）药物基因组学研究

相关基因：*CYP2C19*。

根据 PharmGKB 数据库中伏立康唑相关基因的证据级别以及国内临床实践经验，影响伏立康唑疗效的主要相关基因为 *CYP2C19*。根据相关基因与药物剂量、疗效的关系，以及在中国人群的分布频率：超快代谢型（ultrarapid metabolizer，UM）、快代谢型（extensive metabolizer，EM）、中间代谢型（intermediate metabolizer，IM）、慢代谢型（poor metabolizer，PM），建议检测 *CYP2C19* 相关代谢型，以指导伏立康唑的精准治疗（表 4-7）。

表 4-7　基因表型的伏立康唑剂量调整建议

基　因	分　型	影响环节	剂量调整建议
CYP2C19	UM	代谢/PK	无
	EM		根据说明书给药
	IM		监测血药浓度
	PM		监测血药浓度

代谢速度的快慢：UM>EM>IM>PM。

（五）治疗药物浓度监测

伏立康唑主要通过 CYP450 的同工酶 CYP2C19 代谢，*CYP2C19* 基因型对伏立康唑的药代动力学行为产生很大影响。研究表明，亚洲人群 *CYP2C19* 基因型为慢代谢型（PM）的比例远高于白种人，意味着在相同剂量下，亚洲人群更易因血药浓度过高而出现不良反应。伏立康唑存在着普遍而明确的药物相互作用，部分药物能通过诱导 CYP450 活性显著降低伏立康唑的血药浓度和 *AUC*，导致治疗失败。因此，伏立康唑的药代动力学个体差异大，对患者进行伏立康唑个体化用药已成为业界共识。

监测时机：监测稳态血药谷浓度，首次取血时机不早于第 5 次给药前（治疗的第 3 天）。

TDM 目标：建议伏立康唑的血药谷浓度维持在 0.5 mg/L 以上。推荐中国人群伏立康唑的血药谷浓度维持在 5 mg/L 以下。

伏立康唑的血药谷浓度范围可保证有效的治疗反应及较低的肝毒性。根据国内指南建议，应对使用伏立康唑的儿童患者常规监测血药浓度。

（六）个体化治疗建议

根据国内外研究表明，50% 儿童的初始谷浓度无法达到目标范围。初始谷浓度范围为 0.02~9.35 mg/L，个体间和个体内变异性很高。此外，由于伏立康唑药代动力学特征为非线性，初始谷浓度与初始剂量之间无相关性，很难预测谷浓度，需要进行连续的 TDM。

（七）药学服务案例

患儿，女，2 个月 21 天。因"发现心脏杂音 2 月余，气促 9 天"入院，诊断为先天性心脏病：室间隔缺损、房间隔缺损、二尖瓣轻度脱垂伴关闭不全，行"室间隔缺损修补+房间隔缺损修补术"。

术后患儿有高热，纤维支气管镜检查提示肺部感染重，予以亚胺培南西司他丁钠+夫西地酸钠联合抗感染，并予以伏立康唑预防真菌感染，同时予强心、补液、化痰等综合治疗。伏立康唑连续用药 4 天后，在下次用药前采血监测谷浓度，结果 8.2 μg/mL。患儿 *CYP2C19* 基因分型结果为 *CYP2C19* * 2/ * 2，慢代谢型。同时，患儿合并使用奥美拉唑，二药均通过 CYP2C19 代谢，存在药物相互作用，可能导致血药浓度升高。综上考虑患儿情况，建议患儿按照原剂量 50% 给药，达稳态后复查谷浓度。此外，患儿用药期间需密切关注不良反应的发生，如肝功能损伤、发热、皮疹、恶心、腹泻、视觉障碍等。

其余抗感染治疗根据病情调整,治疗 1 个月后,患儿感染指标下降,体温恢复正常。

【泊沙康唑】

泊沙康唑属于第二代三唑类抗真菌药物,于 2005 年经美国 FDA 批准上市,于 2013 年进入中国。共有 3 种剂型在中国境内获批,包括口服混悬液、肠溶片及注射液,3 种剂型均已获批用于预防侵袭性曲霉菌和念珠菌感染。其中,肠溶片和注射液治疗侵袭性曲霉病的新适应证于 2022 年正式获得中国国家药品监督管理局(National Medical Products Administration, NMPA)批准。泊沙康唑具有抗菌谱广、组织浓度高、药物代谢过程有别于其他三唑类药物、安全性良好及药物相互作用相对较少等特点,某些唑类耐药真菌对其更敏感。

（一）用法用量

1. 侵袭性曲霉菌病的预防　2 岁及以上的儿童和青少年:静脉注射,每剂 6 mg/kg,每日 2 次,共 2 剂,随后每剂 6 mg/kg,每日 1 次;最大剂量:300 mg/剂。

2. 侵袭性曲霉菌病的治疗　青少年,300 mg/次,每日 2 次,共 2 剂,然后 300 mg/次,每日 1 次。

3. 侵袭性真菌感染的治疗　口服混悬液,≥5 个月婴儿和儿童,口服,体重<34 kg: 4.5~6 mg/(kg·剂),每日 4 次;最大剂量:800 mg/d。体重≥34 kg:200 mg/次,每日 4 次。青少年:口服,200 mg/次,每日 4 次。

（二）药理作用

泊沙康唑为三唑类抗真菌药,是羊毛甾醇 14α-脱甲基酶的强效抑制剂,后者是麦角固醇生物合成关键步骤的催化酶。泊沙康唑通过抑制真菌细胞膜上的羊毛甾醇 14α-脱甲基酶而产生抗真菌作用。

（三）药代动力学

1. 吸收　与高脂肪餐合用,AUC 增加 51%。

2. 分布　表观分布容积:口服为 287 L;注射量为 261 L。

3. 蛋白结合率　98%,主要与白蛋白结合。

4. 代谢　泊沙康唑主要通过尿苷二磷酸(UDP)葡糖醛酸转移酶代谢,并且是 P 糖蛋白(P-gp)外排作用的底物。因此,这些清除途径的抑制剂或诱导剂可对泊沙康唑的血浆浓度产生影响。

5. 消除半衰期　口服混悬液:35 h(范围: 20~66 h);片剂: 26~31 h;注射剂: 27 h。

6. 达峰时间　儿科患者使用速释口服混悬液,治疗第 1 天的 2~7 岁以下儿童:中位数范围为 3.99~7.95 h(范围:2.92~11.6 h)。7 岁及以上儿童和青少年:中位数范围为 3.12~5 h(范围:2.92~8.08 h)。

7. 排泄　粪便 71%,尿 13%(<总剂量的 0.2%为药物原型)。

(四)治疗药物浓度监测

监测时机:稳态血药谷浓度;采用泊沙康唑口服混悬液时,首次血药谷浓度监测的采血时间建议为用药后 7 天;采用泊沙康唑注射液或肠溶片时,首次血药谷浓度监测的采血时间建议为用药后 5~7 天。

TDM 目标:用于抗真菌预防的目标血药谷浓度为≥0.5 μg/mL;推荐泊沙康唑用于抗真菌治疗的目标血药谷浓度为>1 μg/mL。

(五)个体化治疗建议

泊沙康唑并非 CYP450 酶系统的作用底物,影响 CYP450 酶系统的其他药物不会明显干扰泊沙康唑的代谢;泊沙康唑是 CYP3A4 的强效抑制剂,建议尽量避免泊沙康唑与经 CYP3A4 代谢的药物(CYP3A4 底物)联用,无法避免联用时,应减少联用药物剂量,并严密监测联用药物血药浓度和不良反应。

(六)药学服务案例

基本信息:患者,女,14 岁 2 个月,因"造血干细胞移植术后 2 月余,发热 1 天"于 2023 年 7 月 26 日入院。

现病史:患儿 1 天前(7 月 25 日早晨)出现发热,热峰为 39.8℃,无畏寒、寒战及抽搐,口服退热药后可降至正常,间隔 2~3 h 体温复升,伴右侧膝关节疼痛,后逐渐出现全身多个关节疼痛,至我院急诊就诊,查血常规提示白细胞、粒细胞、血小板低,炎症指标升高,查双膝关节超声提示滑膜囊积液,予头孢哌酮钠舒巴坦钠抗感染治疗,患儿仍有发热,发热间隔较前有所延长,4~6 h 发热 1 次,现为进一步就诊收入血液肿瘤科。患儿无尿频、尿急,无血尿、泡沫尿,无少尿、无尿,无水肿,无头痛、头晕,无心慌、胸闷,无腹胀、腹泻、便秘,无全身皮疹,为进一步评估移植后疾病情况,门诊以"异基因造血干细胞移植术后"收入血液肿瘤科,现患儿精神、睡眠尚可,食欲一般,小便如上述,大便未见异常,近期体重无明显改变。

入院查体:体温 36.8℃,脉搏 86 次/分,呼吸 21 次/分,体重 37.8 kg,血压104/75 mmHg。神清,精神反应可,咽充血,双扁桃体 Ⅰ 度肿大,呼吸平顺,双肺呼吸音粗,未闻及啰音,心音有力,律齐,心率 132 次/分,未及杂音,腹软,未触及包块,四肢暖,右侧膝关节肿胀,伴有触痛,表面皮肤无红肿,无皮温增高,毛细血管充盈时间约 1 s,颈软无抵抗,NS(−)。

辅助检查:2023 年 7 月 25 日急诊血常规−五分类(末梢血):超敏 CRP 16.8 mg/L;淋巴细胞绝对值 $0.88×10^9$/L;中性粒细胞绝对值 $0.13×10^9$/L;白细胞计数 $1.06×10^9$/L;血红蛋白 98 g/L;血小板 $31×10^9$/L;行双侧膝关节超声,检查所见:双侧膝关节滑膜囊积液,双侧膝关节外侧滑膜囊腔内均显示积液回声,最大深径左侧 2.0 mm、右侧 2.1 mm,未显示明显占位回声。

诊断:① 脓毒症(金黄色葡萄球菌感染);② 肺部真菌感染;③ 植入功能不良;④ 胸腔积液;⑤ 多关节腔积液;⑥ 异基因造血干细胞移植术后;⑦ β−地中海贫血基因携带者(17M/N);⑧ 铁过载;⑨ 电解质紊乱(低钾血症、低镁血症、低磷血症);⑩ 肾功能损害;⑪ 甲沟炎。

药物治疗:两性霉素 B 胆固醇硫酸酯(7 月 27 日至 9 月 1 日);两性霉素 B 脂质体(9 月 1 日至 10 月 8 日);泊沙康唑 5 mL,q6 h(10 月 8 日至出院)。

血药检测结果:10 月 16 日泊沙康唑浓度 0.7 μg/mL。

11 月 3 日泊沙康唑浓度 2.3 μg/mL。

分析血药浓度检测结果:

患儿使用泊沙康唑已达每日最大剂量(800 mg/d),但 10 月 16 日患儿血药浓度未达治疗浓度范围(≥1~1.5 μg/mL);考虑患儿近期饮食不规律,较挑食,建议家长购买全脂奶粉配合药物一起服用,以促进药物吸收;医生采纳药师建议,未予继续增加药物剂量,嘱患者出院后定期复查胸部 CT,送检血药浓度。患儿出院后 11 月 3 日泊沙康唑浓度 2.3 μg/mL。

个体化用药建议:

由于泊沙康唑制剂是脂溶性药物,高脂饮食就可以促进其吸收且延缓胃排空,有助于促进其在胃内吸收。当泊沙康唑进入小肠后会析出结晶,吸收迅速减低。泊沙康唑混悬液主要在胃及十二指肠吸收,受限于溶解度,加大单次剂量,并不会显著改变泊沙康唑的药物吸收量,患儿的泊沙康唑使用剂量已达每日最大剂量(800 mg/d),因此药师不建议继续增加药物剂量,而是建议联合高脂饮食促进药物吸收。

治疗转归:2023 年 11 月 3 日患儿复查胸部 CT 较前好转,因患儿出现肝功能受损(谷丙转氨酶 503 IU/L;L−γ−谷氨酰转移酶 136 IU/L;谷草转氨酶 128 IU/L),予泊沙康唑减量使用。

第三节　结核分枝杆菌感染性疾病

结核病是由结核分枝杆菌(*Mycobacterium tuberculosis*，MTB)感染引起的传染性疾病,主要感染肺部(肺结核),但同时也可以累及全身其他部位(肺外结核),是严重危害儿童健康的全球性公共卫生问题。14 岁及以下儿童占全球结核病负担的 11%,但占结核病死亡例数的 14%,低龄是死亡和重症的主要危险因素(80%的儿童死亡患者发生在 5 岁以下)。我国是全球结核病高负担国家之一,2021 年我国结核病监测信息显示,全国儿童结核病的登记报告率占肺结核总患者报告发病的 1.3%。与成人结核病不同,儿童更易合并肺外结核,约占儿童结核病的 50%。儿童肺外结核最多见的是淋巴结结核,其次是中枢神经系统结核、结核性胸膜炎、粟粒性或播散性结核、骨结核,结核性脑膜炎是儿童结核病中最严重的类型,也是儿童结核病致死、致残的主要原因。

本节中主要介绍异烟肼及利福平两种抗结核药物的精准治疗,主要介绍影响药物的主要相关基因。

【异烟肼】

异烟肼(isoniazid，INH)是临床常用的抗结核药物之一,是一种具有杀菌作用的合成抗结核药物,只对结核分枝杆菌,主要是生长繁殖期的细菌有效,不良反应主要是肝毒性。

(一)用法用量

1. 用药方案　我国相关指南、共识及世界卫生组织推荐并使用的儿童结核分枝杆菌潜伏感染(latent tuberculosis infection，LTBI)预防性治疗方案以 INH 单用 6 个或 9 个月(6 INH 或 9 INH)、INH 和利福平(rifampicin，RFP)联合使用 3~4 个月(3~4INH+ RFP)为常用方案;RFP 单用 3~4 个月(3~4RFP)作为备选方案。各方案具体用药剂量及疗程如表 4-8 所示。

2. 肺结核治疗剂量　儿童 5~10 mg/kg,最大剂量每日不超过 300 mg。

(二)药理作用

异烟肼的作用机制尚未完全阐明,可能是通过抑制敏感细菌分枝菌酸(mycolic acid)的合成而使细胞壁破裂。

表 4-8　异烟肼的用法用量

治疗方案	剂量 [mg/(kg·d)]	日最大剂量 (mg)	主要不良反应
6INH/9INH	10(7~15)	300	肝损伤,周围神经病变
3~4INH+RFP	INH:10(7~15) RFP:15(10~20)	INH:300 RFP:600	参见 INH 和 RFP 的不良反应
3~4RFP	15(10~20)	600	肝损伤,消化道不良反应,过敏反应,血小板减少

括号内数据表示推荐的剂量范围。

(三) 药代动力学

1. 吸收　食物会降低吸收的速度和程度。

2. 分布　药物可以分布到所有身体组织和体液,包括脑脊液。

3. 蛋白结合率　10%~15%。

4. 半衰期　根据患者的乙酰化快慢而不同,快乙酰化者,$T_{1/2}$ 为 0.5~1.6 h,慢乙酰化者 $T_{1/2}$ 为 2~5 h,肝、肾功能损害者半衰期可能延长。

5. 达峰时间　1~2 h。

6. 排泄　主要经尿液排泄(75%~95%为未改变的药物和代谢产物),少量在粪便和唾液中排泄。

(四) 药物基因组学研究

相关基因: *NAT2* 基因。

异烟肼及其代谢产物是引起肝毒性的重要物质基础,异烟肼是发挥抗结核作用的活性物质,在肝脏中经乙酰化反应形成无活性代谢产物。50%~90%的异烟肼经 *N*-乙酰基转移酶(*N*-acetyl-transferase,NAT2)催化形成乙酰异烟肼,乙酰异烟肼继续水解生成乙酰肼;在异烟肼代谢转化过程中,NAT2、CYP2E1 和谷胱甘肽 S-转移酶(GST)等药物代谢酶发挥了重要作用,是决定异烟肼体内过程的关键调控酶。上述代谢酶的基因多态性和个体发育过程均可影响异烟肼的代谢转化,影响母药及代谢产物的系统暴露,继而对异烟肼的疗效和不良反应产生影响,其中 NAT2 的基因多态性相关研究最多,证据较为充分。

根据 *NAT2* 基因多态性可将人群分为快乙酰化代谢型、中间乙酰化代谢型及慢乙酰化代谢型,中国人群的分布频率分别为 15.8%、44.7%、39.4%。携带一个或两个快速或中间乙酰化代谢等位基因的人群,服用异烟肼后代谢较快,血药浓度较低,发生不良反应的风险较低。

（五）个体化治疗建议

婴儿和年龄较小的儿童肝脏重量占总体重的比例相对较大,可以更快地消除药物。研究发现,校准了剂量、乙酰化类型、营养状况后,3 岁以下儿童的药物浓度水平明显较低,所有乙酰化代谢类型的儿童消除均快于成人。且儿童基础疾病较少,用药相对简单,且无酒精等刺激因素,因此,异烟肼肝毒性在儿童结核病患者中的发生率低。

异烟肼在儿童尤其是低龄儿童中较快的消除速度、较广泛的分布和较低的暴露浓度,是儿童群体区别于成人的药代动力学方面的典型表现,是异烟肼引起较低肝毒性的内在机制之一。同时,研究发育过程中不同年龄人群异烟肼的药代动力学行为的变化特征十分重要,对于优化治疗策略,以达成不良反应最小化和治疗作用最大化的用药目的具有重要参考价值。

【利福平】

利福平为利福霉素类半合成广谱抗菌药,对多种病原微生物均有抗菌活性。与其他抗结核药联合用于各种结核病的初治与复治,与其他药物联合用于麻风、非结核分枝杆菌感染的治疗,与万古霉素联合用于甲氧西林耐药葡萄球菌所致严重感染的治疗,与红霉素联合用于军团菌属严重感染以及无症状脑膜炎奈瑟菌带菌者的治疗。其不良反应主要为肝毒性。

（一）用法用量

1. 用于儿童 LTBI 预防性治疗方案　见"异烟肼"。

2. 用于肺结核治疗　儿童剂量为每日 10~20 mg/kg。在 5 岁以下小儿应用的安全性尚未确立。

（二）药理作用

利福平对结核分枝杆菌和部分非结核分枝杆菌(包括麻风分枝杆菌等)在宿主细胞内外均有明显的杀菌作用。利福平对需氧革兰氏阳性菌具有良好抗菌作用。对需氧革兰氏阴性菌如脑膜炎奈瑟球菌、流感嗜血杆菌、淋病奈瑟球菌亦具有高度抗菌活性。利福平对军团菌属作用亦良好,对沙眼衣原体、性病淋巴肉芽肿及鹦鹉热等病原体均具有抑制作用。细菌对利福霉素类抗生素有交叉耐药。利福平与依赖 DNA 的 RNA 多聚酶的 β 亚单位牢固结合,防止该酶与 DNA 连接,从而阻断 RNA 转录过程,使 DNA 和蛋白质的合成停止。

（三）药代动力学

利福平口服吸收良好,服药后 1.5~4 h 血药浓度达峰值。6 个月至 5 岁小儿一次口服 10 mg/kg，C_{max} 为 11 mg/L。本品在大部分组织和体液中分布良好，包括脑脊液，当脑膜有炎症时脑脊液内药物浓度增加；在唾液中亦可达有效治疗浓度。表观分布容积为 1.6 L/kg。蛋白结合率为 80%~91%。进食后服药可使药物的吸收减少 30%，该药的 $T_{1/2\beta}$ 为 3~5 h，多次给药后有所缩短，为 2~3 h。本品在肝脏中可被自身诱导微粒体氧化酶作用而迅速去乙酰化，成为具有抗菌活性的代谢物去乙酰利福平，水解后形成无活性的代谢物由尿排出。本品主要经胆和肠道排泄，可进入肠肝循环，但其去乙酰活性代谢物则无肠肝循环。60%~65%的给药量经粪便排出，6%~15%以原型药、15%以活性代谢物形式经尿排出，7%则以无活性的 3-甲酰衍生物排出。肾功能减退的患者中本品无积聚。

（四）药物基因组学研究

相关基因：*NAT2* 基因。

目前已经发现与利福平相关的基因有 23 种，包括 *ABCB1*、*BACH1*、*CYP1A1*、*CYP2B6*、*CYP2C19*、*CYP2C9*、*CYP2D6*、*CYP2E1*、*GSTM1*、*GSTP1* 和 *NAT2* 等，其中 *NAT2* 为 FDA 说明书提到的基因。

（五）个体化治疗建议

利福平是某些 CYP450 的酶诱导剂，与其他经该途径代谢的药物联用时会加速这些药物的清除，需注意调整剂量。

第四节　病毒感染性疾病

病毒是感染性疾病另一种最常见的病原体，与细菌相比，病毒基因组成更简单，突变性更强。目前，NGS 也已经广泛应用于病毒的耐药性和流行病学研究。一些致病病毒的基因组学研究也取得了很大进展，为流行病学和耐药性研究提供了数据支持，包括巨细胞病毒、乙型肝炎病毒（hepatitis B virus，HBV）、诺如病毒、鼻病毒、轮状病毒、水痘-带状疱疹病毒等。

目前临床上尚未对抗病毒药物常规开展治疗药物监测工作，本节中将以单克隆抗体托珠单抗在新型冠状病毒感染（COVID-19）中的应用为例，介绍靶向治疗药物在感染性疾病中的应用。

【托珠单抗】

托珠单抗（tocilizumab）是一种重组人源化抗人白细胞介素 6（IL-6）受体单

克隆抗体,2013 年在中国获批用于治疗中到重度活动性类风湿关节炎(RA)成年患者,并于 2016 年再次获批用于治疗 2 岁或 2 岁以上儿童的全身型幼年特发性关节炎(sJIA)。美国 FDA 于 2021 年 6 月 24 日紧急批准(emergency use authorization, EUA)托珠单抗用于成人及 2 岁以上儿童治疗重症危重型[需住院接受系统性激素治疗且需要上呼吸机或体外膜肺氧合(ECMO)] COVID - 19。我国《新型冠状病毒感染诊疗方案(试行第十版)》也将托珠单抗纳入重症患者免疫治疗的推荐药物。

(一)用法用量

以下用量为参考 FDA 批准用量。

2 岁及以上儿童,体重<30 kg 者,一次 12 mg/kg,每 2 周一次。

体重≥30 kg 者,一次 8 mg/kg,每 2 周一次。尚未在 2 岁以下儿童中进行临床研究。

使用 50 mL 的生理盐水,输注时间大于 1 h;如果临床症状或体征在第一次给药后恶化或没有改善,可在初次输注后至少 8 h 后再输注一次,累计给药次数最多为 2 次,单次最大剂量不超过 800 mg。

(二)药理作用

研究表明在 COVID - 19 患者中,IL - 6 水平显著升高,并与不良临床结果相关。抑制 IL - 6 可能是治疗 COVID - 19 患者宿主反应失调的新靶点。而 IL - 6 受体单克隆抗体通过抑制 IL - 6 受体的活性来发挥作用,从而减轻 COVID - 19 患者的细胞因子风暴。

(三)药代动力学

(1)吸收:在皮下给药后,吸收半衰期约为 4 天。皮下制剂的生物利用度为 80%。

(2)在接受托珠单抗静脉注射后,托珠单抗通过血液循环进行双相清除。在类风湿关节炎患者中,托珠单抗中央室分布容积为 3.5 L,外周分布容积为 2.9 L,故稳态分布容积为 6.4 L。

(3)托珠单抗的总清除率呈浓度依赖性,包括线性和非线性清除。采用群体药代动力学分析估测的线性清除率,类风湿关节炎患者为 12.5 mL/h。而在托珠单抗浓度低时,浓度依赖的非线性清除发挥了主要作用。一旦非线性清除通路达到饱和,在托珠单抗浓度高时,主要表现为线性清除。由于总清除率依赖于托珠单抗的血药浓度,那么托珠单抗的 $T_{1/2}$ 也是浓度依赖性的,并且会根据血药浓度水平发生变化。

（四）个体化治疗建议

托珠单抗会抑制患者的免疫功能，可能会造成感染加重，因此治疗期间应严密监测细菌、真菌、结核菌感染，活动性感染禁忌使用托珠单抗治疗。

有过敏反应、有结核等活动性感染者禁用；对于有活动性肝病或肝功能损害、血小板计数低于 $50×10^9/L$、中性粒细胞绝对计数低于 $0.5×10^9/L$ 的患者不推荐使用。

参考文献

常云鹏, 朱勇. 2020. 美罗培南两步泵注法给药对重症感染患者临床疗效的影响[J]. 实用临床医药杂志, 24(5): 68-71.

儿童结核分枝杆菌潜伏感染筛查和预防性治疗专家共识. 2020. 中华结核和呼吸杂志, 43(4): 345.

临床常用四环素类药物合理应用多学科专家共识编写组, 中华预防医学会医院感染控制分会, 中国药理学会临床药理分会. 2023. 临床常用四环素类药物合理应用多学科专家共识[J]. 中华医学杂志, 103(30): 2281-2296.

王朝, 赵玉平. 2017. 葡萄糖-6-磷酸脱氢酶缺乏症的发病机制及诊疗现状[J]. 国际输血及血液学杂志, 40(2): 178-181.

张建红, 朱立勤, 刘子艳, 等. 2020. 托珠单抗在新型冠状病毒治疗中的临床药学指引[J]. 中国医院药学杂志, 40(10): 1077-1080.

中国医药教育协会感染疾病专业委员会. 2018. 抗菌药物药代动力学/药效学理论临床应用专家共识[J]. 中华结核和呼吸杂志, 41(6): 409-446.

Arrieta A C, Sung L, Bradley J S, et al. 2019. A non-randomized trial to assess the safety, tolerability, and pharmacokinetics of posaconazole oral suspension in immunocompromised children with neutropenia[J]. PLoS One, 14(3): e0212837.

Bhavnani S M, Rubino C M, Hammel J P, et al. 2012. Pharmacological and patient-specific response determinants in patients with hospital-acquired pneumonia treated with tigecycline [J]. Antimicrob Agents Chemother, 56(2): 1065-1072.

Blumer J L, Reed M D, Kearns G L, et al. 1995. Sequential, single-dose pharmacokinetic evaluation of meropenem in hospitalized infants and children [J]. Antimicrob Agents Chemother, 39(8): 1721-1725.

Chen K, Zhang X, Ke X, et al. 2018. Individualized Medication of Voriconazole: A Practice Guideline of the Division of Therapeutic Drug Monitoring, Chinese Pharmacological Society [J]. Ther Drug Monit, 40(6): 663-674.

Craig W A. 1997. The pharmacology of meropenem, a new carbapenem antibiotic[J]. Clin Infect Dis, 24(suppl 2): 266-275.

Cranswick N, Mulholland K. 2005. Isoniazid treatment of children: can genetics help guide treatment? [J]. Arch Dis Child, 90(6): 551-553.

Dayal R, Singhy Y, Agarwal D, et al. 2018. Pharmacokineticstudy of isoniazid and pyrazinamide in children: impact of ageand nutritional status[J]. Arch Dis Child, 103(12): 1150 – 1154.

de Hoog M, Mouton J W, van den Anker J N. 2004. Vancomycin: pharmacokinetics and administration regimens in neonates[J]. Clin Pharmacokinet, 43(7): 417 – 440.

Dompreh A, Tang X L, Zhou J L, et al. 2018. Efeet of geneticvariation of NAT2 on isoniazid and SLCOlBl and CES2 on rifampin pharmacokinetics in Ghanaian children with tuberculosis [J]. Antimicrob Agents Chemother, 62(3): e02099 – e02017.

Friberg L E, Ravva P, Karlsson M O, et al. 2012. Integrated population pharmacokinetic analysis of voriconazole in children, adolescents, and adults[J]. Antimicrob Agents Chemother, 56 (6): 3032 – 3042.

Guo D J, Zhang X L. 2013. Therapeutic drug monitoring of aminoglycosides and glycopeptides [J]. Pract Pharm Clin Remed, 16(2): 145 – 147.

He N, Su S, Ye Z, et al. 2020. Evidence-based Guideline for Therapeutic Drug Monitoring of Vancomycin: 2020 Update by the Division of Therapeutic Drug Monitoring, Chinese Pharmacological Society[J]. Clin Infect Dis, 71(Suppl 4): S363 – S371.

Jie F, Congqin C, Yan W, et al. 2020. Does the conventional dosage of linezolid necessitate therapeutic drug monitoring? — Experience from a prospective observational study[J]. Ann Transl Med, 8(7): 493 – 501.

Jing W, Zongjie H, Denggang F, et al. 2015. Mitochondrial mutations associated with aminoglycoside ototoxicity and hearing loss susceptibility identified by meta-analysis [J]. Journal of Medical Genetics, 52(2): 95 – 103.

Lin B, Hu Y, Xu P, et al. 2022. Expert consensus statement on therapeutic drug monitoring and individualization of linezolid[J]. Front Public Health, 10: 967311.

MacDougall C, Chambers H F. 2011. Goodman & Gilman's: The Pharmacological Basis of Therapeutics[M]. 12th ed. New York: McGraw-Hill Global Education Holding.

Meagher A K, Passarell J A, Cirincione B B, et al. 2007. Exposure-response analyses of tigecycline efficacy in patients with complicated skin and skin-structure infections [J]. Antimicrob Agents Chemother, 51(6): 1939 – 1945.

Passarelll J A, Meagher A K, Liolio K, et al. 2008. Exposure-response analyses of tigecycline efficacy in patients with complicated intra-abdominal infections [J]. Antimicrob Agents Chemother, 52(1): 204 – 210.

Purdy J, Jouve S, Yan J L, et al. 2012. Pharmacokinetics and safety profile of tigecycline in children aged 8 to 11 years with selected serious infections: a multicenter, open-label, ascending-dose study[J]. Clinical Therapeutics, 34(2): 496 – 507.

Rainkie D, Ensom M H, Carr R. 2015. Pediatric assessment of vancomycin empiric dosing (PAVED): a retrospective review[J]. Paediatr Drugs, 17(3): 245 – 253.

Rapp M, Urien S, Foissac F, et al. 2020. Population pharmacokinetics of meropenem in critically ill children with different renal functions[J]. Eur J Clin Pharmacol, 76(1): 61 – 71.

Schaad U B, McCracken G H Jr, Nelson J D. 1980. Clinical pharmacology and efficacy of vancomycin in pediatric patients[J]. J Pediatr, 96(1): 119 - 126.

Smith P B, Cohen-Wolkowiez M, Castro L M, et al. 2011. Population pharmacokinetics of meropenem in plasma and cerebrospinal fluid of infants with suspected or complicated intra-abdominal infections[J]. Pediatr Infect Dis J, 30(10): 844 - 849.

Stockmann C, Constance J E, Roberts J K, et al. 2014. Pharmacokinetics and pharmacodynamics of antifungals in children and their clinical implications[J]. Clin Pharmacokinet, 53(5): 429 - 454.

Thibault C, Kassir N, Goyer I, et al. 2019. Population pharmacokinetics of intravenous linezolid in premature infants[J]. Pediatr Infect Dis J, 38(1): 82 - 88.

US Food and Drug Administration (FDA). 2022. Fact sheet for healthcare providers emergency use authorization (EUA) for Actemra (tocilizumab) [S/OL]. https://www. fda. gov/media/150321/download. Updated December 21, 2022. Accessed January 31, 2023.

Vicenzi E B, Calore E, Decembrino N, et al. 2018. Posaconazole oral dose and plasma levels in pediatric hematology-oncology patients[J]. Eur J Haematol, 100(3): 315 - 322.

Xie J, Roberts J A, Alobaid A S, et al. 2017. Population pharmacokinetics of tigecycline in critically ill patients with severe infections [J]. Antimicrob Agents Chemother, 61(8): e00345 - 17.

Xuan D, Nicolau D P, Nightingale C H. 2004. Population pharmacokinetics of gentamicin in hospitalized patients receiving once-daily dosing [J]. Int J Antimicrob Agents, 23(3): 291 - 295.

Yu J L, Zheng J, Zhao X. 2014. Aminoglycoside stress together with the 12s rRNA 1494C > T mutation leads to mitophagy[J]. PLoS One, 9(12): e114650.

Zylbersztajn B L, Izquierdo G, Santana R C, et al. 2018. Therapeutic drug monitoring of vancomycin in pediatric patients with extracorporeal membrane oxygenation support [J]. J Pediatr Pharmacol Ther, 23(4): 305 - 310.

(李璐娟　单玉霞)

第五章

神经系统与精神系统疾病的
精准药物治疗

儿童精神及神经系统疾病多发,因其病因难明,病情复杂,顽固难治,成为现代儿科常见的疑难杂症。随着基因组学、遗传学、治疗药物监测等技术的发展,目前疾病的诊断与治疗越来越精准。

第一节　癫痫的精准用药治疗

癫痫是儿童常见的神经系统疾病之一,是由多种原因所致的慢性脑功能异常综合征,临床表现为反复痫样发作,是由大脑神经元过度同步的异常放电引起的突发性、一过性脑功能障碍,常见意识障碍、抽搐或情感及认知等方面的短暂异常。口服抗癫痫药(antiepileptic drug,AED)是大部分癫痫患儿的主要治疗方法,药物的治疗原则是根据癫痫发作类型和癫痫综合征分类而规范选用合适药物。由于抗癫痫药的个体化差异较大,大约1/3的患者用药后仍然会反复发作或产生严重不良反应。因此儿童癫痫的个体化精准治疗极为重要。目前,癫痫精准药物治疗在生物标志物、药物遗传学、治疗药物浓度监测等方面取得了一定进展,本章主要就相关药物的精准治疗进行概述。

【卡马西平】

卡马西平是临床常用的抗癫痫药,适用于多种癫痫发作和癫痫持续状态。对简单或复杂部分性发作、全面强直-阵挛性发作疗效好,对失神发作、肌阵挛或失张力发作无效。其较常见的不良反应主要为中枢神经系统不良反应,如头晕、头痛、共济失调、嗜睡、疲劳、复视,主要严重不良反应为过敏反应,包括中毒性表皮坏死松解症(TEN)和史-约综合征(Stevens-Johnson Syndrome,SJS)等。

(一)用法用量

儿童 10~20 mg/(kg·d)。12 个月以下,100~200 mg/d。1~5 岁,200~400 mg/d。6~10 岁,400~600 mg/d。11~15 岁,600~1 000 mg/d,分次服用。为减少药物不良反应,通常需从 5 mg/(kg·d)的小剂量逐渐增加至目标剂量。4 岁或 4 岁以下儿童,初始剂量在 20~60 mg/d,然后隔日增加 20~60 mg。4 岁以上儿童,初始剂量为 100 mg/d,然后每周增加 100 mg。

(二)药理作用

卡马西平的化学结构和三环类抗抑郁药类似,有抗胆碱、抗抑郁作用,可抑制神经肌肉接头的传递。其主要抗癫痫机制可能是电压依赖性钠通道从激活状态转化为失活状态后与之结合。这种结合延长了失活相,并在细胞即将发生去极化时抑制产生快速动作电位。这种作用随着神经元的放电频率增加而增强。

(三)药代动力学

口服后胃肠道吸收较缓慢但完全,分布于全身各组织。主要在肝脏经 CYP3A4 代谢,主要代谢产物为 10,11-环氧化卡马西平(CBZ-E),代谢产物也具有较强的抗癫痫作用。单次服用卡马西平,CBZ-E 的浓度相当于卡马西平浓度的 30%,联用其他抗癫痫药物可能影响 CBZ-E 水平,导致临床疗效及药物不良反应的变化。与成人相比,由于儿童 CYP3A4 活性增加,卡马西平的清除率高于成人。卡马西平是 CYP3A4 和肝脏其他 I 相、II 相酶系统的强效诱导剂,可诱导 CYP1A2(强)、CYP2B6(中)、CYP2C8/9(强)、CYP2C19(强)、CYP3A4(强)等,并加速经上述酶代谢的药物的肝脏代谢。卡马西平血浆蛋白结合率为 75%~80%,而 CBZ-E 的血浆蛋白结合率为 48%~53%。卡马西平的体内代谢具有自身诱导作用,随着服药时间的延长,半衰期逐渐缩短,伴有血浆清除率增加和血药浓度降低。卡马西平半衰期最初为 25~65 h,长期使用半衰期则为 8~17 h。

(四)药物基因组学研究

目前已经发现与卡马西平相关的基因有 15 种,包括 *HLA-B*、*HLA-A*、*EPHX1*、*SCN1A*、*SCN2A*、*NR1I2*、*GABRA1*、*ABCB1* 和 *TNF* 等,其中 *HLA-B*、*HLA-A*、*EPHX1* 和 *SCN1A* 相关研究较多,证据较充分。

主要相关基因对药物疗效或不良反应的影响如下所述。

1. 与 *HLA-B * 1502* 的关系 华裔汉族患者的回顾性研究发现,SJS/TEN

皮肤反应与使用卡马西平及患者体内携带人白细胞抗原 *HLA - B * 1502* 等位基因之间存在很强的相关性。在某些携带 *HLA - B * 1502* 等位基因的人数较多的亚洲国家和地区,SJS 的报告率较高(罕见而不是非常罕见,如中国台湾、马来西亚和菲律宾)。在亚洲,*HLA - B * 1502* 等位基因发生率范围在中国汉族人群为 2% ~ 12%。菲律宾和马来西亚地区携带该等位基因的人口比例超过 15%,中国台湾约为 10%,中国北方地区为 4%,韩国和印度分别达 2% 和 6%。而白种人、非洲人、美国原住民和南美洲抽样人群中,*HLA - B * 1502* 等位基因的流行率可以忽略不计(<1%)。

在首次使用卡马西平治疗前,对遗传上属于高危的患者可考虑进行 *HLA - B * 1502* 等位基因的筛查。应避免对携带 *HLA - B * 1502* 等位基因的患者使用卡马西平,除非其收益大于风险。*HLA - B * 1502* 可能是服用其他 AED 的患者发生 SJS/TEN 的危险因素之一。因此,对携带 *HLA - B * 1502* 的患者如果采用其他治疗方案能够达到相同效果时,应避免使用与 SJS/TEN 相关的药物。

已证实在使用卡马西平前,筛查患者 *HLA - B * 1502* 等位基因,可以降低卡马西平引起 SJS/TEN 的发生率。研究发现,*HLA - A * 3101* 等位基因与卡马西平引起的严重程度较低的皮肤不良反应有关,可以预测卡马西平引起这些不良反应的风险,如抗惊厥药超敏综合征或者非严重的皮疹(斑丘疹)。但是,未发现 *HLA - B * 1502* 等位基因能预测发生上述皮肤反应的风险。

2. 与 *HLA - A * 3101* 的相关性　人白细胞抗原 *HLA - A * 3101* 可能是发生 SJS、TEN、药疹伴嗜酸性粒细胞增多及系统症状(drug reaction with eosinophilia and systemic symptoms, DRESS)、急性泛发性发疹性脓疱病(acute generalized exanthematous pustulosis, AGEP)以及斑丘疹这类皮肤不良反应的危险因素。在日本和北欧人群中进行的回顾性基因组相关性研究报告了卡马西平相关的严重皮肤反应(SJS、TEN、DRESS、AGEP 和斑丘疹),与患者存在 *HLA - A * 3101* 等位基因有相关性。

种族人群之间 *HLA - A * 3101* 等位基因的分布率变化很大。在大部分欧洲人、大洋洲人、亚洲人、非洲人和北美洲人当中,估计这一等位基因的分布率都低于 5%,有些例外的分布率为 5% ~ 12%。估测在一部分南美洲(阿根廷和巴西)、北美洲(纳瓦霍族和苏族、墨西哥索诺拉族)和南印度(泰米尔纳德邦)人群中分布率超过 15%,在这些地区的其他原住民族当中分布率为 10% ~ 15%。

对于遗传上属于危险种族的患者(例如,日本人和高加索人、美洲原住民、西班牙人、南印度人群及阿拉伯后裔的患者),建议在开始使用卡马西平治疗之前,检测是否存在 *HLA－A＊3101* 等位基因。在已经发现 *HLA－A＊3101* 阳性的患者中,应避免使用卡马西平,除非治疗获益明显高于风险。

3. 与 *HLA－A＊2402* 的关系 现已发现,在中国南方汉族人群中,还有一种等位基因 *HLA－A＊2402* 是卡马西平和其他芳香族 AED(例如,苯妥英和拉莫三嗪)引起 SJS－TEN 的独立危险因素。在一项病例对照研究中,与没有 *HLA－A＊2402* 和 *HLA－B＊1502* 这两种等位基因的患者相比,携带其中任一种等位基因会使发生 SJS/TEN 风险升高至 3~5 倍,而同时存在这两种等位基因会使其风险升高至 25 倍。更有限的数据表明,*HLA－A＊2402* 等位基因会使其他人群也有发生 SJS/TEN 的风险,但仍需进行进一步研究。

(五) 治疗药物浓度监测

卡马西平治疗癫痫过程中,其血药浓度与患者年龄以及用药方案具有较大关系,卡马西平的治疗窗较窄,其不良反应的发生率也与其血药浓度存在相关性。

1. 血药浓度检测方法 有荧光偏振免疫分析法、酶放大免疫法及高效液相色谱法。近年来,有团队建立了一种快速、灵敏、简便地测定人血浆中卡马西平浓度(10.0 μL)的液相色谱－串联质谱(LC－MS/MS)方法。该方法成功地在极宽的浓度范围内(0.5~50.0 μg/mL)测定了卡马西平的血药浓度。

2. 样本采集 推荐监测谷浓度,不推荐常规监测峰浓度。谷浓度一般是在规律服药 1~2 周达稳态后,清晨服药前采样。剂量调整后再检测稳态谷浓度。在联合其他药物时,对其血药浓度也有一定影响。如使用肝药酶抑制剂,可升高卡马西平的血药浓度。单药治疗时,推荐卡马西平谷浓度范围为 4~12 mg/L。此外,由于活性代谢产物 CBZ－E 会影响疗效和不良反应的发生,在实践中,应监测卡马西平和 CBZ－E 的浓度。CBZ－E 谷浓度范围为 0.2~6.0 mg/L。

(六) 个体化治疗建议

HLA－B＊1502 基因型与其不良反应尤其是 SJS 和 TEN 有密切相关性。卡马西平的治疗窗较窄,不良反应的发生和严重程度可能与其血药浓度有关。建议规范卡马西平的使用路径,以确保对使用卡马西平的患者进行全程化药学服务:① 对于亚裔患者在使用卡马西平前,进行 *HLA－B＊1502* 基因检测,推荐采用高分辨"*HLA－B＊1502* 基因检测"的方法。如果检出一个或两个 *HLA－B＊1502* 等位基因,试验为阳性;如果 *HLA－B＊1502* 等位基因未被检出,试验为阴性。结果为阴性者方可使用。② 在使用卡马西平 1 周后进行血药浓度检测,以评估其发生不良反应的风险。由于该药存在自身诱导作用,会使血清药物浓度

降低,治疗初期应频繁监测血清药物浓度。随后至少应每2个月检查1次血清药物浓度,直到连续几次测定结果稳定,如果卡马西平的剂量或同时使用的抗癫痫发作药的剂量有所改变,则应增加监测频率。

(七)药学服务案例

患者,男,16岁,局灶性癫痫,既往无感染或药物过敏史,最初接受卡马西平治疗。2周后,患者出现发热和吞咽痛,全科医生考虑为普通感冒,并开具了对乙酰氨基酚用于缓解症状。随后,患者因持续发热、结膜充血和生殖器瘙痒前往急诊科就诊。数天后,患者出现重度黏膜糜烂,立即停用卡马西平,并因红斑性斑丘疹入住重症监护室,部分区域融合,主要累及胸部,同时存在于生殖器区域、手掌和足底。使用环孢素治疗,1周后患者出院。

在此期间,对该患者 *HLA* 等位基因进行基因分型发现,他是高危 *HLA－B * 1502* 等位基因和祖传单体型 *HLA－A * 1101*、*HLA－B * 1502*、*HLA－C * 0801* 的携带者。其他与 AED 诱导的重度皮肤不良反应相关的 *HLA* 等位基因未检测出。

由于芳香族 AED(苯妥英、卡马西平和奥卡西平)的交叉反应性,该患者后期癫痫控制也需避免使用苯妥英或奥卡西平,治疗方案调整为丙戊酸治疗。

【拉莫三嗪】

拉莫三嗪是临床常用的抗癫痫药,适用于多种癫痫发作类型的治疗。对单纯或复杂部分性发作、全身强直-阵挛性发作疗效好。目前暂不推荐对12岁以下儿童采用单药治疗。其常见的不良反应为皮疹,严重时可危及生命,需要住院治疗和中断治疗。因此,在首次出现皮疹迹象时就应停用本品。

(一)用法用量

1. 单药治疗剂量 主要针对成人及12岁以上儿童。

(1)本品单药治疗的初始剂量是25 mg,每日一次,连服两周;随后改为50 mg,每日一次,连服两周。此后,每1~2周增加剂量,最大增加量为50~100 mg,直至达到最佳疗效。通常达到最佳疗效的维持剂量为100~200 mg/d,每日一次或分两次给药。但有些患者每日需服用500 mg本品才能达到所期望的疗效。

(2)对那些合用具有酶诱导作用的抗癫痫药的患者,不论是否服用其他抗癫痫药(丙戊酸钠除外),本品的初始剂量均为50 mg,每日一次,连服两周;随后两周每日100 mg,分两次服用。此后,每1~2周增加一次剂量,最大增加量为100 mg,直至达到最佳疗效。通常达到最佳疗效的维持量为每日200~400 mg,分两次服用。有些患者需每日服用本品700 mg才能达到所期望的疗效。

2. 添加疗法的剂量

（1）成人及 12 岁以上儿童

1）对合用丙戊酸钠的患者,不论其是否服用其他抗癫痫药,本品的初始剂量为 25 mg,隔日服用,连服两周;随后两周每日一次,每次 25 mg。此后,应每 1~2 周增加剂量,最大增加量为 25~50 mg,直至达到最佳的疗效。通常达到最佳疗效的维持量为每日 100~200 mg,一次或分两次服用。

2）对那些合用具酶诱导作用的抗癫痫药的患者,不论是否服用其他抗癫痫药（丙戊酸钠除外）,本品的初始剂量为 50 mg,每日一次,连服两周;随后两周每日 100 mg,分两次服用。此后,每 1~2 周增加一次剂量,最大增加量为 100 mg,直至达到最佳疗效。通常达到最佳疗效的维持量为每日 200~400 mg,分两次服用。有些患者需每日服用本品 700 mg 才能达到所期望的疗效。

3）在使用其他不明显抑制或诱导本品葡萄糖醛酸化的药物的患者中,本品的初始剂量为 25 mg,每日一次,连服两周;随后两周每日 50 mg,每日一次。此后每 1~2 周增加一次剂量,增加幅度为 50~100 mg/d,直至达到最佳疗效。通常达到最佳疗效的维持量为每日 100~200 mg/d,每日一次或分两次服用。

（2）儿童（2~12 岁）

1）服用丙戊酸钠加/不加任何其他抗癫痫药的患者,本品的初始剂量是 0.15 mg/（kg·d）,每日服用一次,连服两周;随后两周每日一次,每次 0.3 mg/kg。此后,应每 1~2 周增加一次剂量,最大增加量为 0.3 mg/kg,直至达到最佳的疗效。通常达到最佳疗效的维持量为 1~5 mg/（kg·d）,单次或分两次服用,每日最大剂量为 200 mg。

2）合用抗癫痫药或其他诱导本品葡萄糖醛酸化的药物的患者,不论加或不加其他抗癫痫药（丙戊酸钠除外）,本品的初始剂量为 0.6 mg/（kg·d）,分两次服,连服两周;随后两周剂量为 1.2 mg/（kg·d）,分两次服。此后,应每 1~2 周增加一次剂量,最大增加量为 1.2 mg/kg,直至达到最佳的疗效。通常达到最佳疗效的维持量是 5~15 mg/（kg·d）,分两次服用,每日最大剂量为 400 mg。

3）为获得有效的维持治疗剂量,须对儿童的体重进行监测,并根据体重的变化,对用药剂量重新进行评估。

在使用其他不明显抑制或诱导本品葡萄糖醛酸化药物的患者中,本品的初始剂量为 0.3 mg/（kg·d）,每日一次或分两次服用,连服两周,之后 0.6 mg/（kg·d）,每日一次或分两次服用,连服两周。此后每 1~2 周增加一次剂量,最大增加量为 0.6 mg/（kg·d），直至达到最佳疗效。通常达到最佳疗效的维持量为每日 1~10 mg/kg，每日一次或分两次服用，每日最大剂量为 200 mg。

（3）年龄小于 2 岁的儿童：本品不推荐用于 2 岁以下儿童。

（二）药理作用

拉莫三嗪是一种电压门控式钠通道的使用依赖性阻滞剂。对培养的神经元细胞产生的持续反复放电，能产生一种使用依赖性和电压依赖性阻滞，同时抑制谷氨酸的病理性释放（这种氨基酸对癫痫发作的形成起着关键性的作用），也能抑制谷氨酸诱发的动作电位的爆发。

（三）药代动力学

口服后在肠道内吸收迅速、完全，没有明显的首过效应。食物会使血药浓度达峰时间稍延迟，但吸收的程度不受影响。拉莫三嗪主要在肝脏经 UDP－葡萄糖醛酸转移酶代谢为葡萄糖醛酸结合物，然后经尿排泄。半衰期明显受到合用药物的影响，当与葡萄糖醛酸化诱导剂如卡马西平和苯妥英合用时，平均半衰期缩短到 14 h 左右；当单独与丙戊酸钠合用时，平均半衰期增加到近 70 h。清除率随体重改变，年龄≤12 岁的儿童高于成人，5 岁以下的儿童清除率值最高。本品的半衰期一般来说儿童短于成人，当与酶诱导剂如卡马西平和苯妥英合用时，平均值接近 7 h；当单独与丙戊酸钠合用时，平均值增加到 45~50 h。

（四）药物基因组学研究

目前已经发现与拉莫三嗪相关的基因有 15 种，包括 *HLA－B*、*SCN1A*、*SCN2A*、*SCN3A*、*DRD2*、*HRH1*、*DBH*、*NR3C1* 和 *MC2R* 等，其中 *HLA－B* 和 *SCN1A* 相关研究较多，证据较充分。

主要相关基因对药物疗效或不良反应的影响：一项针对中国癫痫患者的研究表明，电压门控钠通道 2 型 α 亚基（SCN2A）SNP *rs2304016a* 等位基因与拉莫三嗪耐药相关。多巴胺 D_2 受体（DRD2）、组胺 H1 受体（HRH1）、多巴胺 β 羟化酶（DBH）、糖皮质激素受体（NR3C1）和黑素皮质素 2 受体（MC2R）基因的 SNP 与拉莫三嗪治疗的白人双相 I 型抑郁症患者对拉莫三嗪的反应显著相关。拉莫三嗪可能产生过敏反应，约 3% 的患者发生皮疹。有研究报道，在某些携带 *HLA－B*1502* 等位基因的人数较多的亚洲国家和地区（如中国、伊朗），苯妥英或拉莫三嗪诱导的 Stevens-Johnson 综合征/中毒性表皮坏死出现频率较高。在欧洲患者中，由于 *HLA*B－1502* 在欧洲人群中很少见（1%~2%），拉莫三嗪诱导的严重皮肤不良反应未发现单一的主要 HLA 相关遗传危险因素，但 *HLAB*5801*、*A*6801*、*Cw*0718*、*DQB1*0609* 和 *DRB1*1301* 有提示性证据。

（五）治疗药物浓度监测

拉莫三嗪会诱导产生严重的皮疹反应,这与拉莫三嗪的暴露量直接相关。尤其是与丙戊酸钠或其他抗癫痫药联合使用时,不良反应发生概率增加,因此在服药期间需进行治疗药物浓度监测。

1. 血药浓度检测方法　有酶放大免疫法、高效液相色谱-紫外检测法及高效液相色谱-质谱检测法。

2. 样本采集　推荐监测谷浓度,不推荐常规监测峰浓度。谷浓度一般是规律服药 4 周达稳态后,清晨服药前采样。剂量调整后再检测稳态谷浓度。目前血浆中拉莫三嗪的参考范围是 2.5~15.0 mg/L。

（六）个体化治疗建议

拉莫三嗪可能引起严重皮疹,需要住院治疗和中断治疗。除年龄外,有研究认为以下情况会增加出现皮疹的风险:① 合用本品和丙戊酸盐;② 超过本品的推荐初始剂量;③ 超过推荐的本品递增剂量。几乎所有本品引起的威胁生命的皮疹都出现在初始治疗 2~8 周内。但是,也有个别病例出现在延长治疗后(如 6 个月)。虽然本品也会引起无害性皮疹,但是不能预测哪些皮疹是严重的或威胁生命的。因此,在首次出现皮疹迹象时通常就应停用本品,除非可确定皮疹与本药无关。

（七）药学服务案例

患儿,女,13 岁,在 10 岁时出现癫痫发作,局灶性双侧强直-阵挛发作。最近一年,服用丙戊酸钠(VPA)0.4 g,每日两次,氯硝西泮 8 mg/d,癫痫发作频率为每周一次。入院前 24 天,当地诊所加用拉莫三嗪(LTG)25 mg,每日 2 次 [2 mg/(kg·d)]进行联合治疗。服用 LTG 10 天后,出现发热,最高体温 40℃。3 天后出现皮疹,迅速蔓延至全身,随后皮肤逐渐变黄。精神状态逐渐恶化,癫痫发作增加到每天 1~2 次。

体格检查发现女孩精神不振,全身皮肤和巩膜黄染,出现斑片状、深红色皮疹。实验室检查结果如下: 总胆红素 481 μmol/L [正常上限(ULN)=20.5 μmol/L];直接胆红素 369 μmol/L(ULN = 3.42 μmol/L);谷丙转氨酶(ALT)73.5 U/L(ULN = 29 U/L);γ-谷氨酰转移酶(GGT)920 U/L(ULN = 26 U/L);凝血酶原时间 56.6 s(参考范围 9.4~12.5 s);活化部分凝血活酶时间 76.3 s(参考范围 25.1~38.4 s);国际标准化比率为 4.96。最后一次给药后 60 h,血清 LTG 浓度为 10.6 μg/mL。基因测序结果显示,该女孩携带有 *UGT1A4 rs2011425 TT*, *UGT2B7 rs7668258 CT*, *ABCG2 rs3114020 CC*, *SLC22A1 rs628031*

GG，*SCN1A rs2298771 AG* 和 *SCN2A rs2304016 AG* 基因。该女孩被诊断患有癫痫、急性肝衰竭和 II 期肝性脑病。立即停用 LTG 和 VPA 并加用左乙拉西坦。予以静脉注射还原性谷胱甘肽和门冬氨酸鸟氨酸护肝，并联合口服熊去氧胆酸以促进胆红素排泄。此外，还给予维生素 K_1 肌内注射和输注新鲜冰冻血浆以改善凝血功能。

较高剂量、快速滴定及和 VPA 联合使用与较高的 LTG 肝毒性发生率有关。与 VPA 联合使用时，LTG 的血药浓度约增加一倍，半衰期延长两倍以上。在接受 VPA 治疗的患者中，LTG 的起始剂量必须少于未联合 VPA 者的一半，并且 12 岁以上儿童推荐的初始剂量为 25 mg/d，隔日服用一次，该案例中的女孩初始剂量超过推荐剂量 4 倍，显著增加了药物不良反应的发生风险。女孩携带的 *UGT1A4 rs2011425 TT* 和 *ABCG2 rs3114020 CC* 两种基因都可能导致血清 LTG 浓度升高，*SCN2A rs2304016 AG* 可能导致中国人群对 LTG 产生耐药性。

LTG 有可能诱发危及生命的儿童急性肝损伤，需要谨慎使用。当患者考虑接受多种疗法时，临床医生应意识到药物性肝损伤的风险，尤其是 VPA 和 LTG 联合治疗，应进行相应的监测。

第二节　注意缺陷多动障碍的精准用药治疗

注意缺陷多动障碍（attention deficit hyperactivity disorder，ADHD）亦被称为多动性障碍（hyperkinetic disorder），主要表现为与年龄不相称的注意力易分散，注意广度缩小，不分场合的过度活动和情绪冲动，并伴有认知障碍和学习困难，智力正常或接近正常。ADHD 常见于学龄期儿童，但有 70% 的患儿症状持续到青春期，30%~50% 的患儿症状持续到成年期。ADHD 常共患学习障碍、对立违抗障碍、情绪障碍以及适应障碍等，对患者的学业、职业和社会生活等方面产生广泛而消极的影响。目前，儿童精神科学者们普遍认为 ADHD 是一种影响终身的慢性疾病。

目前，临床指南推荐一种通用的多模式治疗，包括心理教育、药物和非药物干预。6 岁以下儿童原则上不推荐药物治疗，仅在症状造成多方面显著不良的影响时才建议谨慎选择药物治疗。治疗药物主要分为中枢兴奋剂和非中枢兴奋剂两类。中枢兴奋剂常用的有哌甲酯和安非他明。我国目前仅有哌甲酯类制剂，为一线治疗药物。非中枢兴奋剂包括选择性去甲肾上腺素再摄取抑制剂和

α_2 肾上腺素能受体激动剂两大类。选择性去甲肾上腺素再摄取抑制剂如盐酸托莫西汀,在我国也是一线治疗药物。α_2 肾上腺素能受体激动剂包括可乐定、胍法辛等。我国 ADHD 的精准药物治疗目前尚处于起步阶段,本章根据国际 CPIC 指南共识、荷兰药物遗传学工作组(DPWG)指南,从药物基因组学及治疗药物监测两个方面,对 ADHD 药物的精准治疗进行介绍。

【哌甲酯】

(一)用法用量

1. 口服给药

(1)片剂:6~12 岁儿童 ADHD 一次 5 mg(0.5 片),一日 2 次,早餐或午餐前服用;然后按需每周递增 5~10 mg(0.5~1 片),一日不超过 40 mg(4 片)。

(2)缓释/控释片:口服,6 岁以上儿童每日 1 次,每次 1 片(18 mg/36 mg),晨服。本品要整片用水送下,不能咀嚼、掰开或压碎。剂量可根据患者个体需要及疗效而定,每次可增加剂量 18 mg,直至最高剂量为 54 mg(每日 1 次,晨服)。通常约每周调整剂量 1 次。

新接受哌甲酯治疗的患者:即对于目前未接受哌甲酯治疗的患者或正在接受其他兴奋剂治疗的患者,本品的推荐起始剂量为每次 18 mg,每日 1 次。

正在接受哌甲酯治疗的患者:① 对于正在接受每次 5 mg、每日 2 次盐酸哌甲酯速释片;20 mg 盐酸哌甲酯缓释片或每次 5 mg、每日 3 次盐酸哌甲酯速释片治疗的患者:本品的推荐剂量为 18 mg。② 对于正在接受每次 10 mg、每日 2 次盐酸哌甲酯速释片;40 mg 盐酸哌甲酯缓释片或每次 10 mg、每日 3 次盐酸哌甲酯速释片治疗的患者:本品的推荐剂量为 36 mg。在某些情况下,可使用 54 mg 的剂量。推荐剂量应基于目前的服药剂量及疗效。③ 对正在服用盐酸哌甲酯而剂量与上述不同的患者:应根据临床疗效确定剂量。每日剂量不应超过 54 mg。

2. 注射给药 治疗小儿轻微脑功能失调,皮下、肌内注射或缓慢静脉注射。一次 10~20 mg。

(二)药理作用

哌甲酯是一种中枢兴奋剂,作用于脑干兴奋系统和大脑皮质。治疗作用的方式尚不清楚,但据推测,它能阻止去甲肾上腺素和多巴胺重新进入突触前神经元,从而增加这些单胺类物质在神经外空间的浓度。

(三)药代动力学

1. 吸收 哌甲酯易于吸收。口服哌甲酯后,血浆中哌甲酯浓度迅速增加,约 1 h 达到初始最大值,在接下来的 5~9 h 内浓度逐渐升高,此后开始逐渐降低。所有剂量的哌甲酯达到峰值血浆浓度的平均时间为 6~10 h。

单次给药和每日重复 1 次给药,未发现药代动力学方面的差异,表明没有明显的药物蓄积。每天重复一次给药后的 AUC 和 $T_{1/2}$ 与单次给药剂量在 18~144 mg 范围内的参数相似。

2. 分布　口服后成人和青少年的血浆哌甲酯浓度呈双指数下降。口服后,哌甲酯在成人和青少年中的半衰期约为 3.5 h。

3. 代谢与排泄　在人类中,哌甲酯主要通过去酯化作用代谢成 α-苯基哌啶基-2-乙酸(PPAA),而 PPAA 几乎没有药理活性。在成年人中,通过对 PPAA 的代谢评估,每天 1 次哌甲酯缓释片的代谢与每天 3 次哌甲酯速释片的代谢相似。哌甲酯缓释片单次给药和每天 1 次重复给药的代谢相似。

放射性标记试验显示 90% 的药物经尿排泄。尿中的主要代谢产物是 PPAA,约占给药剂量的 80%。

(四)药物基因组学研究

1. *CES1* 基因　哌甲酯的主要代谢酶是羧酸酯酶 1A1(carboxylesterase 1A1,CES1A1)。哌甲酯在体内主要通过 CES1A1 催化水解,转化为其主要代谢产物 α-苯基哌啶基-2-乙酸(ritalinic acid)。

一项研究调查了 *CES1* 基因变异,包括 SNP *rs71647871*(G143E)和拷贝数变异,对口服 10 mg 哌甲酯的药代动力学的影响。结果表明,*CES1 G143E* 等位基因对哌甲酯的代谢产生了显著影响。*CES1* 基因的纯合复制(即基因的四个拷贝)导致中位 AUC 显著增加。此外,*CES1A1c* 变异对哌甲酯的代谢没有影响。另一项回顾性分析发现,CES1 活性的变异可能影响儿童患者体内哌甲酯的暴露水平。

虽然一些药物基因组学的研究中考虑到 *CES1*,但迄今为止,尚无基于 *CES1* 基因型指导哌甲酯剂量的药物基因指南。

2. *COMT* 基因　哌甲酯可抑制中枢神经系统中多巴胺(DA)和去甲肾上腺素(NE)的再摄取,而儿茶酚胺-O-甲基转移酶(COMT)通过甲基化使多巴胺和去甲肾上腺素等儿茶酚胺类递质在神经元突触中失活。COMT p.(Val158Met)变异导致 COMT 酶活性降低,可能对哌甲酯的疗效和副作用有影响。然而,在针对哌甲酯和 COMT 的系统综述中,COMT p.(Val158Met)对疗效的影响是有争议的,与不良反应的关联没有得到证实,DPWG 得出结论,没有足够证据支持基因-药物相互作用,因此在携带 COMT p.(Val158Met)变异的患者中无须调整治疗。此外,哌甲酯疗效和不良反应的差异可能是由非遗传因素或与多个基因的相互

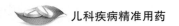

作用引起的,单个基因的影响较小。

(五)治疗药物浓度监测

TDM 是实现精准用药的有效技术手段。本部分内容将对哌甲酯的 TDM 研究进行阐述。

1. 哌甲酯浓度测定方法　哌甲酯对光和(或)氧敏感。测定样品必须在抽血和离心后立即通过冷冻或提取来稳定。目前报道的分析方法有高效液相色谱法、液相色谱-质谱联用技术和液相色谱带紫外检测器技术等。如已开发并验证了一种用于测定血清和唾液中哌甲酯的高效液相色谱法。分析程序涉及液-液萃取,以 4-(4,5-二苯基-1H-咪唑-2-基)苯甲酰氯作为标记进行衍生化,使用水-乙腈的梯度洗脱在 Phenomenex Gemini-NX C18 分析柱上进行色谱分离。衍生化的分析物在 330 nm(激发波长)和 440 nm(发射波长)下被检测。此外也已开发干血斑、头发、尿液等的 LC-MS/MS 检测方法。

2. 样本采集　CPIC 指南中指出,哌甲酯在室温下不稳定。该药物可作为渗透压控释给药系统的即时释放(IR)和延迟释放(XR)或口服小丸药物吸收系统(SODAS)的双模式释放。对于儿童和青少年群体,给药 20 mg(IR)2 h 后或给药 40 mg(XR)4~6 h 后测定血药浓度,有效剂量的 C_{max} 范围为 6~26 ng/mL。

(六)个体化治疗建议

研究显示,哌甲酯的血浆峰浓度与其药效(减轻 ADHD 症状)相关性最好,《神经精神药理学治疗药物监测的共识指南》指出哌甲酯峰浓度达到 6~26 ng/mL 是"有效的"。

1. 药物相互作用　哌甲酯对苯巴比妥和莫达非尼的药代动力学无影响。对丙米嗪代谢有较强的抑制作用,对去甲丙米嗪的抑制作用较轻。有关乙醇、卡马西平和莫达非尼对哌甲酯药代动力学影响的研究发现,莫达非尼不影响哌甲酯的代谢,而乙醇对 D-哌甲酯有轻微影响,但对 L-哌甲酯代谢没有影响。卡马西平以剂量依赖的方式诱导哌甲酯代谢。

2. CES1 基因　接受哌甲酯治疗的患者中,rs71647871 突变患者的暴露水平可能是未突变患者暴露水平的 2.5 倍。

综上所述,在合并用药时需要注意哌甲酯对其他药物的作用,以及其他药物对哌甲酯暴露水平的影响。此外,CES1 基因与哌甲酯的药物暴露水平有潜在联系。

(七)药学服务案例

患者,男,12 岁,确诊 ADHD,并接受了 2 年的哌甲酯治疗。近期出现视微和巨视的症状。在未矫正的情况下,视力是 20/15,瞳孔对称,对光反射正常。没有眼动障碍,掩盖测试没有显示任何斜视。在环状麻醉下表现为正视。裂隙灯检查、底片、黄斑和视神经乳头光学相干断层扫描结果正常。2 个月前被诊断为细菌性支气管炎,予以阿莫西林/克拉维酸抗感染治疗,同时服用可待因糖浆 1 周。其间哌甲酯治疗方案有所调整:从每次服用片剂 10 mg,2 次/天,调整为早上服用缓释片 20 mg,1 次/天。不久后,患者报告说看到自己的闹钟、手机、手或镜子中的头部在缩小。基于症状、临床检查和病史,诊断为爱丽丝漫游综合征(AIWS)。行血液检查、炎症标志物检测,以排除与 AIWS 相关的感染。行脑电图和脑 MRI,以排除中枢神经系统病变。上述检查结果均正常,精神科医生将托吡酯给药方案更改为每次服用哌甲酯片 10 mg,2 次/天,每周服用 3 天;另外 4 天使用哌甲酯缓释片,每次 20 mg,1 次/天。患者症状明显改善。结论:AIWS 可能是哌甲酯的潜在副作用,在用药过程中需加强药学监护,及时根据患者临床症状和实验室指标发现药物不良反应,并对用药剂量进行适当调整。

【托莫西汀】

(一)用法用量

1. 急性期治疗

(1)体重不足 70 kg 的儿童和青少年用量:开始时,盐酸托莫西汀的每日总剂量应约为 0.5 mg/kg,并且在 3 天的最低用量之后增加给药量,至每日总目标剂量,约为 1.2 mg/kg,可每日早晨单次服药或早晨和傍晚平均分为两次服用。剂量超过 1.2 mg/(kg·d)未显示额外的益处。对儿童和青少年,每日最大剂量不应超过 1.4 mg/kg 或 100 mg,选其中较小的一个剂量。

(2)体重超过 70 kg 的儿童、青少年和成人用量:开始时,盐酸托莫西汀每日总剂量应为 40 mg,并且在 3 天的最低用量之后增加给药量,至每日总目标剂量,约为 80 mg,每日早晨单次服药或早晨和傍晚平均分为两次服用。再继续使用 2~4 周后,如仍未达到最佳疗效,每日总剂量最大可以增加到 100 mg,没有数据支持在更高剂量下会增加疗效。

(3)对体重超过 70 kg 的儿童和青少年及成人:每日最大推荐总剂量为 100 mg。

2. 维持/长期治疗　通常认为 ADHD 患者可能需要长期治疗。在一项对照试验中,儿科患者(6~15 岁)在使用 1.2~1.8 mg/(kg·d)剂量范围获得应答后,服用本品维持治疗存在益处。在该试验中,维持治疗阶段的盐酸托莫西汀剂量一般与患者在开放研究阶段获得应答的剂量相同。如果医生选择长期使用盐酸托莫西汀,应定期评估该患者长期治疗的临床获益。

（二）药理作用

托莫西汀治疗 ADHD 的确切机制尚不清楚。但其是一种选择性去甲肾上腺素再摄取抑制剂,能够提高患者突触间隙 NE 含量,提高 NE 的正相传输,增加前额叶皮质含量,不会对伏隔核部位的 DA 活动产生影响。根据体外神经递质摄取和耗竭试验结果,推测可能与其选择性抑制突触前膜去甲肾上腺素转运体有关。

（三）药代动力学

口服托莫西汀后吸收迅速、良好,给药后 1~2 h 可达到血药浓度峰值,半衰期约为 5 h。托莫西汀可与食物同时或分开服用。对于成人,盐酸托莫西汀与标准的高脂肪饮食一起服用不影响托莫西汀的口服吸收程度(AUC),但降低吸收速率,使 C_{max} 下降 37%,T_{max} 延迟 3 h。在临床研究中,儿童和青少年同时服用盐酸托莫西汀和食物,会使 C_{max} 降低 9%。托莫西汀主要通过 CYP2D6 酶代谢为4-羟基托莫西汀,随后通过葡萄糖醛酸化途径代谢并经尿排泄(剂量的 80% 以上),而经粪便排出较少(不足剂量的 17%)。此外,有较低比率的 4-羟基托莫西汀由其他酶代谢,如 CYP2C19、CYP1A2、CYP2A6、CYP2E1 和 CYP3A 等。另外,CYP2C19 负责非活性 N-去甲基托莫西汀的形成,但其在血浆中的浓度较低,随后通过 CYP2D6 代谢为 N-去甲基-4-羟基托莫西汀。现有数据表明,托莫西汀在 6 岁以上儿童和青少年中的药代动力学过程与成人相似。

（四）药物基因组学研究

作为托莫西汀的主要代谢酶,CYP2D6 的遗传多态性与托莫西汀临床疗效和不良反应的相关性研究最为全面,本部分围绕此内容进行详细阐述。

1. 基因:CYP2D6 的基因型和表型　迄今为止,已有超过 150 个 *CYP2D6* 等位基因被发现并报道。一般而言,*CYP2D6* 等位基因突变可分为功能正常的等位基因(编码功能蛋白,如 *CYP2D6 * 1*、*CYP2D6 * 2*、*CYP2D6 * 27*、*CYP2D6 * 35*)、功能下降的等位基因(酶活性明显下降,如 *CYP2D6 * 10*、*CYP2D6 * 17*、*CYP2D6 * 29*、*CYP2D6 * 36*、*CYP2D6 * 41*、*CYP2D6 * 47*)和非功能等位基因(无活性等位基因,不编码功能蛋白,如 *CYP2D6 * 3*、*CYP2D6 * 4*、*CYP2D6 * 5*、*CYP2D6 * 6*、*CYP2D6 * 14*)。上述各等位基因的突变频率在多个地理、种族和民族群体中均存在显著差异。*CYP2D6 * 4*、*CYP2D6 * 17* 和 *CYP2D6 * 10* 分别是高加索人、非洲裔人和亚洲人最常见的等位基因。根据等位基因的组合可以确定不同个体的二倍型,并根据活性评分(AS)系统进行 CYP2D6 代谢表型的区分。活性评分规则如下:无功能突变 AS 值为 0,功能减弱突变 AS 值为 0.5,正常功能突变 AS 值为 1。在此基础上,根据患者 CYP2D6 AS 值,将其基因型转换为表型: AS 值为 0 的人群是慢代谢型(poor metabolizer, PM), AS 值为 0.5 的是中间代谢型(intermediate metabolizer, IM), AS 值为 1.0~2.0 的是正常代谢型(normal metabolizer, NM), AS 值大于 2.0 的是超快代谢型(ultrarapid metabolizer, UM)。然而,对于托莫西汀而言, AS 值为 1.0 的酶的活性小于 AS 值为 1.5~2.0 的酶的活性,因此,有些文献也将 AS 值为 1.0 作为中间代谢型。基于以上评分,可以将人群区分为 PM、IM、快代谢型(extensive metabolizer, EM)、UM。同样,由于 *CYP2D6* 等位基因频率在不同种族间分布不同,CYP2D6 代谢表型分布也存在明显的种族差异。例如,PM 在高加索人中占 5%~10%,在非洲人占 0%~5%。在亚洲人群中,PM 只占 0%~1%。

2. *CYP2D6* 基因多态性对托莫西汀体内暴露的影响　托莫西汀被美国 FDA 认为是一种用于评估药物相互作用的 CYP2D6"敏感底物"。因此, *CYP2D6* 基因变异对托莫西汀的药代动力学有深远的影响。成人药代动力学研究表明,EM 和 PM 中托莫西汀的平均 $T_{1/2}$ 分别为 5.2 h 和 21.6 h。PM 的 AUC 比 EM 高约 10 倍,稳态 C_{max} 比 EM 高约 5 倍。此外,PM 稳态下的口服清除率比 EM 低很多,从而会导致更高暴露。对于儿童而言,PM 和 EM 之间的托莫西汀暴露差异与成人中观察到的 8~10 倍的差异是一致的。

值得说明的是, *CYP2D6 * 10* 作为亚洲人群中最常见的等位基因,对于中国人群使用托莫西汀后的药代动力学影响显著。研究显示,在中国和日本人群中,携带 *CYP2D6 * 10/ * 10* 基因型的成人受试者比 EM 受试者具有更高的托莫西汀暴露;在另一项健康韩国成人的药代动力学研究中发现,携带 *CYP2D6 * 10/ * 10* 基因型受试者的 C_{max} 、 $AUC_{0~24 h}$ 、 $AUC_{0~\infty}$ 和 $T_{1/2}$ 参数分别比 *CYP2D6 * wt/ * wt* 组高 1.5 倍、3.1 倍和 2.0 倍。遗憾的是,托莫西汀在 *CYP2D6* 不同基因多态性儿童患者中的药代动力学研究比较匮乏。

3. *CYP2D6* 基因多态性与托莫西汀疗效和不良反应的相关性研究　据报道,与非 PM 患者相比,CYP2D6 PM 的患者接受托莫西汀治疗出现良好治疗反应的可能性和副作用都更高,这可能是由于 PM 患者有更高的药物暴露所致。与非 PM 患者相比,PM 患者 ADHD 症状的改善程度更大,但非 PM 患者也更有可能因无效而停止托莫西汀治疗。然而,目前的证据仅限于 CYP2D6 PM 患者和非 PM 患者之间的比较,尚无证据表明疗效和(或)停药与其他 CYP2D6 表型类别相关。在接受托莫西汀治疗的 PM 患者中,最常见的非特异性不良反应包括口干、抑郁和失眠。因此,对于这些患者,建议使用比 EM 较低的托莫西汀剂量。相反,UM 或部分 EM 患者则因缺乏疗效而停用托莫西汀的风险较高。

CPIC 在 2019 年发布的最新指南,建议根据 *CYP2D6* 的基因型和托莫西汀峰浓度共同指导临床托莫西汀的剂量选择。DPWG 的剂量建议与目前产品说明书相同,并没有对不同 CYP2D6 表型的患者给出明确和具体的治疗剂量建议。该指南认为,对于 PM 患者群体,应该更关注不良反应的发生情况;对于 UM 患者而言,临床疗效则需密切监测,因为疗效降低的风险更高,此时使用替代药物进行治疗可能更合适。

(五)治疗药物浓度监测

TDM 是实现精准用药的有效技术手段。总体而言,关于托莫西汀 TDM 的研究尚处于起步阶段。本部分内容将对托莫西汀的有限 TDM 研究进行阐述。

1. 托莫西汀浓度测定方法　目前报道的分析方法有高效液相色谱法、液相色谱-质谱联用技术和液相色谱带紫外检测器技术等。然而,大部分方法采用了耗时的液-液萃取或固相萃取,效率降低。此外,有些方法需要消耗大量的血浆样品,大部分为 500 μL。最近,有团队建立了一种快速、灵敏、简便地测定人血浆中托莫西汀含量(50.0 μL)的 LC－MS/MS 方法。该方法成功地在极宽的浓度范围内(0.5~2 000.0 ng/mL)测定了托莫西汀的血药浓度。

2. 样本采集　根据最新的《神经精神药理学治疗药物监测的共识指南》,摄入 1.2 mg/(kg·d)后 60~90 min 内检测到的 200~1000 ng/mL 的峰值血浆浓度通常被认为是"治疗参考范围"。CPIC 指南中指出 ADHD 儿童和青少年的治疗参考范围也在 200~1 000 ng/mL。当血药浓度峰值>400 ng/mL 时,可观察到临床响应的适度改善。根据 *CYP2D6* 基因型信息,分别建议未携带 *CYP2D6 * 10* 等位基因的 UM、EM 和 IM 在给药后 1~2 h、携带 *CYP2D6 * 10* 等位基因的 IM 在给药后 2~4 h,而 PM 给药后 4 h 监测其峰值浓度。

(六)个体化治疗建议

研究显示,托莫西汀的血浆峰浓度与其药效(减轻 ADHD 症状)相关性最好,《神经精神药理学治疗药物监测的共识指南》指出托莫西汀峰浓度(服药后 1~4 h)达到 200~1 000 ng/mL 是"有效的"(峰浓度>400 ng/mL 疗效较佳),而 *CYP2D6* 的代谢表型影响托莫西汀的达峰时间和半衰期。因此,CPIC 的指南建议根据 *CYP2D6* 的基因型和托莫西汀峰浓度共同指导托莫西汀的剂量选择。应用个体基因型指导托莫西汀的剂量选择可以避免标准剂量下的治疗失败或不良反应风险的增加。指南建议总结如下：

1. 儿童患者

（1）对于 UM（$AS>2$）、NM（$AS\ 1.5\sim2.0$）以及 NM（$AS\ 1.0$;不携带 $CYP2D6*10$ 等位基因）的患儿，初始剂量为 0.5 mg/（kg·d），3 天后增加剂量至 1.2 mg/（kg·d），如果 2 周后临床应答不佳同时也未发生不良反应，服药后 1~2 h 内监测峰浓度，如果峰浓度值低于 200 ng/mL，建议按比例增加剂量使峰浓度达到 400 ng/mL。

（2）对于 NM（$AS\ 1.0$;携带 $CYP2D6*10$ 等位基因）和 IM（$AS\ 0.5$）的患儿初始剂量为 0.5 mg/（kg·d），如果 2 周后临床应答不佳同时也未发生不良反应，服药后 2~4 h 内监测峰浓度，如果峰浓度值低于 200 ng/mL，建议按比例增加剂量使峰浓度达到 400 ng/mL。如果出现不可接受的副作用，考虑减少剂量。

（3）对于 PM（$AS\ 0$）的患儿，初始剂量为 0.5 mg/kg，如果 2 周后临床应答不佳同时也未发生不良反应，服药后 4 h 内监测峰浓度，如果峰浓度值低于 200 ng/mL，建议按比例增加剂量使峰浓度达到 400 ng/mL。如果出现不可接受的副作用，考虑减少剂量。

2. 成人患者

（1）对于 UM（$AS>2$）、NM（$AS\ 1.5\sim2.0$）以及 NM（$AS\ 1.0$;不携带 $CYP2D6*10$ 等位基因）的患者，初始剂量为 40 mg/d，3 天后增加剂量至 80 mg/d，如果 2 周后没有临床疗效同时也未发生不良反应，考虑增加剂量至 100 mg/d。若 2 周后还未观察到临床疗效，服药后 1~2 h 内监测峰浓度，如果峰浓度值低于 200 ng/mL，建议按比例增加剂量使峰浓度达到 400 ng/mL。可能需要超过 100 mg 以达到目标峰浓度。

（2）对于 NM（$AS\ 1.0$,携带 $CYP2D6*10$ 等位基因 t）、IM（$AS\ 0.5$）和 PM（$AS\ 0$）的患者，初始剂量为 40 mg/d，如果 2 周后没有临床疗效同时也未发生不良反应，考虑增加剂量至 80 mg/d。若 2 周后还未观察到临床疗效，服药后 2~4 h 内监测峰浓度，如果峰浓度值低于 200 ng/mL，建议按比例增加剂量使峰浓度达到 400 ng/mL。如果出现不可接受的副作用，考虑减少剂量。

（七）药学服务案例

患者，男，11 岁，确诊 ADHD 合并抽动障碍，体重 55 kg，使用托莫西汀治疗，初始剂量早晨一次 35 mg 治疗，初期进食较差，睡眠易醒；1 周后逐渐加量至早晨一次 45 mg。1 个月后患儿复诊，家长诉其服用后症状好转不明显，且食欲下降，睡眠欠安；考虑患儿耐受性及临床响应情况，改为 25 mg，早晚各一次服用，服药

2 周后建议测定药物峰浓度。该患儿 *CYP2D6* 基因分型显示为中间代谢型,因此指导其早晨服药 2 h 后采血,测定托莫西汀峰浓度为 186 ng/mL。1 个月后患儿复诊,症状改善仍不明显,但此时耐受性良好。分析原因提示患儿血浆峰浓度较低,尚未达到推荐治疗药物浓度,建议进一步调整药物剂量,增加至 60 mg,且更改为早晨一次服药,嘱其关注不良反应情况,及时复诊。1 个月后患儿复诊,再次测定托莫西汀药物峰浓度为 424 ng/mL,家长表示患儿多动症状改善明显,未发生明显不良反应;视听整合持续测试系统(IVA - CPT)、《美国精神疾病诊断和统计手册》(第 5 版)(DSM - 5)、WEISS 功能缺陷量表、Conners 评定量表等多个量表评分,显示较基线数值改善明显。现维持 60 mg 每早一次服药,按规律复诊。

第三节　抑郁症的精准用药治疗

抑郁症是儿童常见的慢性精神系统疾病之一,由生物化学因素与遗传因素等多种原因所致,临床表现为持续显著的情绪低落、焦虑感、社会性封闭独居、对兴趣的减退及失眠等方面的异常。目前儿童抑郁症发病率为 2.5%,且在儿童期(6~12 岁)发病率无明显性别差异。虽然轻度抑郁症患儿预后良好,但若不加以干预,抑郁症可能加重且持续,严重影响个体身心发育进程。口服抗抑郁药是大部分抑郁症患儿的主要治疗方法之一,药物治疗原则是根据抑郁程度规范选用合适药物。但由于儿童、青少年正处于生长发育的特殊阶段,对抗抑郁药物的反应与成人有所差异,许多适用于成人的抗抑郁药物对儿童青少年患者的有效性及安全性欠佳,并不适用于儿童青少年抑郁症的治疗。因此儿童抑郁的个体化精准治疗极为重要。目前,抑郁症精准药物治疗在生物标志物、药物遗传学、治疗药物浓度监测等方面取得了一定进展,本章主要就相关药物的精准治疗进行概述。

【氟西汀】

在各类抗抑郁药物中,仅选择性 5 -羟色胺再摄取抑制剂(SSRI)类药物氟西汀被多项临床研究证实对儿童青少年抑郁症的效果和安全性较好,被推荐作为治疗儿童青少年抑郁症的一线药物。

(一)用法用量

8 岁及以上的儿童和青少年中度至重度抑郁发作:起始剂量为 10 mg/d,

1~2周后,剂量可增加至 20 mg/d。每日剂量大于 20 mg 的临床研究经验不足。超过 9 周治疗的临床研究证据有限。低体重儿童:由于低体重儿童血浆浓度水平较高,可以用较低的剂量达到治疗效果。对于接受治疗的儿科患者,应评估 6 个月后继续治疗的必要性。如果在 9 周内没有临床获益,则应重新考虑治疗。

7 岁及以上的儿童和青少年强迫症:在青少年和体重较重的儿童中,开始以 10 mg/d 的剂量进行治疗。2 周后,将剂量增加至 20 mg/d。如果临床改善不明显,则在几周后继续增加剂量。建议剂量范围为 20~60 mg/d。在体重较轻的儿童中,以 10 mg/d 的剂量开始治疗。如果临床改善不明显,则在几周后继续增加剂量。建议剂量范围为 20~30 mg/d。每日剂量大于 20 mg 的临床研究证据非常少,并且没有超过 60 mg 剂量的临床研究证据。在氟西汀支持其治疗强迫症的有效临床试验中,患者给予氟西汀剂量为 10~60 mg/d。

（二）药理作用

氟西汀通过选择性抑制 5-羟色胺转运体,阻断突触前膜 5-羟色胺的再摄取,从而使 5-羟色胺在神经元之间的浓度增加,延长和增加 5-羟色胺的作用,从而产生抗抑郁作用。其对肾上腺素能、组胺能、胆碱能受体的亲和力低,作用较弱,因而产生的不良反应少。

（三）药代动力学

氟西汀口服给药后几乎被完全吸收。然而,由于肝脏的首过代谢,其全身利用度降低。由于其亲脂性特征,氟西汀具有较大的分布容积,并在几种组织中蓄积。脑/血浆比为 2.6∶1,低于其他 SSRI。

氟西汀经肝脏代谢,去甲氟西汀是由氟西汀去甲基化形成的活性代谢物。氟西汀是两种对映体的外消旋混合物。S-氟西汀对 5-羟色胺再摄取的抑制作用略高于 R-氟西汀。S-去甲氟西汀的再摄取阻断效力约为 R-去甲氟西汀的 20 倍。这四种化合物的药代动力学也不同。治疗数周后,两种 S-对映体的血浆浓度约为 R-对映体血浆浓度的 2 倍。氟西汀主要消除途径是通过氧化代谢和结合,经尿液排泄,不到 10%以原型或氟西汀葡萄糖苷酸形式排泄。

研究显示,CYP2D6、CYP2C19、CYP2C9、CYP3A4 和 CYP3A5 参与了 R-氟西汀和 S-氟西汀向其 N-去甲基代谢物的转化过程。CYP2C9 优先催化 R-氟西汀去甲基化,而 S-去甲氟西汀的形成高度依赖于 CYP2D6。同时,氟西汀和去甲氟西汀的对映体能够抑制 CYP2D6 活性。因此,在长期给药期间,当氟西汀和去甲氟西汀的抑制作用减弱了 CYP2D6 的作用时,CYP2C19、CYP2C9、CYP3A4 和 CYP3A5 对氟西汀代谢的影响变得更为重要。

(四) 药物基因组学研究

氟西汀是典型的 SSRI,CPIC 于 2015 年发布了关于 *CYP2D6* 和 *CYP2C19* 基因型指导 SSRI 类抗抑郁药剂量选择的指南,并于 2023 年在此基础上发布了更新版本,扩展了 SSRI 类抗抑郁药与 CYP2B6、5 -羟色胺转运体(SLC6A4)和 5 -羟色胺- 2A 受体(HTR2A)基因型的相关性研究。在本指南中,基于当前的研究结果,*CYP2D6* 基因型指导的剂量推荐主要针对帕罗西汀、氟伏沙明、文拉法辛和沃替西汀;*CYP2C19* 基因型指导的剂量推荐针对西酞普兰、艾司西酞普兰和舍曲林;*CYP2B6* 基因型指导的剂量推荐针对舍曲林。对氟西汀而言,并未有明确的基于基因型给药建议,原因如下。

如前所述,CYP2D6 将氟西汀转换为 *S* -去甲氟西汀,而 CYP2D6 和 CYP2C9 将氟西汀转换为去甲氟西汀。氟西汀和 *S* -去甲氟西汀调节 5 -羟色胺再摄取的活性相似,而去甲氟西汀的药理活性较低。先前研究已证实 42 例 CYP2D6 UM 或 PM 患者具有显著不同的母体药物与代谢产物比值,但氟西汀加去甲氟西汀的总血药浓度可能不因 CYP2D6 代谢差异而存在显著差异。关于 CYP2D6 表型状态如何影响氟西汀加去甲氟西汀总血药浓度随时间的变化,或者 CYP2D6 表型状态引起的氟西汀与去甲氟西汀浓度之间的不平衡是否影响患者结局或安全性的可用数据很少。因此,该指南中未提供基于基因型的氟西汀给药建议。

(五) 治疗药物浓度监测

TDM 是实现精准用药的有效技术手段。本部分内容将对氟西汀的 TDM 研究进行阐述。

1. 氟西汀浓度测定方法　目前,国内外关于氟西汀的浓度测定方法主要包括气相色谱法(GC)、高效液相色谱法(HPLC)、气相色谱-质谱法(GC/MS)。

2. 样本采集　推荐监测谷浓度,清晨服药前采样。根据最新的《神经精神药理学治疗药物监测的共识指南(2017 版)》,通常认为氟西汀与去甲氟西汀血药总浓度 120~500 ng/mL 是"治疗参考范围"。

(六) 个体化治疗建议

描述 *CYP2D6* 基因型与儿科患者 SSRI 全身暴露或稳态血浆浓度之间关系的数据很少。但 CYP2D6 活性在儿童早期完全成熟,将成人研究数据表及建议外推到青少年或可能更年幼的儿童并进行密切监测可能是合适的。因此,临床医生应该考虑这些药物在儿童和青少年中的独特性和更有限的证据基础的同时,确定它们对这类特殊人群的适用性,以及在耐受性和疾病特异性反应轨迹方面的儿科特异性差异。

（七）药学服务案例

患儿，女，16 岁。因"间断情绪不稳、躯体不适伴自伤行为 1 年余"入院，诊断为：童年情绪障碍、抑郁状态。

入院后患儿沿用院外碳酸锂 0.3 g 每日 2 次、劳拉西泮 0.5 mg 每日 3 次治疗，停用院外舍曲林，改为氟西汀 20 mg 每天 1 次治疗。5 天后，氟西汀剂量增加到 40 mg 每天 1 次。维持上述剂量 6 天后，在下次用药前采血监测谷浓度，结果氟西汀 531.49 ng/mL，去甲氟西汀 49.01 ng/mL，氟西汀+去甲氟西汀 580.50 ng/mL。

依据《神经精神药理学治疗药物监测共识指南（2017 版）》，氟西汀的半衰期为 4~6 天，去甲氟西汀的半衰期为 6~16 天，因此氟西汀需经过 1~2 个月才能达到稳态。该患儿目前氟西汀的活性部分浓度为 580.50 ng/mL，略高于治疗参考浓度范围（120~500 ng/mL），低于实验室警戒浓度（1 000 ng/mL）。患者去甲氟西汀与氟西汀的浓度比值为 0.092，远低于代谢产物与母药的预计比值（MPR=0.7~1.9），说明氟西汀代谢为去甲氟西汀的过程被抑制。

综合分析该患儿的基本情况，该患儿的药物基因组学检测显示其 *CYP2C19*、*CYP2C9*、*CYP2D6* 基因分型结果均为 *1/*1 正常代谢型，肝肾功能等指标正常，排除上述因素的影响。合并用药分析显示该患儿因恶心反胃、腹部不适于院外开具艾司奥美拉唑并沿用至今，因此这很可能是该患儿氟西汀代谢被抑制的原因。尽管该患儿目前血药浓度略微高于治疗参考浓度范围，且患者目前未出现不良反应，但考虑此时氟西汀未达稳态血药浓度（维持当前剂量仅 6 天，而氟西汀达稳态血药浓度时间可能需 1~2 个月），因此后续浓度还可能进一步升高。综上考虑患儿情况，建议逐步将氟西汀减为原剂量的 25%，即 10 mg，停止使用艾司奥美拉唑后再恢复至原剂量。

该患儿后续将氟西汀剂量减为 10 mg 每日 1 次治疗，1 周后患儿恶心、腹部不适症状减轻，停用艾司奥美拉唑。随后将氟西汀增加至 40 mg 每日 1 次，治疗 1 个月后，患儿氟西汀 135.6 ng/mL，去甲氟西汀 148.7 ng/mL，情绪较前稳定，乏力感较前减轻。

【丙米嗪】

丙米嗪（imipramine）是一种三环类抗抑郁药（TCA），在 20 世纪 90 年代以前常用以治疗儿童青少年抑郁症。但由于 TCA 较大且严重的不良反应，对于儿童青少年抑郁症的药物治疗已不提倡使用 TCA 治疗。不过，丙米嗪还可用于治疗惊恐发作、遗尿和慢性疼痛综合征，临床上仍有广泛应用。本章根据 2016 CPIC

指南,从治疗药物监测及药物基因组学两个方面,对丙米嗪药物的精准治疗进行介绍。

(一)用法用量

成人:口服,开始一次 25~50 mg,一日 2 次,早上与中午服用,晚上服药易引起失眠,因此不宜晚上使用。以后逐渐增加至一日总量 100~250 mg。维持量一日 50~150 mg,一日不超过 300 mg。

儿童:6 岁以下儿童禁用。6 岁以上儿童酌情减量。治疗抑郁症,8 岁及以上儿童剂量为 1.5~5 mg/(kg·d),分 2~3 次,口服;对于遗尿症的治疗,6 岁以上患者的剂量为 10~25 mg,口服,睡前 1 h 服用,每 1~2 周可增加 10~25 mg,6~12 岁患者的最大剂量为 50 mg,12 岁以上患者的最大剂量为 75 mg。

(二)药理作用

本品为三环类抗抑郁药,主要作用在于阻断中枢神经系统对去甲肾上腺素和 5-羟色胺这两种神经递质的再摄取,从而使突触间隙中这两种神经递质浓度增高,发挥抗抑郁作用。本品还有抗胆碱,抗 α_1-肾上腺素受体及抗 H1 组胺受体作用,但对多巴胺受体影响甚小。

(三)药代动力学

口服吸收好,生物利用度 29%~77%,蛋白结合率 76%~95%,半衰期为 9~24 h,分布容积为 15~30 L/kg。主要在肝脏代谢,活性代谢产物为去甲丙米嗪。自肾脏排泄,可分泌入乳汁,老年患者对本品的代谢与排泄能力下降,敏感性增强,应减少用量。

(四)药物基因组学研究

据报道,CYP2D6 基因型和 CYP2C19 基因型与丙米嗪代谢的高度变异性相关。本部分围绕此内容进行详细阐述。

1. CYP2D6 基因多态性对丙米嗪体内暴露及疗效和不良反应的相关性研究 研究显示,与 EM 型患者群体相比,PM 型患者群体对丙米嗪和去甲丙米嗪的代谢降低,其副作用风险增加,需要减少剂量。DPWG 指南认为,对于 PM 型患者群体,应该更加关注不良反应的发生情况;对于 UM 型患者而言,临床疗效则需密切监测,因为疗效降低的风险更高,此时使用替代药物进行治疗可能更合适。

2. CYP2C19 基因多态性对丙米嗪体内暴露及疗效和不良反应的相关性研究 与 CYP2D6 相似,CYP2C19 基因具有高度多态性;已有超过 35 个已知的等位变异和亚变异。虽然等位基因频率存在种族差异,但绝大多数患者携带

CYP2C19 * 1、*CYP2C19 * 2*、*CYP2C19 * 3* 或 *CYP2C19 * 17* 等位基因。*CYP2C19 * 1* 是编码一种全功能酶的野生型等位基因。*CYP2C19 * 2 ~ * 8* 为非功能等位基因,其中 *CYP2C19 * 2* 是最常见的,但在亚洲人群中,*CYP2C19 * 3* 更为常见。*CYP2C19 * 17* 等位基因,是由基因启动子区域的一个变异定义,导致基因转录增强,导致代谢能力增强,因此被归类为功能增加的等位基因。同样,与 CYP2C19 EM 型患者相比,PM 型患者丙米嗪的代谢能力降低。

（五）治疗药物浓度监测

由于在代谢和消除率及过量使用三环类抗抑郁药的毒性方面个体间差异很大,神经精神药理学与药物精神病学协会（AGNP）建议对丙米嗪和去甲丙米嗪常规进行 TDM,治疗浓度参考范围为丙米嗪加去甲丙米嗪总浓度为 175 ~ 300 ng/mL,去甲丙米嗪单独浓度为 100~300 ng/mL。在一项荟萃分析中,发现在 175~350 ng/mL（丙米嗪和去甲丙米嗪总浓度）的治疗参考范围内存在相关性的证据。

TDM 是实现精准用药的有效技术手段。本部分内容将对丙米嗪的 TDM 研究进行阐述。

1. **丙米嗪浓度测定方法**　目前报道的分析方法有高效液相色谱法、液相色谱-质谱联用技术和液相色谱带紫外检测器技术等。

2. **样本采集**　当在接受常规给药方案的患者中检测丙米嗪药物浓度时,应在下一次丙米嗪给药（谷值）前采集样本。必须在采血后 2 h 内将血清与红细胞分离,否则从红细胞释放的药物会引起药物水平的假性升高。

（六）个体化治疗建议

丙米嗪的血浆浓度与临床疗效有显著相关性。研究表明,儿童和青少年血液中丙米嗪的剂量相关浓度高于成人。

需要注意的是,在药物治疗的初始阶段,丙米嗪毒性可能在治疗浓度下发生。与药物的抗胆碱能特性相关的常见副作用包括口干症、心动过速、尿潴留、便秘、震颤、直立性低血压、视物模糊、镇静、心脏传导延迟（特别是 PR、QRS 和 QT 间期延长）、体重增加。此外,丙米嗪可在阳光暴露下引起继发于药物代谢产物——黑色素复合物沉积,身体上出现灰色色素沉着,这是由氧自由基介导的。该药物还可通过引起胆汁淤积和肝炎来改变肝功能和形态。心脏毒性与血清药物浓度大于 1 000 ng/mL 相关。在怀疑丙米嗪毒性的患者中,治疗措施包括高渗碳酸氢钠或高渗盐水。利多卡因也用于室性心动过速。在丙米嗪毒性的情况下,应避免使用 I A、I C 和Ⅲ类抗心律失常药物。同时服用单胺氧化酶（MAO）

抑制剂的患者或近期有心肌梗死、窄角型青光眼、充血性心力衰竭、心绞痛或心律失常病史的患者不应使用丙米嗪。

吸烟可降低丙米嗪的血清浓度。丙米嗪的峰值效应发生在 $1 \sim 2\,h$ 内。药物与蛋白质高度结合($70\% \sim 90\%$)。硫利达嗪、氯苯那敏、氯米帕明、去甲氟西汀、普萘洛尔、西酞普兰和艾司西酞普兰可导致丙米嗪水平假性升高,而舍曲林具有相反的作用。

基于基因型的剂量建议:

1)对于 *CYP2D6*,建议 PM 型患者群体应接受丙米嗪或去甲丙米嗪推荐剂量的 30%,而 EM 型患者群体应接受丙米嗪推荐剂量的 130%,且可能需要远高于平均去甲丙米嗪剂量。DPWG 建议 PM 型患者群体和 IM 型患者群体为平均剂量的 70% 和 30%,而 UM 型患者群体推荐替代药物或增加 70% 的剂量。

2)对于 *CYP2C19*,建议 PM 型患者群体为平均剂量的 60%,EM 型患者群体为 100%。DPWG 建议 PM 型患者群体接受平均剂量的 30%。

3)CPIC 最近建议考虑一种替代药物治疗 *CYP2D6* 或 *CYP2C19* UM 型和 PM 型患者群体。也建议减少 *CYP2D6* IM 型患者群体(25%)和 *CYP2D6* 或 *CYP2C19* PM 型患者群体(50%)的剂量。类似的建议也适用于丙米嗪和 *CYP2D6* 基因型,并提出了 *CYP2D6* 和 *CYP2C19* 联合表型的给药建议。

第四节　精神分裂症的精准用药治疗

精神分裂症(schizophrenia,SCH)是以精神活动与环境不协调为特征的精神疾病,其病因尚未完全查明,主要是生物学和心理社会环境因素相互作用的结果。精神分裂症临床表现复杂多变,不同个体在前驱期、显症期和慢性期等不同阶段具有不同的表现,部分患者可出现激越症状,冲动控制能力减退,社交敏感性降低,严重者可出现自杀、攻击和暴力等危险行为,其中 $20\% \sim 30\%$ 患者属于难治性精神分裂症,给患者家庭及社会带来沉重的负担。据相关数据统计,我国精神分裂症发病率约 1%。临床上对精神分裂症的治疗,既要注重药物选择,也要权衡非药物治疗效果。精神分裂症属于慢性复发性病程,会表现出间断性发作或持续性病程。研究显示,对首次发作患者给予有效的治疗,75% 以上患者均可痊愈,但后续反复发作或恶化概率较高。目前普遍认为影响精神分裂症的关键是发病后 5 年内是否进行规范化抗精神病药物治疗。因此青少年精神分裂症的个体化精准治疗极为重要。目前,精神分裂症精准药物治疗取得了一定进展,本章主要就相关药物的精准治疗进行概述。

【利培酮】

非典型性抗精神病药物利培酮(risperidone)被广泛用于治疗 SCH,对 SCH 的阳性、阴性症状都有比较好的疗效,并具有耐受性好的特点。已有研究表明利培酮可能导致迟发性运动障碍、心动过缓或锥体外系反应等不良事件。

(一) 用法用量

1. 精神分裂症　13～17 岁儿童和青少年:口服给药,起始剂量为一日 0.5 mg,于早晨或晚上单次服用。至少间隔 24 h 后,可根据耐受性每日增加 0.5 mg 或 1 mg。若能耐受,推荐剂量为一日 3 mg。维持治疗时间尚不明确。

2. 孤独症相关的易激惹　5～17 岁儿童和青少年:口服给药,每日一次或每日两次;① 体重 ≥15 kg 且<20 kg:起始剂量为一日 0.25 mg。至少间隔 4 日后,可增至一日 0.5 mg。至少维持以上剂量 14 日。若未达临床疗效,在间隔至少 2 周后,剂量可增至一日 0.75 mg。② 体重 ≥20 kg:起始剂量为一日 0.5 mg。至少间隔 4 日后,可增至一日 1 mg。至少维持以上剂量 14 日。若未达临床疗效,在间隔至少 2 周后,剂量可增至一日 1.5 mg。③ 有效剂量范围为一日 0.5～3 mg。在达到推荐剂量并可维持临床疗效时,可考虑逐渐减量,以获得有效性和安全性的最佳平衡。对出现持续嗜睡的患者,宜在每日睡前单次给药或将日剂量分 2 次服用,或酌情减量。

3. 智力低下或精神发育迟滞及品行障碍相关的持续攻击或其他破坏性行为　5～17 岁儿童和青少年:口服给药。① 体重<50 kg,起始剂量为一次 0.25 mg,一日 1 次。若需要,可每日增加 0.25 mg。剂量范围为一日 0.25～0.75 mg。② 体重 ≥50 kg,起始剂量为一次 0.5 mg,一日 1 次。若需要,可每日增加 0.5 mg。剂量范围为一日 0.5～1.5 mg,多数患者的最佳剂量为一日 1 mg。

4. Ⅰ 型双相情感障碍急性躁狂发作或混合性发作　10～17 岁儿童:口服给药,起始剂量为一日 0.5 mg,于早晨或晚上单次服用。至少间隔 24 h 后,可根据耐受性每日增加 0.5 mg 或 1 mg。若能耐受,推荐剂量为一日 1～2.5 mg。维持治疗时间尚不明确。

(二) 药理作用

本药属非典型抗精神病药,为一种选择性单胺能拮抗药,对多巴胺 D_2 受体、5-羟色胺 2(5-HT_2)受体、α_1-肾上腺素受体、α_2-肾上腺素受体和组胺 H_1 受体具有高度亲和力。本药用于精神分裂症的作用机制尚不明确,可能通过对 D_2 受体和 $5-HT_2$ 受体的拮抗作用介导其对精神分裂症的治疗活性。

(三)药代动力学

本药口服吸收良好,口服绝对生物利用度为 70%。与口服液相比,口服片剂的相对生物利用度为 94%。药代动力学研究表明本药口崩片和口服液与片剂具有生物等效性。口服本药片剂或口服液后,原型药物达峰时间(T_{max})约为 1 h。

本药分布迅速,分布容积为 1~2 L/kg。血浆中本药与白蛋白和 α_1 -酸性糖蛋白结合,原型药物的血浆蛋白结合率为 90%,9 -羟基利培酮的血浆蛋白结合率为 77%。原型药物和 9 -羟基利培酮不存在血浆蛋白的相互置换。

本药在肝脏广泛代谢。体外研究表明,CYP2D6 是参与将利培酮代谢为其主要代谢产物 9 -羟基利培酮的主要酶。此外,研究发现 CYP3A4 和 CYP3A5 也能够将利培酮代谢为 9 -羟基利培酮。当利培酮代谢为 9 -羟基利培酮时,引入手性中心,导致形成对映体。一项体内研究表明,CYP2D6 在(+)-9 -羟基利培酮的形成中起主要作用,而 CYP3A4 似乎主要参与(-)-9 -羟基利培酮的形成。9 -羟基利培酮具有与原型药物相似的药理活性,故临床效应来自原型药物和 9 -羟基利培酮总的浓度。

本药及其代谢产物主要随尿液排泄,较少随粪便排泄。

(四)药物基因组学研究

药物基因组学研究发现,CYP450 和转运体基因的遗传多态性位点可以影响利培酮的药代动力学特征。*CYP2D6* 基因多态性与利培酮药代动力学特征的回顾性队列研究发现,CYP2D6 弱代谢型和中间代谢型的利培酮活性浓度大约是正常代谢型的 1.6 倍。*ABCB1* 基因上连锁不平衡程度较高的三个多态性位点(1236C>T,*rs1128503*;2677G>T/A,*rs2032582*,3435C>T,*rs1045642*)与利培酮药物分布显著关联。口服利培酮的研究中,*ABCB1* 基因多态性位点与利培酮及其活性部分的高暴露量显著关联,并与 9 -羟基利培酮的消除率降低相关。

此外,关于疗效和不良反应与基因多态性相关性的报道较多,如有研究发现 *DRD2 rs4436578* - *C* 纯合子基因型与精神分裂症患者长期非典型抗精神病药物治疗(氯氮平、奥氮平或利培酮)诱导的体重增加风险显著增加相关。此外,大麻素受体 1(*CNR1*)基因可能与接受氯氮平、奥氮平、氟哌啶醇或利培酮治疗的精神分裂症患者中抗精神病药物诱导的体重增加相关。瘦素(*LEP*)基因变异

（-2548G/A）可预测儿童和青少年利培酮相关体重增加。抗精神病药物代谢副作用的药物基因组学研究发现,Meis 同源盒 2(MEIS2)中的一个 SNP 介导利培酮对臀围和腰围的影响。多巴胺 D_3 受体(DRD3)基因变体 rs167771 与利培酮诱导的锥体外系症状显著相关。在接受利培酮、奥氮平或氯氮平且易受抗精神病药物诱导的锥体外系症状影响的患者中,研究了 G-蛋白信号转导 2(RGS2)基因调节因子与抗精神病药物诱导的帕金森病的相关性。一项体外药物遗传学研究表明,HTR2A 基因的几种变异体与 4 种非典型抗精神病药物(阿立哌唑、氯氮平、喹硫平和利培酮)在细胞水平的效力变化相关。5-羟色胺受体 HTR3E 和 HTR3A 基因变异对抗精神病药物治疗(氟哌啶醇或利培酮)的早期反应产生了微弱影响。DRD2 基因(rs1799978、rs1800497)和 v-akt 鼠胸腺瘤病毒癌基因同源物 1(AKT1)基因(rs3803300、rs2494732)变异是利培酮治疗反应的显著预测因子。5-羟色胺 2C 受体(HTR2C)启动子区的变异影响中国女性精神分裂症患者的利培酮治疗效果。观察到 5-羟色胺转运体(SLC6A4)LPR 变体与利培酮治疗反应之间存在显著相关性。代谢型谷氨酸受体(GRM3)基因和儿茶酚-O-甲基转移酶(COMT)基因的变异与非裔美国人和白人精神分裂症患者对利培酮的反应相关。在 27 例患者中进行的一项小型研究得出结论,多巴胺 D4 受体(DRD4)的变异可能是利培酮或哌罗匹隆治疗是否更有效的预测因素。5-羟色胺 1A 受体(HTR1A)基因 rs6295 和白细胞介素-1 受体拮抗剂(IL-1RN)基因 VNTR 多态性被认为是接受利培酮治疗的精神分裂症患者阴性症状减轻的预测因子。在全基因组药物基因组学分析中,介导奥氮平和利培酮对阴性症状影响的 ANKS1B 基因和接触蛋白相关蛋白样 5 基因(CNTNAP5)的多态性非常接近推荐的显著性阈值。

（五）治疗药物浓度监测

TDM 通过检测利培酮血药浓度,可解释利培酮治疗的个体差异,它提供了一个避免不良反应、毒性或缺乏效力的机会。

1. 利培酮浓度测定方法　高效液相色谱(HPLC)和超高效液相色谱(UPLC)是最被推荐分别测量药物及其活性代谢物浓度的技术。免疫化学方法:酶免疫分析法(EIA)、荧光偏振免疫分析法(FPIA)和酶联免疫吸附法(ELISA)具有灵敏度高、测量速度快的特点。新的分析方法,如毛细管电泳(CE)也被使用。正电子发射体层摄影(PET)和单光子发射计算机体层摄影(SPECT)用于评估受体占用程度(主要是多巴胺 D_2 受体),这可以与血浆浓度一起作为治疗效果的重要指标。

2. 样本采集　服用利培酮达稳态后,下次服药前采血,治疗血药浓度应在 20~60 ng/mL(母体物质+活性代谢物)范围内。在一些研究中,提出了 25～150 ng/mL(治疗浓度)和 25~80 ng/mL(最佳浓度-无副作用)的范围。

(六)个体化治疗建议

CYP2D6 是参与利培酮代谢的最主要代谢酶,DPWG 推荐基于 CYP2D6 的代谢表型优化利培酮的服药剂量。建议:

1. CYP2D6 慢代谢型

(1)使用常规剂量的 67%。

(2)如果降低剂量后仍发生中枢神经系统副作用,则将剂量进一步降低至常规剂量的 50%。

2. CYP2D6 超快代谢型　选择一种替代方案或根据活性代谢物(帕利哌酮)的最大剂量进行滴定(口服:成人和 15 岁及以上儿童体重≥51 kg 的每日剂量为 12 mg,15 岁及以上儿童,体重<51 kg 的每日剂量为 6 mg;肌内注射:每两周 75 mg)。

(七)药学服务案例

患者,女,13 岁,诊断为精神分裂症,体重 46 kg,使用利培酮治疗。

病史:首次被确诊为精神分裂症,使用利培酮治疗。初始剂量为每天早晨一次 10 mg,然后逐渐增加至 20 mg,直到 1 周后达到目标剂量。

初期治疗:在治疗的初期,患者的症状有所改善,但家长反映患者出现食欲下降和轻度嗜睡。经过 1 个月的治疗,患者的症状未得到明显改善,但耐受性较好,未发生明显不良反应。

TDM 和剂量调整:考虑到患者的临床反应和耐受性,决定进行 TDM。TDM 结果显示,患者的血浆利培酮浓度为 15 ng/mL,未达到推荐的治疗浓度范围。因此,建议将利培酮的剂量逐渐增加到每天早晨一次 25 mg,并要求患者和家长密切关注不良反应。

治疗效果:1 个月后复诊,再次进行 TDM,显示患者的血浆利培酮浓度已提高至 28 ng/mL。家长反馈患者的症状明显改善,未出现不良反应。此外,多个评估工具,包括阳性和阴性精神症状评定量表(positive and negative syndrome scale, PANSS)、临床总体印象-精神分裂症量表(clinical global impression of severity - schizophrenia, CGI - SCH)及患者和家长的主观报告,均显示了明显的症状改善。因此,决定维持每天早晨一次 25 mg 的利培酮治疗,继续定期密切观察患者的病情。

【氟哌啶醇】

氟哌啶醇是临床常用的抗精神病药,适用于急、慢性各型精神分裂症、躁狂症、抽动秽语综合征。对控制兴奋躁动、敌对情绪和攻击行为的效果较好。因本品心血管系统不良反应较少,也可用于脑器质性精神障碍和老年性精神障碍。其较常见且较重的不良反应有锥体外系反应,长期大量使用可出现迟发性运动障碍。其他常见的不良反应有口干、视物模糊、乏力、便秘等。

(一) 用法用量

1. 成人　治疗精神分裂症,口服,从小剂量开始,起始剂量每次 2~4 mg,一日 2~3 次。逐渐增加至常用量一日 10~40 mg,维持剂量一日 4~20 mg。治疗抽动秽语综合征,一次 1~2 mg,一日 2~3 次。控制急性症状可肌内注射 5~10 mg,每天 2~3 次。必要时可用 20~30 mg 加入 5% 葡萄糖注射剂内静脉输注。

2. 13~17 岁青少年精神分裂症　推荐剂量为 0.5~3 mg/d,分 2~3 次,口服;当推荐剂量超过 3 mg/d 时,建议评估个体的获益风险比;最大推荐剂量为 5 mg/d;治疗持续时间必须根据个体状况予以确定。

3. 6~17 岁儿童和青少年孤独症或广泛性发育障碍的攻击行为　6~11 岁儿童的推荐剂量为 0.5~3 mg/d,12~17 岁青少年的推荐剂量为 0.5~5 mg/d,分 2~3 次,口服。6 周后须对持续治疗的必要性进行评估。

4. 10~17 岁儿童和青少年抽动障碍　10~17 岁的儿童和青少年的推荐剂量为 0.5~3 mg/d,分 2~3 次,口服。每 6~12 个月须对持续治疗的必要性进行评估。

(二) 药理作用

氟哌啶醇能阻断脑内多巴胺受体,抑制多巴胺能神经元的效应,并能增快增多脑内多巴胺的转化。此外,还能阻断 α 肾上腺素能受体产生相应的生理作用。氟哌啶醇的作用与氯丙嗪类似,但阻断多巴胺受体的作用更强,具有较强的抗精神病作用和止吐作用,其相对作用强度约为氯丙嗪的 50 倍。而镇静作用、M 胆碱能受体阻断作用和 α 肾上腺素能受体阻断作用均较氯丙嗪弱,因此心血管不良反应较少,抗胆碱作用引起的不良反应也较轻。

(三) 药代动力学

氟哌啶醇可迅速从胃肠道吸收。口服 2~3 h 血浆浓度达高峰,持续约 72 h,然后缓慢下降;肌内注射约 20 min 可达血浆浓度高峰,半衰期为 12~36 h。吸收入血后,约 92% 与血浆蛋白结合;可分布全身,透过血-脑脊液屏障,并可进入乳汁。氟哌啶醇在肝内代谢,约15%由胆汁排出,其代谢物随尿、粪便排出。有证据表明,氟哌啶醇存在肠肝循环。

(四)药物基因组学研究

CYP2D6 基因多态性与氟哌啶醇疗效和不良反应的相关性研究:

据报道,*CYP2D6* PM 患者接受氟哌啶醇治疗的副作用风险增加。遗传变异导致氟哌啶醇的转化率降低,导致血浆浓度高出约1.7倍。而 *CYP2D6* UM 患者接受氟哌啶醇治疗后有迹象表明存在有效性降低的风险。遗传变异导致氟哌啶醇的转化率增加,导致血浆浓度降低约40%。虽然 *CYP2D6* IM 遗传变异导致较高的血浆浓度,但效果很小,没有发现对临床显著的影响。

CPIC 及 DPWG 推荐,当 *CYP2D6* 基因型已知时,需要根据基因-药物作用进行剂量调整。基于对已发表文献的系统评价,指南建议:对于 *CYP2D6* PM 患者,使用氟哌啶醇常规剂量的60%。对于 *CYP2D6* UM 患者,使用氟哌啶醇常规剂量的1.5倍或选择替代品,如氟哌噻醇、戊氟醇、喹硫平、奥氮平或氯氮平。对于其他 *CYP2D6* 预测表型,不建议进行治疗调整。对于已确定需要治疗调整的基因-药物相互作用,不应考虑在治疗前对所有患者进行 *CYP2D6* 的基因分型,而应仅针对个体患者。

(五)治疗药物浓度监测

1. **氟哌啶醇浓度测定方法** 目前报道的分析方法有高效液相色谱法、气相色谱法、放射免疫测定及液相色谱-质谱联用技术等。

2. **样本采集** 推荐监测谷浓度,不推荐常规监测峰浓度。谷浓度一般是规律服药4周达稳态后,清晨服药前采样。对于晚间服用氟哌啶醇的患者,几乎所有量-效关系研究的采血时间均难以严格做到在谷浓度采血,而是选取服药后10~14 h 的消除相作为采血时间。在临床实践中,药物的消除半衰期各不相同,服药频次因人而异,严格控制在谷浓度采血实施难度较大。通常情况下,对于大多数住院患者,采血时间统一安排在清晨患者服药前,可以避免多次穿刺采血,利于病房管理;对于门诊患者,如只进行 TDM 则不必空腹,先采血后补服药物的方式更易为患者接受,建议上午完成采血。

(六)个体化治疗建议

研究显示,氟哌啶醇的血浆谷浓度与其药效相关性最好,《神经精神药理学治疗药物监测的共识指南(2017版)》指出服用氟哌啶醇后谷浓度达到1~10 ng/mL 是"有效的",而 *CYP2D6* 的代谢表型影响氟哌啶醇的半衰期。长时间大剂量治疗的患者由于适应性变化可以耐受高浓度。因此,CPIC 的指南建议

根据 *CYP2D6* 的基因型和氟哌啶醇谷浓度共同指导氟哌啶醇的剂量选择。应用个体基因型指导氟哌啶醇的剂量选择可以避免标准剂量下的治疗失败或不良反应风险的增加。

（七）药学服务案例

患儿，男，10 岁。因"自幼注意力不集中，情绪不稳 3 年，加重半个月"入院，诊断为：注意缺陷与多动障碍，对立违抗性障碍。

入院后患儿兴奋躁动，给予氟哌啶醇注射液肌内注射 5 mg 每日 2 次治疗控制兴奋，患儿随即出现急性肌张力障碍，考虑锥体外系综合征，予以东莨菪碱注射液 0.3 mg 每日 2 次肌内注射治疗。2 天后，改为氟哌啶醇片 2 mg 每日 2 次口服治疗，2 天后剂量增加到 2 mg（早）+4 mg（晚）治疗。维持上述剂量 6 天后，在下次用药前采血监测谷浓度，结果 21.5 ng/mL。

依据《神经精神药理学治疗药物监测共识指南（2017 版）》，氟哌啶醇的半衰期为 18 h，该患儿目前采血浓度为稳态谷浓度，所测浓度高于治疗参考浓度范围（1.0~10 ng/mL），高于实验室警戒浓度（15 ng/mL）。在 6 mg/d 的剂量下，预期剂量相关参考浓度范围（DRC 因子 0.61~1.01）为 6×0.61＝3.66 ng/mL 到 6×1.01＝6.06 ng/mL，因此该患儿所测浓度也远高于预期剂量相关参考浓度。

随后该患儿进行了药物基因组学检测，患儿 *CYP2D6* 基因分型结果为 *CYP2D6 * 5/ * 5* 慢代谢型，因此这很可能是该患儿氟哌啶醇血药浓度大幅升高的原因。经检测，该患儿其他药物分型为 *CYP1A2 * 1/ * 1* 正常代谢型、*CYP2B6 * 1/ * 1* 正常代谢型、*CYP2C19 * 1/ * 1* 正常代谢型、*CYP3A4 * 1/ * 1* 正常代谢型，综上考虑患儿情况，建议患儿换用其他不主要经过 CYP2D6 代谢的抗精神病药物，如喹硫平、奥氮平等。此外，患儿用药期间需密切关注不良反应，如锥体外系综合征、泌乳素升高等。

该患儿后续将氟哌啶醇换为奥氮平治疗，同时联用丙戊酸镁、拉莫三嗪控制情绪，治疗 1 个月后，患儿情绪不稳较前缓解，血药浓度均在正常范围内。

【阿立哌唑】

阿立哌唑（aripiprazole，ARI）是一种新型非典型抗精神病药，可广泛应用于精神分裂症、双相情感障碍、重度抑郁障碍、抽动障碍、孤独症谱系障碍相关的烦躁易怒等神经精神障碍性疾病的治疗。不同于传统抗精神病药，ARI 为多巴胺 D_2 受体部分激动剂，同时对 5-HT_{1A} 受体也具有部分激动作用，其锥体外系不良反应相对较少。本章根据《神经精神药理学治疗药物监测共识指南（2017

版)》和 2023 DPWG 指南,从治疗药物监测及药物基因组学两个方面,对 ARI 药物的精准治疗进行介绍。

（一）用法用量

1. 剂量

（1）成人：推荐起始剂量是 10 mg 或 15 mg/d,不受进食影响。系统评估显示 ARI 的临床有效剂量范围为 10~30 mg/d。用药 2 周内(药物达稳态所需时间)不应增加剂量,2 周后,可根据个体的疗效和耐受情况适当调整,但加药速度不宜过快。

（2）青少年：推荐目标剂量为 10 mg/d。起始每日剂量为 2 mg,2 天后递增至 5 mg,再过 2 天后递增至 10 mg 的目标剂量。此后,以 5 mg 的剂量幅度增加剂量,但每日最大剂量不超过 30 mg。与 10 mg/d 的剂量相比,30 mg/d 的剂量未出现疗效增加。

2. 急性期治疗　兴奋激越是精神分裂症的常见表现,有临床研究发现急性期优先使用 ARI 最高剂量 30 mg/d,可快速缓解症状。剂量及滴定方法：① 首发急性期患者：起始剂量为 10 mg/d,第 3 天剂量增加至 15 mg/d,第 5 天剂量增加至 20 mg/d,第 7 天必要时可增加至最高剂量。个别患者在加量过程中,如 20 mg/d 左右时会出现激越症状,可合并苯二氮䓬类药物治疗。② 兴奋激越的急性期患者：起始剂量为 15 mg/d,必要时第 2~5 天剂量可增加至 30 mg/d,可短期合并苯二氮䓬类药物。③ 急性复发或病情恶化患者：起始剂量为 15 mg/d,48 h 内可增加到最高剂量。

3. 巩固期治疗　巩固期治疗目的是进一步缓解症状,巩固急性期疗效,促进功能恢复。一项为期 3 个月的随机双盲试验揭示了 ARI(5~30 mg/d)对首发患者的阳性症状的缓解率为 62.8%,同时 ARI 组阴性症状结局更好,情绪低落方面更有优势,对代谢影响更小。

4. 维持期治疗　维持期治疗目的是预防复发或恶化,促进康复。一项针对中国患者的荟萃分析发现,ARI 治疗后体重增加、嗜睡等不良反应最少。另一项开放性研究揭示,首发患者持续使用 ARI 治疗 1 年可有效缓解各种精神症状,并有助于改善社会及职业功能。

（二）药理作用

ARI 与 D_2 受体、D_3 受体、$5-HT_{1A}$ 受体、$5-HT_{2A}$ 受体具有高亲和力,与 D_4 受体、$5-HT_{2C}$ 受体、$5-HT_7$ 受体、α_1 肾上腺素受体、H_1 受体及 $5-HT$ 重吸收位点具有中度亲和力。ARI 是 D_2 受体和 $5-HT_{1A}$ 受体的部分激动剂,也是 $5-$

HT_{2A} 受体的拮抗剂。

与其他具有抗精神分裂症作用的药物一样,ARI 的作用机制尚不清楚。但目前认为是通过 D_2 和 $5-HT_{1A}$ 受体的部分激动作用及 $5-HT_{2A}$ 受体的拮抗作用的介导而产生。与其他受体的作用可能产生 ARI 临床上某些其他的作用,如对 α_1 受体的拮抗作用可阐释其直立性低血压现象。

(三) 药代动力学

根据推测,ARI 的活性主要源于母体药物——ARI,较小程度上是来自它的主要代谢物——脱氢阿立哌唑(DARI),后者显示了与母体药物相似的对 D_2 受体的亲和力,血浆含量是母体药物暴露量的 40%。ARI 和 DARI 的平均消除半衰期分别约为 75 h 和 94 h。给药 14 天内两种活性成分达到稳态浓度。ARI 的蓄积可以从其单剂量药代动力学中得到预测。稳态时,ARI 的药代动力学与剂量成正比。ARI 主要通过肝脏代谢消除,两个参与代谢的 P450 酶是 CYP2D6 和 CYP3A4。

ARI 片剂口服后吸收良好,血浆浓度在 3~5 h 内达到峰值,片剂的绝对口服生物利用度是 87%。ARI 可以单独服用或与食物一起服用。与标准高脂肪膳食一起服用 ARI 15 mg 时,没有显著影响 ARI 及其活性代谢物 DARI 的 C_{max} 和 AUC,但使 ARI 和 DARI 的 T_{max} 分别推迟了 3 h 和 12 h。

静脉给药后,ARI 的稳态分布容积很高(404 L 或 4.9 L/kg),表明在体内分布广泛。在治疗浓度时,99% 以上的 ARI 及其主要代谢产物与血清蛋白结合,主要是血清白蛋白。健康男性志愿者连续 14 天服用 ARI 0.5~30 mg/d,剂量依赖性的 D_2 受体结合说明 ARI 可以通过血脑屏障。

ARI 主要通过三种生物转化途径代谢:脱氢化、羟基化和 N-脱烷基化。根据体外试验的结果,CYP3A4 和 CYP2D6 参与脱氢化和羟基化,CYP3A4 参与 N-脱烷基化。ARI 在体循环中是主要的药物成分。在稳态时,其活性代谢物 DARI 占血浆中 ARI AUC 的 40% 左右。

口服单剂量 $[^{14}C]$ 标记的 ARI 后,在尿液和粪便中分别回收了大约 25% 和 55% 的放射活性。1% 以原型药经尿液排出,18% 以原型药经粪便排出。

据国内研究资料报道,在健康中国人体内的单次及多次药代动力学研究结果显示,ARI 在 10~30 mg 的剂量范围内,$AUC_{0~t}$ 和 C_{max} 与剂量呈线性比例关系。片剂口服后吸收迅速,血药浓度在 2~5 h 内达到峰值,消除半衰期为 63~75 h。ARI 及其代谢物在受试者体内有蓄积,连续给药的情况下约需 14 天达到稳态血药浓度,达稳态后的血药浓度为单次给药后血药浓度峰值的 5~6 倍。

（四）药物基因组学研究

作为 ARI 的主要代谢酶,CYP2D6 的遗传多态性与 ARI 临床疗效和不良反应的相关性研究最为全面,本部分围绕此内容进行详细阐述。

1. *CYP2D6 基因多态性对阿立哌唑体内暴露的影响* 约 8% 的白种人缺乏代谢 CYP2D6 底物的能力,被分类为慢代谢型(PM),其他为泛代谢型(EM),也称快代谢型。与 EM 比较,PM 的 ARI 暴露量大约增加 80%,DARI 暴露量大约减少 30%。这导致 PM 的 ARI 总活性药物成分暴露量高出 EM 约 60%。在 EM 中合并使用 ARI 和 CYP2D6 抑制剂(如奎尼丁),可导致 ARI 血浆暴露量增加 112%,因此需要进行剂量调整。此外,ARI 在 EM 型患者群体和 PM 型患者群体中的平均消除半衰期分别约为 75 h 和 146 h。ARI 不抑制或诱导 CYP2D6 代谢酶。CYP2D6 基因型显著改变了 ARI 的代谢,导致 PM 型患者群体和中间代谢型(IM)患者群体与正常代谢者相比,ARI 活性部分暴露量增加约 1.4 倍。

值得说明的是,*CYP2D6 * 10* 作为亚洲人群中最常见的等位基因,对于中国人群使用 ARI 后的药代动力学影响显著。针对亚洲人群的研究报告称,有 *CYP2D6 * 10*(vt)等位基因的 IM 型患者 ARI 血液水平较低。ARI 剂量校正浓度和总活性浓度随着 *CYP2D6 * 5*、*CYP2D6 * 10* 和 *CYP2D6 * 14* 等位基因突变数量的增加而增加。

2. *CYP2D6 基因多态性与阿立哌唑疗效和不良反应的相关性研究* 多项研究发现 CYP2D6 预测的表型与 ARI 和活性代谢产物 DARI 的总血药浓度之间存在相关性。这种影响在 CYP2D6 预测的 PM 型患者群体中最为明显,有副作用风险较高的迹象。IM 型患者群体的 AUC 变化有限,没有足够证据表明这会导致不同风险的不良反应或降低临床效果。一项大型研究统计了从 ARI 切换到另一种抗精神病药物的发生率,以探讨 ARI 的治疗有效性。结果表明疗效与 CYP2D6 代谢状态无显著相关性。

DPWG 确定了 *CYP2D6* 与 ARI 的基因-药物相互作用,需要进行治疗调整。对于 PM 型患者群体,建议减少 ARI 的正常剂量。此外,该指南认为,对于 PM 型患者群体,应该更关注不良反应的发生情况;对于 UM 型患者而言,临床疗效则需密切监测,因为疗效降低的风险更高,此时使用替代药物进行治疗可能更合适。

（五）治疗药物浓度监测

TDM 是实现精准用药的有效技术手段。在本部分内容将对 ARI 的 TDM 研究进行阐述。

1. **ARI 浓度测定方法**　目前报道的分析方法有高效液相色谱法、液相色谱-质谱联用技术和液相色谱带紫外检测器技术等。

2. **样本采集**　根据《神经精神药理学治疗药物监测共识指南（2017 版）》和文献报道，ARI 治疗精神障碍疾病的推荐稳态谷浓度范围为 100~350 ng/mL，临床危急值为 1 000 ng/mL，ARI＋DARI 的稳态谷浓度之和推荐范围为 150~500 ng/mL。

（六）个体化治疗建议

ARI 剂量与血药浓度之间存在很强的相关性。正电子发射断层扫描分析表明，多巴胺受体占用与 ARI 剂量和血药浓度有显著关系。当 ARI 剂量超过 10 mg 时，多巴胺受体占用似乎达到平台，因此相关的剂量反应研究中推荐 10 mg/d 是其最佳剂量。ARI 的剂量范围是明确的，它可用于预测血浆水平、多巴胺受体占用和临床反应。血浆水平变化似乎对临床反应的影响很小，但它可以预测一些不良反应。治疗药物监测在 ARI 的临床应用中价值有限，但它可能有助于确保依从性和优化个体的反应。据报道，根据现有数据，浓度/效应关系的证据很低，这导致在提出的参考范围内剂量滴定的影响有限。然而，高于治疗参考值范围下限的浓度似乎有可能增加药物血药浓度和疗效之间的关系。只有一项研究能够在精神分裂症或分裂情感性障碍患者中发现 DARI 浓度增加与抗精神病反应（PANSS 评分）之间的明确关系。有关 ARI 浓度/疗效关系的随机对照研究十分匮乏。少数可获得的对照研究具有中至高偏倚风险。浓度超过上限不太可能进一步改善治疗反应，同时也不太可能增加不良事件的发生率。

1. **儿童患者**　体重、性别和合并用药可能对儿童及青少年的体内 ARI 暴露水平有影响。ARI 剂量的变化可以解释 35% 的血清浓度变化。女孩的剂量校正浓度平均比男孩高 41%。在所有测量的血清浓度中，约 70% 在成人推荐的治疗范围内。在所有诊断精神分裂症/精神障碍的患者中，通过计算方法粗略估计初步治疗窗口，也显示 ARI 在未成年患者中的治疗范围（105.9~375.3 ng/mL）与成人相似。群体药代动力学模型提示患者的体重和联用药物不同，体内 ARI 和 DARI 的分布比例不同，临床应根据患者体重和联合使用丙戊酸镁适当调整给药剂量。

2. **成人患者**　起始剂量 10 mg/d 可使大多数患者达到有效浓度。对于已知的 *CYP2D6* PM 型患者群体，起始剂量 5 mg/d 可能就足够了。DPWG 建议，对于 PM 型患者群体，应减少 ARI 的剂量，不超过 10 mg/d 或 300 mg/月（ARI 正常最大剂量的 68%~75%）。

（七）药学服务案例

案例 1 患者,女,7 岁,曾被诊断为对立违抗性障碍,出现原发性夜遗尿(5 次/周)。接受利培酮(1 mg/d)治疗。3 个月后,家属反映临床疗效不佳,并出现一些副作用:食欲亢进、体重增加(8 kg)、高催乳素血症(42.63 ng/mL)、遗尿次数增加(7 次/周)。在 7 岁时,医生将药物从利培酮改为阿立哌唑,开始剂量为每天 2.5 mg,2 周内增加到每天 5 mg。4 周后,患者的行为症状有所改善,高催乳素血症减轻,遗尿消失。

案例 2 患者,男,7 岁,曾被诊断为继发于围产期缺血缺氧事件的全身性癫痫、智力残疾和早发性精神病。自那时起,患者接受利培酮 1.50 mg/d、奥卡西平 750 mg/d、盐酸比哌立登 100 mg/d 治疗。在开始这一治疗方案后不久,患者的上肢每天都出现远端震颤,情绪紧张加剧,抗胆碱能治疗无响应。9 岁时再次出现夜间遗尿(4 次/周)。11 岁时,由于上述治疗无效,被送至医院进行临床评估,停用利培酮,改用阿立哌唑,缓慢滴定剂量为 2.5~15 mg/d。在新的治疗方案治疗 1 个月后,自伤和攻击减少,夜间遗尿症状消失。

案例评价: 两名患者均在接受阿立哌唑治疗后,遗尿消失。一种可能的解释是,阿立哌唑对 $5-HT_{1A}$ 的非典型作用可能在控制括约肌张力和膀胱收缩中发挥作用,通过增加与排尿和膀胱收缩有关的通路中的多巴胺和血清素的表达来减少遗尿。

参考文献

果伟,张玲,王刚. 2022. 中国精神科治疗药物监测临床应用专家共识(2022 年版)[J]. 神经疾病与精神卫生,22(8):601-608.

刘靖,郑毅. 2016.《中国注意缺陷多动障碍防治指南》第二版解读[J]. 中华精神科杂志,49(3):132-135.

中华医学会儿科学分会发育行为学组. 2020. 注意缺陷多动障碍早期识别、规范诊断和治疗的儿科专家共识[J]. 中华儿科杂志,58(3):188-193.

中华医学会儿科学分会临床药理学组. 2015. 儿童治疗性药物监测专家共识[J]. 中华儿科杂志,53(9):650-658.

Amstutz U, Shear N H, Rieder M J, et al. 2014. Recommendations for HLA-B*15:02 and HLA-A*31:01 genetic testing to reduce the risk of carbamazepine-induced hypersensitivity reactions[J]. Epilepsia, 55(4):496-506.

Beunk L, Nijenhuis M, Soree B, et al. 2023. Dutch Pharmacogenetics Working Group (DPWG) guideline for the gene-drug interaction between CYP2D6, CYP3A4 and CYP1A2 and antipsychotics. Eur J Hum Genet, 3:278-285.

Bousman C A, Stevenson J M, Ramsey L B. et al. 2023. Clinical Pharmacogenetics Implementation Consortium (CIPC) Guideline for CYP2D6, CYP2C19, CYP2B6, SLC6A4, and HTR2A Genotypes and Serotonin Reuptake Inhibitor Antidepressants[J]. Clin Pharmacol Ther, 114(1): 51-68.

Brown J T, Bishop J R, Sangkuhl K, et al. 2019. Clinical Pharmacogenetics Implementation Consortium Guideline for Cytochrome P450 (CYP) 2D6 Genotype and Atomoxetine Therapy [J]. Clin Pharmacol Ther, 106(1): 94-102.

Cheung Y K, Cheng S H, Chan E J, et al. 2013. HLA-B alleles associated with severe cutaneous reactions to antiepileptic drugs in Han Chinese[J]. Epilepsia, 54(7): 1307-1314.

Deng J, Fu Z R, Wang L, et al. 2022. Acute liver failure associated with lamotrigine in children with epilepsy: A report of two cases and thoughts on pharmacogenomics[J]. Epilepsy Behav Rep, 20: 100568.

Egberts K, Reuter-Dang S Y, Fekete S, et al. 2020. Therapeutic drug monitoring of children and adolescents treated with aripiprazole: observational results from routine patient care[J]. J Neural Transm (Vienna), 127(12): 1663-1674.

Fekete S, Hiemke C, Gerlach M. 2020. Dose-Related Concentrations of Neuroactive/Psychoactive Drugs Expected in Blood of Children and Adolescents [J]. Ther Drug Monit, 42(2): 315-324.

Hart X M, Hiemke C, Eichentopf L, et al. 2022. Therapeutic Reference Range for Aripiprazole in Schizophrenia Revised: a Systematic Review and Metaanalysis [J]. Psychopharmacology (Berl), 239(11): 3377-3391.

Hicks J K, Sangkuhl K, Swen J J, et al. 2017. Clinical pharmacogenetics implementation consortium guideline (CPIC) for CYP2D6 and CYP2C19 genotypes and dosing of tricyclic antidepressants: 2016 update[J]. Clin Pharmacol Ther, 102(1): 37-44.

Hiemke C, Bergemann N, Clement H W, et al. 2018. Consensus Guidelines for Therapeutic Drug Monitoring in Neuropsychopharmacology: Update 2017[J]. Pharmacopsychiatry, 51: 9-62.

Kirchheiner J, Brosen K, Dahl M L, et al. 2001. CYP2D6 and CYP2C19 genotype-based dose recommendations for antidepressants: a first step towards subpopulation-specific dosages [J]. Acta Psychiatr Scand, 104(3): 173-192.

Lin S K, Chen C K, Liu Y L. 2011. Aripiprazole and dehydroaripiprazole plasma concentrations and clinical responses in patients with schizophrenia[J]. J Clin Psychopharmacol, 31(6): 758-762.

Man C B, Kwan P, Baum L, et al. 2008. Association between HLA-B*1502 allele and antiepileptic drug-induced cutaneous reactions in Han Chinese[J]. Epilepsia, 49(5): 941.

Miroshnichenko I I, Baymeeva N V. 2018. Simultaneous Determination of Antipsychotic Drugs and Their Active Metabolites by LC-MS-MS and its Application to Therapeutic Drug Monitoring [J]. J Chromatogr Sci, 56(6): 510-517.

Nahid N A, Johnson J A. 2022. CYP2D6 pharmacogenetics and phenoconversion in personalized medicine[J]. Expert Opin Drug Metab Toxicol, 18(11): 769-785.

Patsalos P N, Spencer E P, Berry D J. 2018. Therapeutic Drug Monitoring of Antiepileptic Drugs in Epilepsy: A 2018 Update[J]. Ther Drug Monit, 40(5): 526 – 548.

Pozzi M, Cattaneo D, Baldelli S, et al. 2016. Therapeutic drug monitoring of second-generation antipsychotics in pediatric patients: an observational study in real-life settings[J]. Eur J Clin Pharmacol, 72(3): 285 – 293.

Sabourirad S, Mortezaee R, Mojarad M, et al. 2021. Investigating the association of Lamotrigine and Phenytoin-induced Stevens-Johnson syndrome/Toxic Epidermal Necrolysis with HLA − B ∗ 1502 in Iranian population[J]. Exp Dermatol, 30(2): 284 – 287.

Shi Y W, Min F L, Zhou D, et al. 2017. HLA − A ∗ 24 : 02 as a common risk factor for antiepileptic drug-induced cutaneous adverse reactions [J]. Neurology, 88 (23): 2183 – 2191.

Simona Balestrini, Sanjay M Sisodiya. 2018. Pharmacogenomics in epilepsy[J]. Neurosci Lett, 667: 27 – 39.

Urban A E, Cubała W J. 2017. Therapeutic drug monitoring of atypical antipsychotics. Terapia monitorowana atypowymi lekami przeciwpsychotycz-nymi. [J]. Psychiatr Pol, 51 (6): 1059 – 1077.

Xia Y, Guo H L, Hu Y H, et al. 2021. Determination of atomoxetine levels in human plasma using LC − MS/MS and clinical application to Chinese children with ADHD based on CPIC guidelines [J]. Anal Methods, 13: 2434 – 2441.

Zhang Y Y, Xia Y, Guo H L, et al. 2022. An LC-ESI-MS/MS assay for the therapeutic drug monitoring of 15 antiseizure medications in plasma of children with epilepsy [J]. Biomed Chromatogr, 36(12): e5484.

（郭宏丽）

第六章

血液系统疾病与肿瘤的精准药物治疗

癌症是全球主要的公共卫生问题之一。在过去的几十年中,儿童期恶性血液病死亡率的下降表明这些癌症的有效治疗取得了进展。目前大多数癌症的治疗方案是使用细胞毒性药物化疗,患者所经历的毒性和疗效的差异推动了癌症药物基因组学的不断发展。尽管癌症药物基因组学的研究存在诸多挑战,如癌症患者通常接受联合药物治疗,药物的剂量可能因治疗方案或适应证而异,使特定目标药物的药物基因组学研究更加复杂,但血液系统与肿瘤疾病的精准药物治疗仍在生物标志物、药物遗传学、治疗药物浓度监测等方面取得了一定进展。本章主要就相关药物的精准治疗进行概述。

第一节 血液系统疾病的精准用药治疗

【巯嘌呤】

巯嘌呤(6-mercaptopurine,6-MP)和其前体药物硫唑嘌呤(azathioprine,AZA),以及硫鸟嘌呤(thioguanine,6-TG)同属于硫嘌呤类药物。虽然三种药物具有许多相同的药理作用,但是治疗疾病的种类有所不同,巯嘌呤主要用于治疗淋巴细胞恶性肿瘤;硫鸟嘌呤主要用于治疗髓细胞性白血病;而硫唑嘌呤为巯基嘌呤的前药,通过在体内分解为巯嘌呤而起作用。因此,本部分以巯嘌呤的精准治疗为例进行介绍。

巯嘌呤是临床常用的抗癌药,适用于绒毛膜上皮癌、侵蚀性葡萄胎、急性淋巴细胞白血病及急性非淋巴细胞白血病、慢性髓细胞性白血病的急变期。其最常见的不良反应是骨髓抑制,包括贫血、中性粒细胞减少、淋巴细胞减少和血小板减少。具有临床意义的不良反应还有肝毒性、免疫抑制、与治疗有关的恶性肿瘤、巨噬细胞活化综合征。

（一）用法用量

儿童每日 1.5~2.5 mg/kg 或 50 mg/m^2，一日 1 次或分次口服。

（二）药理作用

巯嘌呤是一种嘌呤类似物，通过细胞内转运和活化形成代谢物，包括 6-硫鸟嘌呤核苷酸(6-TGN)。6-TGN 与 DNA 或 RNA 的结合导致细胞周期阻滞和细胞死亡。6-TGN 和其他巯基嘌呤代谢产物是嘌呤合成及嘌呤核苷酸相互转换的抑制剂。巯嘌呤具有细胞毒性，有抗肿瘤活性。

（三）药代动力学

巯嘌呤口服胃肠道吸收不完全，约为 50%。广泛分布于体液内。血浆蛋白结合率约为 20%。巯嘌呤吸收后的活化分解代谢过程主要在肝脏内进行：① 通过黄嘌呤氧化酶代谢成无活性的 6-硫尿酸；② 通过硫嘌呤-S-甲基转移酶(TPMT)转化成无活性的 6-甲基巯嘌呤；③ 依次在次黄嘌呤-鸟嘌呤磷酸核糖转移酶、次黄嘌呤单磷酸脱氢酶及鸟苷酸合成酶的作用下代谢生成活性代谢产物 6-硫鸟嘌呤核苷酸，转运蛋白 MRP4 将其转出细胞外。在此条途径中，6-巯基次黄嘌呤单磷酸盐(6-TIMP)可在 TPMT 的作用下甲基化后生成 6-甲基硫嘌呤核糖核苷酸；同时，6-TIMP 在一磷酸激酶、二磷酸激酶的催化下分别形成 6-巯基次黄嘌呤二磷酸盐和 6-巯基次黄嘌呤三磷酸盐，后者在肌酐三磷酸焦磷酸酶(ITPase)的催化下再次形成 6-TIMP，形成一个循环。以上代谢途径中，代谢通路①和②为硫嘌呤类药物在体内的主要转化过程，而通路③为次要的代谢途径，但该途径可产生活性代谢产物。静脉注射的半衰期约为 90 min，约半量经代谢后在 24 h 即迅速从肾脏排泄，其中 7%~39% 以原型药排出。

（四）药物基因组学研究

硫嘌呤类药物的主要不良反应与代谢产物密切相关。因此，代谢转化中的关键酶(如 TPMT、ITPase、NUDT15)的遗传变异将对硫嘌呤类药物的药代动力学、药效学及不良反应产生重要影响。

1. TPMT   TPMT 在硫嘌呤类药物代谢过程中发挥关键作用，也是研究最早且研究最为全面的代谢酶。TPMT 功能缺失将导致活性代谢产物 6-TGN 水平的升高，进而显著增加白细胞减少症发生的风险。TPMT 酶活性的缺失可主要归因于 TPMT*2(238G>C)，TPMT*3A(460G>A，719A>G)，TPMT*3B(460G>A)和 TPMT*3C(719A>G)几个位点的突变，TPMT 基因分型通常由以上几个突变位点决定。CPIC 在 2011 版指南中推荐：TPMT 杂合突变的患者（中间代谢型，*1/*2，*1/*3A，*1/*3C 等）按照标准剂量的 30%~70% 服药[6-MP，50 mg/(m² · d) 或 0.75 mg/(kg · d)；AZA，1.0~1.5 mg/(kg · d)]；纯合突变患者（活性缺失，*3A/*3A，*2/*3A，*3A/*3C，*2/*3C 等）只需要服用不超过 10% 标准剂量的药物，同时减少给药频次。此外，荷兰 DPWG 发表的指南推荐，对 TPMT 的弱和中间代谢型患儿，建议换用其他治疗药物或减少巯嘌呤的用药剂量。

值得注意的是，TPMT 各位点的突变频率存在明显的种族差异。TPMT*2、TPMT*3A、TPMT*3B 和 TPMT*3C 在欧洲及非裔人群中均有一定的突变频率，但亚裔人群仅以 TPMT*3C 可见。*TPMT* 基因在东亚人群中的较低突变频率（<2%）并不能解释该人群服用巯嘌呤类药物后较高的不良反应发生率（>20%）。

2. NUDT15　NUDT15 是一种裸子水解酶，可以将巯嘌呤的活性代谢产物 6-硫鸟嘌呤三磷酸盐（6-TGTP）和 6-脱氧硫鸟嘌呤三磷酸盐（6-TdGTP）分别水解为相应的无活性的单磷酸盐形式 6-硫鸟嘌呤单磷酸盐（6-TGMP）和 6-脱氧硫鸟嘌呤单磷酸盐（6-TdGMP）。NUDT15 功能缺陷会导致活性代谢产物 6-TGTP 和 6-TdGTP 蓄积，使得更多的 6-TGTP 有机会插入 DNA，从而导致 DNA 损伤和细胞凋亡。

在急性淋巴细胞白血病（ALL）患者群体中 *NUDT15* rs116855232 c.415C>T（R139C）位点的突变与巯嘌呤导致的骨髓抑制密切相关。这种精氨酸到半胱氨酸的改变导致酶活性和蛋白质稳定性几乎完全丧失。研究发现，p. Arg139Cys 等位基因纯合突变的患者仅耐受 8% 标准剂量的巯嘌呤，而杂合突变和野生型的患者耐受的剂量强度分别为 63% 和 83.5%。

CPIC 在 2018 年对指南进行了更新，明确将 *TPMT* 和 *NUDT15* 的基因型-表型进行分类，都分为正常代谢型、中间代谢型、可能的中间代谢型、弱代谢型和不确定型 5 种（表 6-1，表 6-2）。建议 ALL 患者根据 *TPMT* 和 *NUDT15* 二者的基因多态性共同指导巯嘌呤类药物的初始剂量选择。

表 6-1　基于 *TPMT* 基因型的可能表型分配

可能的表型	基　　因	二倍型举例
正常代谢型	携带正常功能的等位基因	*1/*1
中间代谢型	携带一个正常功能等位基因和一个无功能等位基因	*1/*2、*1/*3A、*1/*3B、*1/*3C、*1/*4

可能的表型	基　因	二倍型举例
可能的中间代谢型	携带一个不确定/未知功能等位基因和一个无功能等位基因	*2/*8、*3A/*7
弱代谢型	携带两个无功能等位基因	*3A/*3A、*2/*3A、*3A/*3C、*3C/*4、*2/*3C、*3A/*4
不确定型	携带两个不确定/未知功能等位基因或一个正常功能等位基因加上一个不确定功能等位基因	*6/*8 *1/*8

表 6-2　基于 *NUDT15* 基因型的可能表型分配

可能的表型	基　因	二倍型举例
正常代谢型	携带两个正常功能等位基因	*1/*1
中间代谢型	携带一个正常功能等位基因和一个无功能等位基因	*1/*2, *1/*3
可能的中间代谢型	携带一个不确定/未知功能等位基因和一个无功能等位基因	*2/*5, *3/*6
弱代谢型	携带两个无功能等位基因	*2/*2, *2/*3, *3/*3
不确定型	携带一个正常功能等位基因加上一个不确定功能等位基因或两个不确定/未知功能等位基因	*1/*4, *1/*5 *4/*5, *5/*6

3. ITPase　ITPase 可将 6-巯基次黄嘌呤三磷酸盐(6-TITP)催化水解成为 6-巯基次黄嘌呤单磷酸盐,减少代谢产物 6-TITP 在细胞内的堆积。研究发现,C94A 和 IVS2+A21C 是导致酶活性降低的错义突变。ITPA rs1127354 94C>A 等位基因的突变频率具有较大的种族差异性,在高加索和非裔人群中为 5%～7%,西班牙裔为 1%～2%,而在亚洲人群中高达 19%。ITPA 94C>A 和 IVS2+21A>C 两个位点的突变会使 ITPase 酶活性降低,6-TITP 水平增加,导致巯嘌呤所致的白细胞减少、流感样症状及胰腺炎等不良反应风险增加。ITPA 94C>A 突变型患者红细胞内 6-甲基硫嘌呤核糖核苷酸浓度显著高于野生型患者,肝毒性风险增加。然而目前关于 *ITPA* 基因多态性与巯嘌呤类药物的疗效和不良反应的相关性研究结论并不一致,还需要进行进一步研究。

4. ABCC4　由 *ABCC4* 基因编码的多药耐药相关蛋白 4(MRP4)属于 ATP 结合盒转运蛋白家族,参与巯嘌呤的代谢转运,通过外排胞内的代谢物而发挥细胞保护作用。研究发现,携带 *ABCC4 - G2269A* 等位基因的患者细胞内 6 - TGN 水平显著增加,白细胞减少风险亦显著增加。*ABCC4 rs2274407* 基因型(CC vs. AA+CA)与巯嘌呤所致的中性粒细胞减少症和白细胞减少症的较高风险显著相关。已有研究证实,*ABCC4* 和 *NUDT15* 间有基因-基因相互作用,两种等位基因均携带的患者白细胞减少的发生风险更高,需要减少巯嘌呤的使用剂量。

(五)治疗药物浓度监测

长期临床实践证实巯嘌呤代谢物 6 - TGN 及 6 -甲基硫嘌呤核苷酸(6 - MMPR)水平是药物安全且有效使用的关键,但代谢物浓度与临床疗效及不良反应的相关性在各研究中不尽相同。

1. 血药浓度检测方法　主要采用高效液相色谱法和液相色谱-质谱联用技术。

2. 样本采集　口服巯嘌呤恒定剂量>1 个月达稳态后,于服药前 30 min 采集静脉血 1~2 mL,测定其红细胞中 6 -硫鸟嘌呤(6 - TG)和 6 -甲基硫嘌呤(6 - MMP)浓度。

(六)个体化治疗建议

具体的 *TPMT* 和 *NUDT15* 基因型检测结果与巯嘌呤用药剂量间的对应关系详见 CPIC 指南(表 6 - 3,表 6 - 4)。此外,DPWG 发表的指南推荐,对弱和中间代谢型患儿,建议换用其他治疗药物或减少巯嘌呤的用药剂量。

表 6 - 3　根据患儿 *TPMT* 基因型调整巯嘌呤用药剂量的推荐表

表　型	剂　量　建　议	推荐级别
TPMT 正常代谢型	使用正常的起始剂量,如75 mg/(m² · d)或1.5 mg/(kg · d);每次剂量调整后 2 周达到稳态	强
TPMT 中间代谢型或可能的中间代谢型	如果正常起始剂量≥75 mg/(m² · d)或≥1.5 mg/(kg · d),则降低起始剂量[为正常剂量的30%~80%,如使用25~60 mg/(m² · d)或 0.45~1.2 mg/(kg · d)作为起始剂量],并根据骨髓抑制程度和疾病特异性指南调整巯嘌呤的剂量。每次剂量调整后 2~4 周达到稳定状态。如果发生骨髓抑制,并依赖于其他治疗,重点应放在减少巯嘌呤而不是其他药物上。如果正常起始剂量已经<75 mg/(m² · d)或<1.5 mg/(kg · d),则不建议减少剂量	强
TPMT 弱代谢型	对于恶性肿瘤,起始用药剂量应缩减 10 倍[如 10 mg/(m² · d)],降低用药频率(自 1 次/天减为 3 次/周),并根据骨髓抑制程度和疾病特异性指南调整巯嘌呤的剂量。每次剂量调整后 4~6 周达到稳定状态。如果发生骨髓抑制,重点应放在减少巯基嘌呤而不是其他药物上。对于非恶性的情况,考虑替代非巯嘌呤免疫抑制剂治疗	强

表 6 - 4　根据 *NUDT15* 表型推荐的巯嘌呤剂量表

表　型	剂　量　建　议	推荐级别
NUDT15 正常代谢型	使用正常的起始用药剂量,如 75 mg/(m^2 · d) 或 1.5 mg/(kg · d);每次剂量调整后 2 周达到稳态	强
NUDT15 中间代谢型或可能的中间代谢型	如果正常起始剂量 ≥ 75 mg/(m^2 · d) 或 ≥ 1.5 mg/(kg · d),则降低起始剂量[为正常剂量的 30% ~ 80%,如使用 25 ~ 60 mg/(m^2 · d) 或 0.45 ~ 1.2 mg/(kg · d)作为起始剂量],并根据骨髓抑制程度和疾病特异性指南调整巯嘌呤的剂量。每次剂量调整后 2 ~ 4 周达到稳定状态。如果发生骨髓抑制,并依赖于其他治疗,重点应放在减少巯嘌呤而不是其他药物上。如果正常起始剂量已经 < 75 mg/(m^2 · d) 或 < 1.5 mg/(kg · d),则不建议减少剂量	强
NUDT15 弱代谢型	对于恶性肿瘤,起始剂量为 10 mg/(m^2 · d),并根据骨髓抑制和疾病特异性指南调整剂量。每次剂量调整后 4 ~ 6 周达到稳定状态。如果发生骨髓抑制,重点应放在减少巯嘌呤而不是其他药物上。对于非恶性情况,考虑替代非硫嘌呤免疫抑制剂治疗	强

基于 *TPMT* 和 *NUDT15* 基因型检测结果的综合考虑,CPIC 为不同患者群体提供了剂量优化的最佳实践指南,如果 *TPMT* 和 *NUDT15* 基因型都已知,则根据图 6 - 1 确定用药方案。

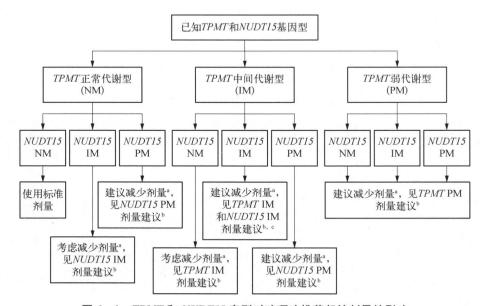

图 6 - 1　*TPMT* 和 *NUDT15* 表型对硫嘌呤推荐起始剂量的影响

注:a. 是否建议从起始剂量开始减少取决于标准起始剂量的水平。例如,如果巯嘌呤的标准起始剂量为 75 mg/(m^2 · d) 或更高,那么中间代谢型可以考虑降低起始剂量,弱代谢型推荐降低起始剂量;而如果起始剂量为 75 mg/(m^2 · d) 或更低,那么中间代谢型不需要降低起始剂量;b. 参见表 6 - 3 的剂量建议;c. 对于 *TPMT* 和 *NUDT15* 均为 IM 表型的患者,与仅一种基因 (*TPMT* 或 *NUDT15*) 为 IM 表型的患者相比,可能需要进一步减少剂量

（七）药学服务案例

一名 6 岁的印度裔男孩,使用巯嘌呤治疗后出现持续性细胞减少症。对其 *TPMT* 和 *NUDT15* 基因进行靶向测序。结果显示,该男童基因型为 *NUDT15 * 2*,是巯嘌呤弱代谢型患者,从而解释了观察到的不良反应。重新使用低剂量的巯嘌呤后,患者表现出良好的耐受性。

第二节　血友病的精准用药治疗

血友病作为一种需要终生应用凝血因子替代治疗的遗传出血性疾病,治疗的根本在于凝血因子的使用。预防性治疗已被证实可减少重型血友病患儿关节出血次数并改善生活质量,但昂贵的治疗费用和频繁的静脉穿刺严重阻碍了其临床应用的推广。在克服上述困难并控制出血次数在理想水平的探索中,人们发现传统的统一方案忽视了个体间出血表型和凝血因子代谢的差异,存在不恰当治疗、高花费和依从性低的弊端,个体化预防性治疗应运而生。

凝血因子药代动力学能调整治疗强度并动态监测治疗过程,是个体化预防性治疗的有效工具,对处于生长发育中的儿童临床意义更大,有望降低治疗费用、减少输注次数。在常规治疗中引入药代动力学参数,如峰浓度（maximum/peak concentration, C_{max}）、谷浓度（minimum concentration, C_{min}）、半衰期（half-life, $T_{1/2}$）、增量回收率（incremental in vivo recovery, IVR）等,进行个体化预防治疗及剂量调整的尝试已经开始并初获成功,其临床意义对于医疗、经济条件受到制约的中国尤为值得探索。尤其是对于需要手术的重型血友病患儿,通过药代动力学指导的术中及术后治疗方案,可在保证患儿不出血的状态下实现经济负担最小化。本章主要就相关药物（以凝血因子Ⅷ为例）的精准治疗进行概述。

【凝血因子Ⅷ】

（一）用法用量

预防性治疗:每隔 2~3 天注射一次,以维持足够的血浆因子Ⅷ（factor Ⅷ, FⅧ）水平,预防自发性出血。轻度到中度出血:注射 10~20 单位/kg 体重。重度出血:注射 30~50 单位/kg 体重,甚至更高。手术前后预防:根据手术类型和严重程度,剂量通常为 50~60 单位/kg 体重。剂量计算:所需剂量（单位）= 体重（kg）×所需增加的 FⅧ 水平（国际单位/dL）。

（二）药理作用

FⅧ是血浆中的一种蛋白质,在内源性凝血途径中起关键作用。它通过与血小板和其他凝血因子相互作用,形成凝血复合物,帮助形成血栓,止住出血。具体机制包括与因子Ⅸa形成复合物,促进因子Ⅹ激活,从而生成纤维蛋白,形成血栓。

（三）药代动力学

吸收:FⅧ通过静脉注射直接进入血液循环,能够快速达到血浆峰值浓度。分布:FⅧ在血浆中与血小板和血管内皮细胞结合,其分布容积大约为血浆体积。代谢:FⅧ主要在血浆中被蛋白水解酶降解为小分子肽和氨基酸。排泄:FⅧ的降解产物主要通过肾脏排泄。半衰期:标准FⅧ制剂的半衰期通常为8~12 h,长效FⅧ制剂由于结构上的改进,半衰期可以延长至18~24 h。FⅧ个体间代谢差异巨大,且儿童和老年人的代谢速率与成人不同,儿童的代谢速率通常较高,而老年人的代谢速率可能较慢。

（四）FⅧ的药代动力学检测

FⅧ输注:所有患者在进行用于药代动力学检测的该次FⅧ输注前,进行至少3天(洗脱期≥72 h)的停药处理,目的是洗脱患者经上一次给药后体内残余的FⅧ。在至少3天的洗脱期后,按照50 IU/kg的剂量标准为患者输注其目前所使用的FⅧ产品进行药代动力学检测。为减少药品浪费,实际应用时按照"整瓶原则"输注FⅧ,为不影响实验结果(如过早出现低于定量下限的样本检测结果,导致后续用于建模的有效标本数量减少),最终剂量标准参照既往研究,尽量将实际输注剂量保持在40~60 IU/kg。

血样采集:在2~5 min内完成用于药代动力学检测的单次外源性FⅧ输注,并分别在FⅧ输注前和输注后1 h、输注后3 h(部分患儿)、输注后9 h、输注后24 h、输注后48 h、输注后72 h(部分患儿)采集患儿外周静脉血并记录准确的采血时间(精确到分钟)。使用2支2 mL规格、含3.2%的枸橼酸钠的抗凝采血管收集血样。在正式开始采集外周静脉血液标本前,首先使用一支2 mL规格的含3.2%枸橼酸钠的抗凝采血管排尽采血针内部的空气,待到血液完全充满采血针的死腔并开始进入枸橼酸钠抗凝采血管时,丢弃该采血管,启用其余2支采血管收集血样,并在采血管内血液达到预设的刻度线后拔除采血针,轻柔地上下颠倒采血管5~10次,使采集的血液与抗凝剂充分混合,记录下完成采血的精确时间。

（五）药学服务案例

4岁5个月男性患儿,主诉因"发现重型血友病A 4年,右侧颞顶部搏动性包块3年"入院。否认食物药物过敏史。该患儿右前臂桡侧可见隆起于皮肤的包块,大小约为5 cm×3 cm,无压痛。(我院)彩超:局部皮下软组织内可见迂曲扩张血管,截面1.4 cm×0.4 cm,自隆起处紧贴骨质下行至右侧颞部,长度约9.1 cm,下行部分血管宽约0.2 cm,内可探及血流信号,脉冲多普勒(PW)呈动脉频谱,峰值流速45 cm/s,阻力指数(RI)0.7,但频谱形态呈毛刺状。顶叶血管畸形,不除外合并动静脉瘘。心脏外科病房根据患儿情况,择期手术,血液科医生及临床药师协助制定手术止血方案。

1. **血液科医师建议** 邀请血液科主任参与会诊,基于患儿病情给予如下意见。

(1)患儿为重型血友病A(凝血障碍性疾病),体内 FⅧ:C<1%,有严重的自发出血倾向。

(2)术前复查患儿凝血相关指标及进行抑制物检查。

(3)患儿为顶部畸形手术,术中药物剂量至少维持 FⅧ:C 在>100%,术后12 h 内 FⅧ:C 维持在>60%。

(4)联系临床药师根据药代动力学检测报告给予术前、术中初始治疗用药方案指导。

2. **临床药学建议** 考虑到 FⅧ在血友病患儿体内代谢差异较大,说明书中的理论给药剂量不能精准反映患儿术中的出血风险,且术中麻醉需要全程肝素化,加之疾病本身的凝血障碍,双重危险因素下有很大的出血风险。结合患儿的临床表现,临床药师给予如下会诊意见。

(1)患儿药代动力学检测结果为 $T_{1/2}$=17.12 h,IVR=1.63,目前应用重组人凝血因子 FⅧ进行替代预防性治疗,500 IU/次,每3天一次,维持谷浓度 FⅧ水平2.8%。

(2)颞部动静脉畸形术,术中至少维持 FⅧ:C>100%;患儿 IVR=1.63,低于理论值2.0;故建议在计算初始手术剂量时予以考虑,增加剂量。患儿体重19 kg,根据 $T_{1/2}$ 及 IVR,建议首剂量1 250 IU,手术后12 h 应用500 IU,并于每12 h 应用500 IU,保持3天,使得前3天 FⅧ:C 保守在>60%,后根据治疗情况再决定继续治疗方案。

(3)医生接受上述会诊建议,手术顺利,无出血,患儿恢复良好,3天后转为常规预防性治疗,500 IU/次,隔日给药。FⅧ在血友病 A 患儿体内的药物代谢情况差异巨大,通过药代动力学指导的手术精准治疗在保证患儿不出血的情况下实现了剂量最小化,减轻了患者的经济负担。

3. 药代动力学检测及结果解读 医生接受上述建议,根据临床药师建议方案进行顶部畸形手术,手术过程顺利,无出血。患儿在测定药代动力学参数前至少经过 72 h 洗脱期,单剂量输注 50 IU/kg 的 FⅧ,在输注前后不同时间点取血测定凝血因子浓度。由于年幼儿及儿童取血困难,参照群体药代动力学的方法,分别于输注 FⅧ前半小时内,以及输注后 1 h、9 h、24 h、48 h 取血,并对样品进行离心、测定。

通过 WinNonlin(Pharsight Corp,Phoenix,AZ,USA)药代动力学软件模拟获取药代动力学曲线并计算相关参数(半衰期、清除率等)。根据软件并代入获得的药代动力学参数计算入组患儿现行预防性治疗方案中每周 FⅧ谷浓度<1% 的时间及根据拟达到的 FⅧ水平计算初始给药剂量。

血友病患儿凝血因子替代治疗的三要素:目标浓度、给药频次及给药剂量。C_{max} 和 IVR 决定患儿突破性出血及手术起始剂量;$T_{1/2}$ 和 C_{min} 决定患儿预防及术后治疗剂量与频次。

检测结果解读如下:该患儿 $T_{1/2}$ = 17.12 h,高于平均理论 $T_{1/2}$(8~12 h);IVR = 1.63 h,低于理论 IVR(2.0),因此术前起始剂量应按实际 IVR 计算,需要剂量更大;术后给药频次结合患儿当前半衰期结果建议间隔 12 h 进行半剂补充。

4. FⅧ剂量的调整 目前该患儿需进行顶部畸形手术,初始剂量 FⅧ:C 需维持>100%,理论 50 IU/(kg·次),术前 30 min;因 IVR = 1.63,故实际给药量为 50×2÷1.63×20 kg = 1 226 IU,实际给予 1 250 IU;$T_{1/2}$ = 17.12 h,12 h 后代谢至浓度约为 60%,后续维持浓度 60%~90%。3 天后无出血则序贯预防性治疗,剂量建议:500 IU/次,每 3 天一次,维持谷浓度 FⅧ水平 2.8%。药代动力学的相关参数作为理论指标,结合患儿的临床出血表现制定患儿预防治疗或突破性出血/手术治疗的精准用药方案。

5. FⅧ用药指导 血友病作为一种诊断明确、治疗相对简单的遗传出血性疾病,治疗的根本在于药物的应用。目前以凝血因子的替代治疗为主,逐渐由之前的出血后按需治疗转至出血前的预防性治疗为主。

血友病儿童难免会用到一些止痛或镇痛药物来缓解疼痛,但有些药物虽有止痛镇痛疗效但对血友病患者不一定合适。儿童处于生长发育期,会遇到与其他孩子一样的问题,如在感冒发热、腹泻等儿童常见疾病发生时无可避免会用到各种类型其他药物。但因其病种的特殊性,在合并用药时尤其要注意对出血的影响。一些影响血小板功能或能够增加出血风险的药物一定要慎用或禁用。

血友病患者生活中要避免创伤或较重的体力活动;尽量避免注射和手术

（必须手术时,需要在专职血友病医生或药师的指导下给予凝血因子的用药方案及指导）。禁服影响血小板功能的药物,如阿司匹林、吲哚美辛、双嘧达莫等,而其他一些儿童临床广泛应用的药物如布洛芬、拉氧头孢等同样能够损害血小板功能从而导致或加重临床出血。活血化瘀的中草药亦应避免。对于不能把握的药品请在服用前及时与医师或药师联系。

> 温馨提示:
> （1）对于凡是药品说明上注有:"抑制血小板聚集"或"防止血栓形成"的字样,均属血友病患者禁止用药。
> （2）中成药中有活血化瘀成分的药物为血友病患者慎用药物。
> （3）血友病患者切忌乱用药物,在服用药物时要谨遵医生嘱托。

6. 小结　FⅧ的个体代谢差异非常大,希望通过药代动力学检测能调整治疗强度并动态监测整个治疗过程,以药代动力学的相关参数作为理论指标,结合患儿的临床出血表现制定患儿预防性治疗或突破性出血/手术治疗的用药方案。实现血友病患儿预防或手术的个体化精准治疗,对处于生长发育中的儿童临床意义更大,有望降低治疗费用、减少输注次数。尤其是对于需要手术的重型血友病患儿,通过药代动力学指导制定的术中及术后治疗方案,可在保证患儿不出血的状态下实现经济负担最小化。血友病作为一种凝血障碍性疾病,一些影响血小板聚集、增加出血倾向的合并用药需要慎重使用。加强对患者进行凝血因子治疗药物和合并用药的用药教育。

第三节　肿瘤的精准用药治疗

【氟尿嘧啶】

嘧啶类似物主要包括氟尿嘧啶(5-FU)及其衍生物,如在体内经肝脏活化的口服前药卡培他滨和替加氟。氟尿嘧啶是一种抗代谢药物,广泛用于治疗结直肠癌、乳腺癌、胃癌和皮肤癌。临床使用氟尿嘧啶的患者中约30%可能出现严重毒性[常见不良反应术语评定标准(common terminology criteria for adverse events, CTCAE)评定等级≥3],包括腹泻、手足综合征、黏膜炎和骨髓抑制。约

1%的患者出现致命毒性。毒性往往发生在第一个治疗周期内,这也凸显了在开始治疗前优化氟尿嘧啶起始剂量以减少毒性发生的重要性。

(一)用法用量

氟尿嘧啶作静脉注射或静脉滴注所用剂量相差甚大。单药静脉注射剂量一般为按体重一日 10~20 mg/kg,连用 5~10 日,每疗程 5~7 g(甚至 10 g)。若为静脉滴注,通常按体表面积一日 300~500 mg/m²,连用 3~5 日,每次静脉滴注时间不得少于 6~8 h;静脉滴注时可用输液泵连续给药维持 24 h。用于原发性或转移性肝癌时,多采用动脉插管注药。腹腔内注射按体表面积一次 500~600 mg/m²。每周 1 次,2~4 次为 1 个疗程。儿童用药尚且不明确。

(二)药理作用

氟尿嘧啶在体内先转变为 5-氟-2-脱氧尿嘧啶核苷酸,后者抑制胸腺嘧啶核苷酸合成酶,阻断脱氧尿嘧啶核苷酸转变为脱氧胸腺嘧啶核苷酸,从而抑制 DNA 的生物合成。此外,还能掺入 RNA,通过阻止尿嘧啶和乳清酸掺入 RNA 而达到抑制 RNA 合成的作用。氟尿嘧啶为细胞周期特异性药,主要抑制 S 期瘤细胞。

(三)药代动力学

本品主要经肝脏代谢,分解为二氧化碳经呼吸道排出体外,约15%的 5-FU 在给药 1 h 内经肾以原型药随尿排出体外。大剂量用药能透过血脑屏障,静脉滴注半小时后到达脑脊液中,可维持 3 h。$T_{1/2\alpha}$ 为 10~20 min,$T_{1/2\beta}$ 为 20 h。5-FU 主要由二氢嘧啶脱氢酶(DPD)代谢,DPD 负责 80%~90% 的 5-FU 的清除。DPD 缺乏会导致机体清除 5-FU 能力显著降低。在 DPD 部分或完全缺乏的情况下,5-FU 的半衰期可以从 10~15 min 明显延长到 160 min 甚至更高。分别在 3%~5% 和 0.1% 的普通人群中观察到与 DPD 酶部分或完全缺乏相关的药物遗传常染色体隐性综合征,从而导致 5-FU 治疗相关的严重骨髓抑制、腹泻和胃肠道毒性,以及神经毒性。

(四)药物基因组学研究

根据国际 CPIC 指南和 DPWG 指南,以下重点介绍 DPD 的编码基因 *DPYD* 的遗传多态性在氟尿嘧啶的药物基因组学中的研究。

1. *DPYD* 基因多态性 DPD 酶主要存在于肝脏,也存在于肠黏膜、白细胞、肿瘤细胞等组织中。*DPYD* 基因的变异可导致 DPD 酶活性降低甚至缺失,从而增加发生严重毒性的风险。迄今为止,在美国国立生物技术信息中心(NCBI)单核苷酸多态性数据库(dbSNP)中已经报道了 500 多个错义 *DPYD* 变体。DPWG 指南指出,目前有足够的证据表明四种变异可以应用于临床监护: *DPYD * 2A*

（c. 1905+1G>A,IVS14+1G>A）；*DPYD*13c*. 1679T>G（rs55886062，p. I560S）、c. 2846A>T（rs67376798，p. D949V）和 c. 1129−5923C>G（rs75017182,HapB3）。例如,73%的 *DPYD*2A* 患者在全剂量治疗时出现严重毒性,而 *DPYD*1* 等位基因携带者（野生型患者）出现毒性的比例为 23%。*DPYD* 变异的频率和相关的表型似乎在国家和种族群体之间有显著差异,如在高加索人群中,3%~5%的人有部分 DPD 酶缺乏症,0.1%~0.2%的人有完全 DPD 酶缺乏症；在美国非裔人群中,约8%的人有部分 DPD 酶缺乏症。

2. *DPYD* 基因多态性对5−FU 体内暴露和剂量的影响　基因型定向给药方案已被提出,通过开发一个基因活性评分（activity score,AS）来预测不同 DPD 酶活性,从而允许更多的差异剂量调整。活性评分规则如下：携带两个正常功能等位基因的个体,AS 为 2；携带一个正常功能等位基因加上一个无功能等位基因或者一个功能减少的等位基因,或者携带两个功能减少的等位基因的个体,AS 为 1 或 1.5；携带两个无功能等位基因或者携带一个无功能等位基因加上一个功能减少的等位基因的个体,AS 为 0 或 0.5。其分别的表型可能是：*DPYD* 正常代谢型,*DPYD* 中间代谢型,*DPYD* 慢代谢型。指南中也建议根据遗传基因 *DPYP* 活性评分推荐剂量。简而言之,对于开始使用5−FU 或卡培他滨的患者：AS 为 0 的受试者建议避免全身和皮肤使用5−FU,或者通过测定 DPD 酶活性来相应调整全身剂量；AS 为 1 或 1.5 的患者建议开始使用50%标准剂量的5−FU 治疗,根据毒性,进一步确定剂量。AS 为 2 的患者,一般使用说明书推荐剂量。

儿科患者群体中,*DPYD* 基因突变在5−FU 毒性中作用的研究数据非常少。目前,没有证据表明 *DPYD* 变异会对儿童的5−FU 代谢产生与成人患者不同的影响。

3. *DPYD* 基因多态性与5−FU 不良反应的相关性研究　一项关于 *DPYD*2A* 前瞻性筛查研究,*DPYD*2A* 杂合的患者（在总共筛选的 2 038 人中,*n*=22）接受了减少50%的初始剂量后,≥3级毒性风险从对照组的73%显著降低到28%。

（五）治疗药物浓度监测

根据国际治疗药物监测和临床毒理学协会（International Association of Therapeutic Drug Monitoring and Clinical Toxicology，IATDMCT）起草的共识指南,强烈推荐 TDM 用于早期或晚期结肠直肠癌（carcinoma of colon and rectum,CRC）患者和接受常规治疗方案的头颈部鳞状细胞癌（SCCHN）患者的5−FU 治疗管理。

1. 5−FU 浓度测定方法　目前报道的分析方法有 HPLC、LC−MS/MS 和免疫分析法。除5−FU 外,其中一些检测还定量测定5−FU 的主要代谢物5−氟−

5,6-二氢尿嘧啶(5-FUH2)。其中,HPLC 和 LC-MS/MS 法是检测 5-FU 血药浓度较为常用的方法,其共同点是准确性、灵敏度和精密度较高,以及分析速度较快,但 HPLC 法存在血样预处理复杂、价格昂贵、无法实现批量检测等缺点,LC-MS/MS 法存在对操作人员专业要求高、仪器价格不菲、不易普及等不足。免疫分析法是以比浊法和单克隆抗体为基础开发的方法,测定结果与色谱法具有良好的相关性,且差异较小,具有用血量少、前处理简便、可快速批量检测等优点,有助于 5-FU TDM 在临床的广泛应用。

2. 样本采集 5-FU 在血液、组织中分布广泛,全血是检测 5-FU 药物浓度最为理想的样本。但由于血中存在 DPD,可快速代谢 5-FU,故室温下全血中的 5-FU 是极其不稳定的。因此在采集血样时,建议取血后立即将血样置于冰上,1 h 内分离出血浆;此外,还可以在采血后 10 min 内在采血管内添加 DPD 抑制剂来保证 5-FU 的稳定性。目前,临床尚无统一的 5-FU 采血时间。现临床普遍接受的采血时间为 5-FU 静脉滴注开始后 18~30 h,且需同时准确记录静脉滴注开始、采血及滴注结束的时间。

目前在 CRC 患者的临床治疗中,5-FU 均以持续静脉滴注的方式给予,可根据稳态血药浓度(steady-state concentration, C_{ss})与持续滴注时间(continuous infusion time, TCI)的乘积来计算 AUC($AUC = C_{ss} \times TCI$)。最初提出的 5-FU AUC 治疗范围为 20~24 mg·h/L 连续输注 8 h。根据随后的观察性临床研究和对 PK/PD 数据的回顾,治疗范围随后扩大到 20~30 mg·h/L,并应用于 5-FU 的 46 h 输注,这是目前普遍接受的临床应用。但其不适用于 5-FU 的大剂量给药和 120 h 及以上时间的输注。

(六)个体化治疗建议

现有的研究支持两种 5-FU 剂量调整算法,一种是针对 5-FU 目标 AUC 为 20~25 mg·h/L,在 5-FU $AUC<4$ mg·h/L 至 >31 mg·h/L 的范围内给出了 5-FU 剂量调整的建议;另一种是针对最近更新的 5-FU 目标 AUC 为 20~30 mg·h/L,在 5-FU AUC 为 8~10 mg·h/L 至 $\geqslant40$ mg·h/L 的范围内给出了 5-FU 剂量调整的建议。

(七)药学服务案例

5-FU 致消化系统不良反应的发生率较高,以恶心呕吐、腹泻、口腔黏膜炎等为主要表现,其中 3~4 级不良反应可能会干扰化疗的正常进行,严重影响患者的化疗效果。TDM 指导 5-FU 给药或基于 PK 参数调整 5-FU 剂量均可延迟毒性反应的出现,同时可有效降低腹泻、口腔黏膜炎等的发生率。Gamelin 等

对 208 例转移性结直肠癌患者进行的一项随机对照多中心临床研究发现,208
名转移性结直肠癌患者被随机分配到两组中的一组:A 组(104 名患者),其中
5 - FU 剂量是根据体表面积(BSA)计算所得;B 组(104 例患者),5 - FU 剂量使
用 PK 参数引导调整后单独确定剂量。初始方案为 1 500 mg/m^2 5 - FU 加
200 mg/m^2 亚叶酸输注,连续 8 h,每周给药一次。在 B 组中,每周根据 5 - FU 稳态
血药浓度的单点测量值调整 5 - FU 剂量,直至达到治疗范围(AUC 20~25 mg·h/L)。
对 208 例患者的意向治疗分析显示,A 组的客观缓解率为 18.3%,B 组为 33.7%
(P = 0.004)。A 组的中位总生存期为 16 个月,B 组为 22 个月(P = 0.08)。A 组
5 - FU 的平均剂量为 1 500 mg/(m^2·周),B 组为 1 790 mg/(m^2·周)。基于 PK
参数调整剂量(B)组患者的腹泻发生率显著低于基于 BSA 给药(A)组(P =
0.003),前者 1~2 级腹泻(1 级:9% vs. 14%,2 级:3% vs. 28%)和 3~4 级腹泻
(3 级:4% vs. 15%,4 级:0% vs. 3%)的发生率均更低。

【伊立替康】

(一) 用法用量

伊立替康(irinotecan, CPT - 11)是一种水溶性半合成的喜树碱衍生物,临床
上常用于结直肠癌、非小细胞肺癌及宫颈癌等多种实体肿瘤的治疗。

用于儿童及青少年横纹肌肉瘤中危组 VI 方案(V:长春新碱+I:伊利替
康)。长春新碱:1.5 mg/m^2,静脉滴注,第 1,8,15 天。伊利替康:50 mg/m^2,第
1~5 天,长春新碱给药后静脉滴注 90 min,伊利替康最大量≤100 mg/d。

(二) 药理作用

伊立替康是喜树碱的半合成衍生物。喜树碱可特异性地与拓扑异构酶 I 结
合,后者诱导可逆性单链断裂,从而使 DNA 双链结构解螺旋;伊立替康及其活性
代谢物 SN - 38 可与拓扑异构酶 I - DNA 复合物结合,从而阻止断裂单链的再连
接。现有研究提示,伊立替康的细胞毒作用归因于 DNA 合成过程,DNA 复制酶
与拓扑异构酶 I - DNA - 伊立替康(或活性代谢产物 SN - 38)三联复合物相互作
用,从而引起 DNA 双链断裂。哺乳动物细胞不能有效地修复这种 DNA 双链断裂。

(三) 药代动力学

人体静脉输注伊立替康后,伊立替康血浆浓度呈多指数形式消除。平均终
末消除半衰期为 6~12 h,活性代谢产物 SN - 38 的平均终末消除半衰期为 10~
20 h。因为其内酯和羟基酸是化学平衡的,故伊立替康和 SN - 38 的内酯(活性)
形式的半衰期与总伊立替康和 SN - 38 的半衰期相近。

超过 50~350 mg/m² 的推荐剂量范围时,伊立替康 AUC 与剂量呈线性递增关系;SN-38 的 AUC 增长低于相应剂量的增长。活性代谢产物 SN-38 的最高浓度通常在 90 min 的伊立替康输注完成后的 1 h 内达到。儿童实体瘤患者给予 50 mg/m² 和 125 mg/m² 剂量时,伊立替康清除率分别为 17.3 L/(h·m²) 和 16.2 L/(h·m²),与成人清除率相当。剂量标准化 SN-38 AUC 值在成人和儿童之间相当。

伊立替康与血浆蛋白的结合率为 30%~68%,明显低于 SN-38 与血浆蛋白的结合率(大约 95%)。伊立替康会通过各种酶系统进行广泛的代谢转化,包括被两种亚型的羧酸酯酶(CES1 和 CES2)代谢形成活性产物 SN-38,以及 UGT1A1 介导 SN-38 的葡萄糖醛酸化以形成无活性的葡萄糖苷酸代谢物 SN-38G;还可以通过 CYP3A4 介导的氧化代谢转变为几种非活性氧化产物。目前,伊立替康体内处置尚不完全明确,其尿液排泄量为 11%~20%,SN-38<1%,SN-38G 约 3%,给药 48 h 后原型药和代谢产物胆汁蓄积和尿路累积排泄为 25%~50%。

(四)药物基因组学研究

目前已发现与伊立替康相关的基因很多,包括 $ABCB1$、$ABCC1$、$ABCC2$、$ABCG2$、$CES1$、$CES2$、$CYP3A4$、$CYP3A5$、$NR1I2$、$TDP1$、$UGT1A1$、$UGT1A7$、$UGT1A9$、$XRCC1D$ 等,其中 UGT1A1 酶的功能及其基因多态性与伊立替康毒性关系密切且证据充分,现做简要介绍。

UGT1A1 是伊立替康代谢过程中的关键酶,可将其活性代谢产物 SN-38 葡萄糖醛酸化为无活性的 SN-38G。$UGT1A1$ 基因位于人染色体 2q37 上,其中 $UGT1A1*6$(211G>A)的 SNP 位点编号为 rs4148323,其突变可导致 UGT1A1 酶第 71 位的氨基酸序列发生改变,从而导致酶活性降低。$UGT1A1*28$ 的 SNP 位点编号为 rs8175347,其突变可通过影响 $UGT1A1$ 基因转录来减少 UGT1A1 酶的表达。目前对于 $UGT1A1$ 基因多态性对伊立替康疗效的影响还存在争议,但多项研究表明,$UGT1A1$ 突变引起酶活性或表达降低可导致 SN-38 浓度增加,继而导致发生严重毒性的风险增加。

据报道,$UGT1A1*6$、$UGT1A1*28$ 基因突变纯合型和双杂合型(慢代谢型,PM)发生腹泻和中性粒细胞减少的风险最高,其次为单杂合型(中间代谢型,IM),而野生型(正常型,NM)最低。$UGT1A1*28$ 纯合型可导致 SN-38 的全身暴露量增加 18%~159%,清除率降低 61%。日本结直肠癌协会(JSCCR)相关指南提出,对于血清胆红素水平高的患者、老年患者、一般状况差的患者以及先前伊立替康给药后出现严重毒性的患者,需要检测 *UGT1A1* 基因多态性。欧洲肿瘤内科学会(ESMO)指南提出,在发生与伊立替康治疗可能相关的严重毒性时,应考虑进行 *UGT1A1* 基因多态性检测。当伊立替康以高剂量(300~350 mg/m²)使用时,*UGT1A1* 检测尤为重要;当伊立替康以较低剂量(125~180 mg/m²)给药时,*UGT1A1* 检测重要性较低。

UGT1A1 基因多态性的分布有着明显的种族差异,*UGT1A1 * 28* 在欧洲、非洲和拉丁美洲人群中突变率高,为 30%~40%,其中有 10%~15% 为纯合型;在亚洲人群中的突变频率相对较低,为 10%~12%。相反,*UGT1A1 * 6* 在东亚人群中具有较高突变率,韩国、日本和中国人群突变率分别为 13%、23% 和 23%。UGT1A1 酶在儿童中表达良好,出生后 3~6 个月活性可达成人水平,因此遗传变异可能在很大程度上可以预测儿童个体间的变异。

美国 FDA 在伊立替康药品标签上建议 *UGT1A1 * 28/ * 28* 基因型患者降低伊立替康起始剂量。法国国家药物遗传学网络 RNPGx 建议,对于 *UGT1A1 * 28/ * 28* 患者,伊立替康应在常规剂量(180~230 mg/m²)上减少 25%~30%,给药间隔 2~3 周。同样,荷兰 DPWG 认为,在伊立替康治疗前,检测 *UGT1A1* 基因是有必要的,对于 PM 型(*UGT1A1 * 28/ * 28*、*UGT1A1 * 6/ * 6*、*UGT1A1 * 6/ * 28*)患者,应将起始剂量调整为正常剂量的70%,以中性粒细胞数和临床耐受为指导进一步调整剂量。对于 IM 型(*UGT1A1 * 1/ * 28*、*UGT1A1 * 1/ * 6*)患者和 NM 型患者,则不建议调整伊立替康剂量。

(五)治疗药物浓度监测

目前对于伊立替康化疗引起的不良反应,除了与 *UGT1A1* 基因多态性有关,还发现与其代谢物的血药浓度密切相关。相关研究发现 SN‐38 峰浓度与无病生存期及迟发型腹泻有关,SN‐38 血药浓度与中性粒细胞减少呈正相关。与 SN‐38 血药浓度相似,SN‐38G/SN‐38 值的降低也被证实与中性粒细胞减少及迟发型腹泻的发生相关。因此,血药浓度监测在预测伊立替康相关不良反应及剂量个体化调整方面有一定意义。

1. 血药浓度检测方法　有 LC‐MS/MS 法、HPLC 荧光法。

2. 样本采集　有研究学者指出,可以通过测定两点浓度推算总 *AUC* 值,即:$AUC_{SN\text{-}38}(\text{ng·h/mL}) = (6.588 \times C_{2.5h}) + (146.4 \times C_{49.5h}) + 15.53$。其中 $C_{2.5h}$ 和 $C_{49.5h}$ 代表伊立替康静脉滴注(滴注时长 1.5 h)结束后 1 h 和 48 h 时 SN‐38 的峰浓度和谷浓度。目前就如何依据 SN‐38 血药浓度调整伊立替康给药剂量尚无相关标准。有研究认为 SN‐38 峰浓度>50.6 μg/mL 或谷浓度>16.29 μg/mL

时,伊立替康可适当减量。也有研究认为当 SN－38G/SN－38 值<3 时,SN－38在体内清除受阻,在下一轮治疗时可以考虑伊立替康减量 30%。

3. 常见影响因素　肝功能损害:在肝功能异常的患者体内盐酸伊立替康的清除率下降,同时相对暴露于活性代谢产物 SN－38 的时间增加。这些效应的强度与通过检测血清总胆红素和氨基转移酶所评估的肝功能损害程度呈正比。

4. 药物相互作用　伊立替康与 CYP3A4 和(或)UGT1A1 抑制剂联合用药可能导致伊立替康和活性代谢物 SN－38 的全身暴露量增加。伊立替康与CYP3A4 诱导剂联合用药可能导致伊立替康和活性代谢物 SN－38 的全身暴露量下降。

(六)个体化治疗建议

UGT1A1 酶的缺乏可加重伊立替康诱导毒性的风险,尤其是中性粒细胞下降和腹泻,建议在治疗前进行 *UGT1A1* 基因检测。对 UGT1A1 酶缺乏的基因变体,如 *UGT1A1 * 6*、*UGT1A1 * 28*,需进行个体起始剂量优化。建议这些患者的起始剂量调整为正常剂量的 70%。

(七)药学服务案例

患者,男,49 岁,入院诊断:直肠癌术后、盆腔淋巴结转移、骨转移。行贝伐珠单抗联合氟尿嘧啶和伊立替康(FOLFIRI)第 1 周期化疗后,患者主诉第 4 天晨起出现稀水样便,每天 7~8 次。经临床药师指导给予洛哌丁胺后,无明显好转。第 2 周期化疗前入院检查提示Ⅳ度骨髓抑制。临床药师建议行 *UGT1A1* 基因检测,结果提示患者为 *UGT1A1 * 6* 和 *UGT1A1 * 28* 双杂合突变,临床药师建议伊立替康减量。因医师担心会影响化疗效果,故暂不减量。临床药师建议行SN－38 血药浓度监测。第 2 周期化疗时,分别在伊立替康输注结束后 1 h 和48 h 抽取患者静脉血 2 mL,测得 SN－38 血药浓度分别为 61.59 μg/mL 和4.93 μg/mL。结果提示 SN－38 血药浓度高,因此临床药师再次建议伊立替康减量处理。第 2 周期化疗后第 5 天,患者出现持续性腹泻,口服洛哌丁胺可缓解。第 3 周期化疗前入院检查结果提示Ⅲ度骨髓抑制。第 3 周期化疗,伊立替康从原剂量 180 mg/m² 减量至 90 mg/m²,本次给药后 1 h 和 48 h 时 SN－38 血药浓度分别为 34.22 μg/mL 和 2.74 μg/mL,临床药师建议给予该剂量进行后续化疗。患者第 3 周期化疗后疗效评价为疾病稳定。在后续 4~6 周期化疗后未再出现腹泻和骨髓抑制。后续仍在治疗和随访中。

(伊立替康应用于儿童案例较少,但考虑到伊立替康应用的重要性,故例举

了一个成人案例)

【顺铂】

顺铂(cisplatin, DDP,顺氯氨铂)是中心以二价铂同两个氯原子和两个氨分子结合的金属配合物,为第一代金属铂类络合物,属周期非特异性广谱抗肿瘤药。顺铂作为各种实体肿瘤的标准治疗药物,是对儿童最有效的化疗药物之一,有助于显著提高多种实体肿瘤的生存率,包括神经母细胞瘤、肝母细胞瘤、脑瘤、骨肉瘤和生殖细胞瘤。其较常见的不良反应有消化道反应、骨髓抑制、周围神经炎、耳毒性,大剂量或连续用药可导致严重的肾毒性。

(一) 用法用量

顺铂仅能由静脉、动脉或腔内给药,通常采用静脉滴注方式给药。

1. 静脉注射或静脉滴注　给药前 2~16 h 和给药后至少 6 h 之内,必须进行充分的水化疗法。治疗前的水化:在用顺铂前及 24 h 内,患者应充分水化以保证良好的尿排出量并尽量减少肾毒性。水化可以静脉输入 2 000 mL 的 0.9%氯化钠注射液或葡萄糖氯化钠注射液,输注时间在 2 h 以上。在用药前水化的最后 30 min 或水化之后,可通过侧臂滴入 375 mL 的 10%甘露醇注射液。

顺铂需用生理盐水或 5%葡萄糖溶液稀释后静脉滴注。剂量视化疗效果和个体反应而定。表 6-5 所示剂量供参考(适用于成年人及儿童)。

表 6-5　顺铂剂量参考表

化 疗 次 数	每次用量(mg/m^2 体表面积)
单次(每 4 周 1 次)	50~120
每周 1 次,共 2 次	50
每天 1 次,连用 5 天	15~20

疗程依临床疗效而定,每 3~4 周重复疗程。顺铂可与其他抗癌药联合使用,单一使用亦可。联合用药时,用量需随疗程作适当调整。

2. 大剂量　80~120 mg/m^2,每 3 周 1 次,同时注意水化,使患者尿量保持在 2 000~3 000 mL,也可加用甘露醇利尿。

3. 胸腹腔注射　7~10 日 1 次,胸腔每次 30~60 mg,腹腔每次 100~160 mg。

4. 动脉注射　每次 20~30 mL,连用 5 日为 1 个周期,间隔 3 周可重复。动脉灌注主要用于头颈部肿瘤。

（二）药理作用

顺铂是一种烷化剂，进入人体后，顺铂先将所含氯解离，然后在 DNA 分子中鸟嘌呤的 6 位和 7 位之间形成交叉联结，或与腺嘌呤和胞嘧啶形成 DNA 单链内或者双链间两点的交叉联结，从而破坏 DNA 的结构和功能。对 RNA 和蛋白质合成的抑制较弱，属细胞周期非特异性抗肿瘤药。

（三）药代动力学

顺铂口服无效，静脉注射后主要分布于肝、肾及膀胱，18~24 h 后肾内积蓄最多，而脑组织中最少。与血浆蛋白结合率约为 90%，结合不可逆，不易通过血脑屏障。代谢呈双相性，$T_{1/2\alpha}$ 为 25~49 min，$T_{1/2\beta}$ 为 58~73 h。消除缓慢，主要以原型药经肾脏排泄，1 日内尿中排出 19%~34%，4 日内尿中仅排出 25%~44%，但在全剂量注入后的 5 日内，仅有 27%~43% 的顺铂排出体外；胆道或肠道排出甚少，腹腔给药时腹腔器官的药物浓度相当于静脉给药的 2.5~8 倍。

（四）药物基因组学研究

研究表明，甲基转移酶（TPMT、COMT）、转运体（ABCC3、CTR1）、谷胱甘肽-S-转移酶（GST）、巨蛋白（LRP2）和 DNA 修复基因（XPC）的遗传变异与顺铂诱导的耳毒性相关。

其中，TPMT 对药物疗效或不良反应的影响证据较充分。*TPMT * 3B*、*TPMT * 3C* 和 *TPMT * 3A*（*TPMT * 3B+TPMT * 3C*）功能等位基因的缺失，导致 TPMT 蛋白的快速降解，使顺铂诱导的耳毒性风险增加。CPNDS 临床推荐小组发布了在为儿童癌症患者开具顺铂处方时使用 *TPMT* 基因变异的药物遗传学检测指南。他们建议在所有儿科癌症患者中检测 *TPMT* 等位基因 *TPMT * 2*、*TPMT * 3A*、*TPMT * 3B* 或 *TPMT * 3C*，因为这些等位基因与顺铂诱导的耳毒性风险增加有关。建议对相关的功能性 *TPMT* 变异（*TPMT * 3A*，*TPMT * 3B*，*TPMT * 3C*）和已知的、相对常见的、功能失活的儿科患者 *TPMT * 2* 变异进行药物遗传学检测，以接受顺铂治疗（A 级-强烈推荐）。在超过 95% 的白种人和亚洲患者中，低 TPMT 活性可以用三个等位基因（*TPMT * 2*、*TPMT * 3B* 和 *TPMT * 3C*）来解释；在非洲人口中，*TPMT * 3C* 和 *TPMT * 2* 也很常见。所有这些变异都表现出体外酶活性降低。大约 10% 的人口携带这些 *TPMT* 风险变异之一，约占耳毒性患者的 25%。因此，虽然 *TPMT* 风险变异不能解释所有顺铂耳毒性病例，但是 *TPMT* 变异的高阳性预测值（92%）表明，绝大多数携带这些变异的患者会出现听力损失。

目前不建议临床使用 COMT、ABCC3、CTR1、GST、LRP2、DNA 修复基因和耳聋相关基因的变异检测(C级-可选推荐)。需要进一步的研究,来确定在治疗决策中利用这些基因的基因型信息的最佳策略,并加强支持遗传关联的证据。

携带非功能性 $TPMT$ 变异的患者的管理选择:① 如果患者的肿瘤类型是耳保护剂可以有效预防顺铂诱导的耳毒性,且不会对顺铂的抗肿瘤活性产生不利影响,则鼓励医生考虑使用耳保护剂(如氨磷汀、硫代硫酸钠)(C级-可选推荐)。② 当替代治疗被证明具有相同的疗效、可控制和可接受的毒性、较小的耳毒性,并且被认为是当前护理标准内的选择时,可以规定替代治疗(C级-可选推荐)。③ 在适当的情况下,鼓励医生加强对高危患者的监测(C级-可选推荐)。④ 应鼓励高危患者在治疗结束后更频繁地接受随访听力测试(C级-可选推荐)。

(五)治疗药物浓度监测

由于非特异性靶向和内在和(或)获得性耐药导致严重毒性的巨大风险,顺铂的疗效经常受到影响。顺铂的治疗指数较窄,即使在标准剂量下,患者也可能出现影响听力(耳毒性)或影响肾脏、胃肠道、神经系统或血液系统的毒性。

1. 血药浓度检测方法　目前报道的分析方法有电感耦合等离子体原子发射光谱法、高效液相色谱法、高效液相色谱-串联质谱法、超高效液相色谱-串联质谱法等。

2. 样本采集　对于大多数细胞毒性药物,铂化合物根据每 3 周静脉注射给药。通过在 n 周期实施的 TDM 获得的 PK 参数仍可用于适应 $n+1$ 周期的给药,特别是在 PK 参数不可预测的特定人群中。这种方法可用于血液透析和(或)儿科,特别是对新生儿。

顺铂的耳肾毒性与较高的总血浆浓度和血浆超滤液(PtUF)浓度相关。在肿瘤学中,血浆浓度与 AUC 是暴露的优先标志。而在所有的细胞毒性药物中,顺铂是体表面积(BSA)与清除率(CL)相关性最强的药物。通过静脉注射给药,AUC 的水平仅取决于给药剂量和由清除率所代表的消除能力:$AUC = 剂量/CL$。顺铂与血浆蛋白结合是快速且不可逆的,其 PK 或 PK/PD 研究的一个重要前提是只考虑血浆中游离的铂浓度。

在临床实践中,总铂和游离铂的浓度均从全血肝素化样本中获得。收集的血浆立即在 4℃下 1 500g 离心 10 min 后,通常分为两等份:一等份直接在-20℃下冷冻,用于测量总铂浓度,另一等份通过带有 Amicon 超滤装置的超微分配系统过滤或用有机溶剂进行蛋白质沉淀,在 4℃下 1 000g 离心 20 min。

(六)个体化治疗建议

研究表明,当顺铂剂量为 100 mg/m^2(3~5 mg/kg),24 h 静脉输注时,0.5~

19.3 岁儿童中未结合顺铂的 *CL* 值为 3~15 mL/(min·kg)，*AUC* 值为 300~810 μg/(mL·min)。

不同人群和临床情况时，顺铂单独给药的剂量调整规范如表 6-6 所示。

表 6-6　顺铂单独给药的剂量调整

人　群	临 床 情 况	基于 BSA 或 BW 给药	TDM 特性
儿童	标准方案	BSA mg/m^2 或 BW mg/kg	基于患者的耐受性
	肾功能不全	BW mg/kg	减少初始剂量（mg/kg）和监测，以达到最小毒性下限的暴露量（*AUC*）
新生儿/早产儿	特殊情况（如肾母细胞瘤、肝母细胞瘤）	BW mg/kg	第一次标准给药，单位为 mg/kg。根据 *AUC* 指导给药。根据首次观察到的 *AUC*，增加后续输液的剂量

BW 表示体重

（七）药学服务案例

一出生足月儿，现 2 周龄，体重为 3.0 kg，被诊断为局部肝母细胞瘤，肌酐水平正常为 22 μmol/L，肝功能 AST 和 ALT 检测值分别为 29 U/L 和 9 U/L，白蛋白水平为 22 g/L，胆红素水平升高为 199 μmol/L，乳酸脱氢酶（LDH）水平为 1 067 U/L。给予顺铂单药治疗，初始剂量为 5.4 mg(1.8 mg/kg)。在第 1 疗程以 24 h 静脉滴注的方式给药，并收集血样以定量顺铂血浆浓度。血样收集均是在顺铂输注前、开始输注后 6 h、24 h（输注结束）和输注结束后 8 h 从中央静脉采集血液样本(1 mL)用于药代动力学分析。结果发现在给药开始后的 48 h 内，血浆超滤液中测量的未结合顺铂浓度范围为 0.01~0.08 μg/mL，相应的血浆中顺铂总浓度范围为 0.19~0.56 μg/mL。未结合顺铂的 *CL* 值为 10.6 mL/(min·kg)，*AUC* 为 168 μg/(mL·min)。检测结果比先前报道的儿童时期接受顺铂治疗肝细胞癌和其他肿瘤类型的癌症患者的浓度约低 80%。第 2 疗程前，患者肌酐水平为 21 μmol/L，AST 和 ALT 分别为 39 U/L 和 13 U/L，白蛋白水平为 25 g/L，均在正常范围内。原先在治疗第 1 个疗程时测量的升高的胆红素水平已降至 44 μmol/L。在第 2 疗程将顺铂剂量增加 50%，达到 2.7 mg/kg，并以 24 h 静脉滴注的方式给药，并收集血样以定量顺铂血浆浓度。结果发现未结合的顺铂浓度范围为 0.12~0.16 μg/mL，相应的血浆中顺铂总浓度范围为 0.97~1.36 μg/mL。未结合顺铂的 *CL* 值为 10.1 mL/(min·kg)，*AUC* 为 266 μg/(mL·min)。患者具有良好的耐受性和临床反应。

【紫杉醇】

紫杉醇是一种二萜生物碱类天然抗癌药物,分子式为 $C_{47}H_{51}NO_{14}$,在临床上已经广泛用于乳腺癌、卵巢癌和部分头颈癌和肺癌的治疗。紫杉醇的主要不良反应为骨髓抑制,表现为中性粒细胞减少、白细胞减少、血小板降低等;神经毒性发生率为 18%~50%,表现为感觉异常、运动障碍和自主神经功能紊乱;其他不良反应有感染、过敏反应、眼部疾病和视觉障碍等。

(一)用法用量

目前尚无明确的紫杉醇儿童用药指南,以下为已报道的有关儿童使用紫杉醇的临床试验。

在一项紫杉醇治疗儿童难治性实体肿瘤的 I 期临床试验中,31 例患儿(中位年龄 12 岁,范围 2~22 岁),每 21 天给予 24 h 连续注射紫杉醇。剂量范围为 200~420 mg/m²。当剂量大于 290 mg/m² 时,周围神经病变明显,剂量限制性神经毒性发生在剂量为 420 mg/m² 时,总缓解率为 13%。II 期临床试验的推荐剂量为 350 mg/(m²·d)。

另一项 3 h 紫杉醇输注治疗儿童难治性实体肿瘤的 I 期试验中,对 17 例儿童患者进行了 20 个疗程的研究,调查了 4 个剂量水平(240~420 mg/m²),未观察到有剂量限制的血液学毒性,出现严重的急性神经毒性和过敏性毒性,一位患者在最高剂量输注后死亡。

一项来自儿童肿瘤学组的 I 期研究中,63 位(中位年龄 10 岁)难治性或复发性白血病患儿被给予紫杉醇治疗,在方案 A 中,剂量为每 21 天服用 250~500 mg/m²,方案 B 中每 28 天服用 105~200 mg/m²。每个方案均给药 3 次。研究得出结论:21 天方案中,儿童患者紫杉醇耐受性为 430 mg/m²,28 天方案为 182 mg/m²。所有剂量水平和方案的客观反应率均小于 10%。

(二)药理作用

紫杉醇可使微管蛋白和组成微管的微管蛋白二聚体失去动态平衡,诱导与促进微管蛋白聚合、微管装配、防止解聚,从而使微管稳定并抑制癌细胞的有丝分裂和触发细胞凋亡,进而有效阻止癌细胞的增殖,起到抗癌作用。

(三)药代动力学

临床药代动力学研究显示,紫杉醇静脉给药后,主要分布在肝、肺、胰腺、唾液腺、胃、心脏、肌肉和肾脏,不能进入血脑屏障。平均稳态血药浓度为 0.2~8.45 mg/L,紫杉醇的稳态分布容积大,血浆蛋白结合率高,主要与白蛋白结合,结合率为 88%~98%。

给药后血浆紫杉醇浓度呈双相下降,初始药物迅速分布到周边室中,后期呈缓慢清除。紫杉醇在血浆中呈双向消除,主要由 CYP2C8 代谢为 6α-羟基紫杉醇,以及由 CYP3A4 代谢为少量的 $3'-p$-羟基紫杉醇和 $6\alpha,3'-p$-双羟基紫杉醇。紫杉醇是由 ABCB1、ABCG1、ABCC1 和 ABCC2 编码的 ATP 驱动泵 P-糖蛋白转运体的底物。由 SLCO1B3 编码的有机阴离子转运多肽 1B3(OATP1B3)是紫杉醇肝脏摄入的重要调节因子。紫杉醇及其衍生物在尿中检出量占总药量比例较小(≤5%~10%),经粪排泄的紫杉醇约占总给药量的 20%。儿童的紫杉醇耐受剂量明显高于成人,而全身清除率与成人无明显差异,且呈剂量依赖性降低。

(四)药物基因组学研究

1. CYP3A $CYP3A5*3$ 是中国人群常见的单核苷酸多态性突变位点,而 $CYP3A5*3$ 多态性可影响 CYP3A5 代谢酶的活性或表达水平,从而影响紫杉醇代谢和血药浓度水平。紫杉醇的血药浓度与 CYP3A 酶活性的对数呈线性相关。携带 $CYP3A5*3$ 基因型者紫杉醇血药浓度在 0 h、24 h 时较野生型携带者高,其原因可能与代谢酶活性降低有关。对于携带 $CYP3A5*3$ 基因型者要适当调整紫杉醇剂量,同时要特别注意该药的不良反应。

2. CYP2C8   紫杉醇在肝脏内主要通过 CYP2C8 代谢,生成的代谢产物为 6α-羟基化紫杉醇。该基因多态性的存在使个体间 6α-羟基化紫杉醇活性的差异可达 38 倍。$CYP2C8*3$ 型的代谢活性仅为野生型的 15%。$CYP2C8*3$ 携带者的清除率较非携带者降低,发生神经毒性的风险明显增加。

3. FGD4   来自 CALGB 40101 临床试验的 855 名接受紫杉醇治疗的乳腺癌女性患者中,62 位具有 $FGD4$ rs10771973(与遗传性腓骨肌萎缩症有关的基因)风险等位基因(AA)的患者发生外周神经病变的风险增加,这种关联在 2 个验证队列中得到了重复。

4. EPHA5   在 CALGB 40101 临床试验研究中,欧洲血统人群中 $EPHA5$ rs7349683(神经发育信号风险基因)风险等位基因(TT)患病率约为 35%。在另一项 119 例接受前瞻性紫杉醇诱导的周围神经病变临床试验 N08CA 研究中,也得到了类似的结果,$EPHA5$ rs7349683 TT 基因型患者与紫杉醇引起的神经毒性显著相关($OR=2.07$;$P=0.02$)。

（五）治疗药物浓度监测

1. 血药浓度测定方法　包括高效液相色谱-紫外分析法（HPLC‐UV）、免疫试剂盒测试法、LC‐MS/MS 等。其中 LC‐MS/MS 法的应用更为广泛。

2. 样本采集　静脉滴注紫杉醇后 18~30 h,采集静脉血 2~3 mL,肝素抗凝,准确记录血样采集时间。采血 10 min 内将全血样品置于 2~8℃冰箱冷藏,1 h 内离心,分离血浆,进行紫杉醇血药浓度检测。紫杉醇血药浓度在 0.05 μmol/L 以上维持的时间（$T_c > 0.05$）被认为是预测中性粒细胞减少的重要药代动力学参数。$T_c > 0.05$ 目标范围为 26~31 h(三周方案:每三周给予 135~175 mg/m^2 输注 3 h)、10~14 h(单周方案:单周给予 80~100 mg/m^2 输注 1 h)。

（六）个体化治疗建议

由于化疗引起的周围神经病变（CIPN）发生后几乎没有有效的治疗方法,因此通过基因型识别高危个体,能够为早期剂量调整或选择替代化疗方案提供依据。紫杉醇不良反应研究中最有希望的药物遗传学预测因子是 *CYP2C8 ∗ 3*, *CYP2C8 ∗ 3* 与严重中性粒细胞减少和血小板减少相关。建议紫杉醇的使用路径:① 在使用紫杉醇前,进行 *CYP2C8 ∗ 3* 基因检测,结果为阴性者使用;② 在使用紫杉醇时,进行血药浓度监测,采集紫杉醇给药后 18~30 h 间的静脉血,准确记录血样采集时间,并在 1 h 内进行紫杉醇血药浓度检测,预测 $T_c > 0.05$。

参考文献

李志玲,王鹤尧,孙华君. 2015. 巯嘌呤类药物用于儿童急性淋巴细胞性白血病患者个体化治疗的研究进展[J]. 上海医药,36(19):12‐15.

余恒毅,李冬艳,任秀华,等. 2023. HPLC 法测定红细胞中 6‐硫鸟嘌呤核苷酸和 6‐甲基巯嘌呤的浓度及其在炎症性肠病患者治疗药物监测中的应用[J]. 中国医院药学杂志,43(1):11‐15.

张娟,吴东媛,刘铎,等. 2018. 5‐FU 治疗药物监测现状及其与结直肠癌化疗毒性相关性的研究进展[J]. 中国药房,29(12):5.

周殿友,雷俊梅,贾颖,等. 2020. 临床药师参与 1 例晚期直肠癌患者化疗中伊立替康剂量调整的病例分析[J]. 中国临床药学杂志,29(6):453‐456.

Ahlberg A. 1965. Haemophilia in Sweden. Ⅶ. Incidence, treatment and prophylaxis of arthropathy and other musculo-skeletal manifestations of haemophilia A and B[J]. Acta Orthop Scand Suppl, 77:3‐132.

Amstutz U, Henricks L M, Offer S M, et al. 2018. Clinical Pharmacogenetics Implementation Consortium (CPIC) Guideline for Dihydropyrimidine Dehydrogenase Genotype and Fluoropyrimidine Dosing:2017 Update[J]. Clin Pharmacol Ther, 103(2):210‐216.

Baldwin R M, Owzar K, Zembutsu H, et al. 2012. A genome-wide association study identifies novel loci for paclitaxel-induced sensory peripheral neuropathy in CALGB 40101 [J]. Clin Cancer Res, 18(18): 5099 - 5109.

Beumer J H, Chu E, Allegra C, et al. 2019. Therapeutic Drug Monitoring in Oncology: International Association of Therapeutic Drug Monitoring and Clinical Toxicology Recommendations for 5-Fluorouracil Therapy[J]. Clin Pharmacol Ther, 105(3): 598 - 613.

Boora G K, Kulkarni A A, Kanwar R, et al. 2015. Association of the Charcot-Marie-Tooth disease gene ARHGEF10 with paclitaxel induced peripheral neuropathy in NCCTG N08CA (Alliance) [J]. J Neurol Sci, 357(1 - 2): 35 - 40.

Collins P, Faradji A, Morfini M, et al. 2010. Efficacy and safety of secondary prophylactic vs. on-demand sucrose-formulated recombinant factor Ⅷ treatment in adults with severe hemophilia A: results from a 13-month crossover study[J]. J Thromb Haemost, 8(1): 83 - 89.

Doz F, Gentet J C, Pein F, et al. 2001. Phase I trial and pharmacological study of a 3-hour paclitaxel infusion in children with refractory solid tumours: a SFOP study[J]. British journal of cancer, 84(5): 604 - 610.

FDA. 2023. CAMPTOSAR (irinotecan hydrochloride) injection, for intravenous use Initial [EB/OL]. [2023 - 07 - 16] https://www. accessdata. fda. gov/drugsat -fda_docs/label/2022/020571Orig1s053lbl. pdf.

Ferracini A C, Lopes-Aguiar L, Lourenço G J, et al. 2020. GSTP1 and ABCB1 Polymorphisms Predicting Toxicities and Clinical Management on Carboplatin and Paclitaxel-Based Chemotherapy in Ovarian Cancer[J]. Clinical and Translational Science, 14(2): 720 - 728.

Gamelin E, Delva R, Jacob J, et al. 2008. Individual fluorouracil dose adjustment based on pharmacokinetic follow-up compared with conventional dosage: results of a multicenter randomized trial of patients with metastatic colorectal cancer[J]. J Clin Oncol, 26(13): 2099 - 2105.

Geraghty S, Dunkley T, Harrington C, et al. 2006. Practice patterns in haemophilia A therapy — global progress towards optimal care[J]. Haemophilia, 12(1): 75 - 81.

Gringeri A, Lundin B, von Mackensen S, et al. 2011. A randomized clinical trial of prophylaxis in children with hemophilia A (the ESPRIT Study)[J]. J Thromb Haemost, 9(4): 700 - 710.

Guo H L, Zhao Y T, Wang W J, et al. 2022. Optimizing thiopurine therapy in children with acute lymphoblastic leukemia: A promising "MINT" sequencing strategy and therapeutic "DNA - TG" monitoring. Front Pharmacol, 13: 941182.

Gupta N, Magatha L S, Jayaraman D, et al. 2023. Mercaptopurine induced myelosuppression in a child with a NUDT15 rs116855232 homozygous variant[J]. J Oncol Pharm Pract, 29(4): 999 - 1001.

Horton T M, Ames M M, Reid J M, et al. 2008. A Phase 1 and pharmacokinetic clinical trial of paclitaxel for the treatment of refractory leukemia in children: a Children's Oncology Group study[J]. Pediatr Blood Cancer, 50(4): 788 - 792.

Hulshof E C, Deenen M J, Nijenhuis M, et al. 2023. Dutch pharmacogenetics working group (DPWG) guideline for the gene-drug interaction between UGT1A1 and irinotecan[J]. Eur J

Hum Genet, 31(9): 982 - 987.

Hurwitz C A, Relling M V, Weitman S D, et al. 1993. Phase I trial of paclitaxel in children with refractory solid tumors: a Pediatric Oncology Group Study[J]. J Clin Oncol, 11(12): 2324 - 2329.

Joerger M, von Pawel J, Kraff S, et al. 2016. Open-label, randomized study of individualized, pharmacokinetically (PK)-guided dosing of paclitaxel combined with carboplatin or cisplatin in patients with advanced non-small-cell lung cancer (NSCLC)[J]. Ann Oncol, 27(10): 1895 - 1902.

Kraff S, Nieuweboer A J, Mathijssen R H, et al. 2015. Pharmacokinetically based dosing of weekly paclitaxel to reduce drug-related neurotoxicity based on a single sample strategy [J]. Cancer Chemother Pharmacol, 75(5): 975 - 983.

Lee J W, Pussegoda K, Rassekh S R, et al. 2016. Clinical Practice Recommendations for the Management and Prevention of Cisplatin-Induced Hearing Loss Using Pharmacogenetic Markers [J]. Ther Drug Monit, 38(4): 423 - 431.

Lunenburg C, Van Der Wouden C H, Nijenhuis M, et al. 2020. Dutch Pharmacogenetics Working Group (DPWG) guideline for the gene-drug interaction of DPYD and fluoropyrimidines [J]. Eur J Hum Genet, 28(4): 508 - 517.

Maillard M, Le Louedec F, Thomas F, et al. 2020. Diversity of dose-individualization and therapeutic drug monitoring practices of platinum compounds: a review[J]. Expert Opin Drug Metab Toxicol, 16(10): 907 - 925.

Manco-Johnson M J, Abshire T C, Shapiro A D, et al. 2007. Prophylaxis versus episodic treatment to prevent joint disease in boys with severe hemophilia[J]. N Engl J Med, 357(6): 535 - 544.

Nilsson I M, Berntorp E, Löfqvist T, et al. 1992. Twenty-five years' experience of prophylactic treatment in severe haemophilia A and B[J].J Intern Med, 232(1): 25 - 32.

Nilsson I M, Blombäck M, Ahlberg A. 1970. Our experience in Sweden with prophylaxis on haemophilia[J]. Bibl Haematol, 34: 111 - 124.

Reizine N M, O'Donnell P H. 2022. Modern developments in germline pharmacogenomics for oncology prescribing[J]. CA Cancer J Clin, 72(4): 315 - 332.

Relling M V, Schwab M, Whirl-Carrillo M, et al. 2019. Clinical Pharmacogenetics Implementation Consortium Guideline for Thiopurine Dosing Based on TPMT and NUDT15 Genotypes: 2018 Update. Clin Pharmacol Ther, 105(5): 1095 - 1105.

Royal S, Schramm W, Berntorp E, et al. 2002. Quality-of-life differences between prophylactic and on-demand factor replacement therapy in European haemophilia patients[J]. Haemophilia, 8(1): 44 - 50.

Schrijvers L H, Uitslager N, Schuurmans M J, et al. 2013. Barriers and motivators of adherence to prophylactic treatment in haemophilia: a systematic review[J]. Haemophilia, 19(3): 355 - 361.

Tang L, Wu R, Sun J, et al. 2013. Short-term low-dose secondary prophylaxis for severe/moderate haemophilia A children is beneficial to reduce bleed and improve daily activity, but there are obstacle in its execution: a multi-centre pilot study in China[J]. Haemophilia, 19(1): 27 - 34.

Veal G J, Dias C, Price L, et al. 2001. Influence of cellular factors and pharmacokinetics on the formation of platinum-DNA adducts in leukocytes of children receiving cisplatin therapy. Clin Cancer Res, 7 (8): 2205 - 2212.

Veal G J, Errington J, Sastry J, et al. 2016. Adaptive dosing of anticancer drugs in neonates: facilitating evidence-based dosing regimens [J]. Cancer Chemother Pharmacol, 77 (4): 685 - 692.

Witmer C, Presley R, Kulkarni R, et al. 2011. Associations between intracranial haemorrhage and prescribed prophylaxis in a large cohort of haemophilia patients in the United States[J]. Br J Haematol, 152(2): 211 - 216.

Zhang J, Zhou F, Qi H, et al. 2019. Randomized study of individualized pharmacokinetically-guided dosing of paclitaxel compared with body-surface area dosing in Chinese patients with advanced non-small cell lung cancer[J]. Br J Clin Pharmacol, 85(10): 2292 - 2301.

（胡雅慧　成晓玲）

第七章

消化系统疾病的精准药物治疗

消化系统疾病是儿童最常见的疾病之一,该类患儿往往对营养物质的摄取、消化和吸收不佳,严重者甚至影响儿童的生长发育。因此,全面评估消化系统疾病对消化系统功能及儿童身心健康方面的影响,对儿童消化系统疾病的精准诊疗非常重要。

第一节 炎症性肠病的精准用药治疗

儿童炎症性肠病(inflammatory bowel disease,IBD)包括克罗恩病(Crohn's disease,CD)、溃疡性结肠炎(ulcerative colitis,UC)和未分类型 IBD(IBD unspecified,IBDU),是一种慢性、进行性的胃肠道炎症性疾病。儿童 IBD 的全球发病率正在上升,北美和欧洲地区已经达到 23.1/10 万。在中国,该病发病率从 2001 年的 0.05/10 万上升至 2010 年的 0.6/10 万。对于 IBD 发病机制的研究不断取得进展,加上生物制剂的迅速发展,正在引领儿童 IBD 治疗进入精准时代。治疗目标已从"维持临床缓解"演变为"减轻肠道损伤,促进黏膜愈合"。精准治疗提高了治疗效果,减少了药物不良反应,缓解了患者的经济负担。儿童 IBD 的精准治疗主要集中在个体化药物选择、监测和评估上,目前批准用于儿童 IBD 的生物制剂主要有英夫利西单抗和阿达木单抗,本章节主要就相关药物的精准治疗进行概述。

【英夫利西单抗】

英夫利西单抗是一种人鼠嵌合型抗体,用于治疗各种自身免疫性疾病,包括儿童 IBD。该药物对中度至重度 CD 和 UC 有效,但不适用于所有患者。其较常见的不良反应包括感染、注射部位反应和过敏反应,主要严重不良反应为严重感染和恶性肿瘤。

(一)用法用量

儿童英夫利西单抗的剂量通常为 5 mg/kg,初次治疗时在第 0、2 和 6 周给药,以后每 8 周维持治疗。对于体重较小的儿童,可能需要调整剂量和间隔时间,以保证疗效,同时减少不良反应。

(二)药理作用

英夫利西单抗通过结合肿瘤坏死因子-α(TNF-α),阻止其与受体结合,抑制 TNF-α 的生物学活性,从而减少炎症反应。TNF-α 在 IBD 患者中表达水平升高,与疾病的活动性和严重性相关。通过抑制 TNF-α,英夫利西单抗可以减少炎症细胞的浸润和炎症介质的释放。

(三)药代动力学

英夫利西单抗静脉注射后快速分布于全身,血浆蛋白结合率高。其半衰期为 7~12 天,在体内主要通过蛋白酶分解代谢。儿童的药代动力学参数可能与成人不同,需根据个体情况进行调整。英夫利西单抗的清除率受体重、性别、疾病类型和病情严重程度影响。

(四)药物基因组学研究

目前对英夫利西单抗的药物基因组学研究较少,主要集中在基因多态性如何影响药物疗效和不良反应的发生。以下是一些关键基因及其与英夫利西单抗治疗的关系。

1. TNF-α 基因多态性 TNF-α 是英夫利西单抗的主要靶点,其基因多态性可能影响患者对英夫利西单抗的反应。研究表明,携带 TNF-α-308G/A 等位基因的患者可能对英夫利西单抗治疗反应较差。这可能是因为 A 等位基因导致 TNF-α 表达水平增加,影响药物疗效。

2. Fc 受体基因多态性 Fc 受体基因多态性也可能影响英夫利西单抗的疗效和药物清除率。有研究显示,携带 FcγR III a-158V/F 等位基因的患者对英夫利西单抗治疗的应答率更高。该基因多态性可能影响药物的结合和清除,从而影响疗效。

3. *HLA* 基因型 HLA(人类白细胞抗原)基因型与英夫利西单抗的不良反应相关。特定的 *HLA* 等位基因可能增加患者发生药物相关不良反应的风险。某些 *HLA-DRB1* 等位基因与英夫利西单抗相关的不良反应(如注射部位反应、全身过敏反应等)有关。

4. *NOD2* 基因多态性 *NOD2*（核苷酸结合寡聚化结构域 2）基因与克罗恩病的易感性相关,且其多态性可能影响英夫利西单抗的疗效。携带 *NOD2* 基因突变的患者可能对英夫利西单抗治疗的应答率较低。这可能是由于 *NOD2* 突变影响肠道免疫反应和炎症调节,从而影响药物疗效。

5. *ATG16L1* 和 *IL23R* 基因 这些基因与免疫反应和炎症调节相关,其多态性可能影响英夫利西单抗的疗效。某些 *ATG16L1* 多态性与英夫利西单抗治疗的反应有关。研究表明,携带特定 *ATG16L1* 等位基因的患者对治疗反应较好。*IL23R* 基因多态性也与英夫利西单抗的疗效相关。特定 *IL23R* 多态性可能预测治疗的成功率。

（五）治疗药物浓度监测

英夫利西单抗的血药浓度监测（TDM）对于优化疗效和减少不良反应具有重要意义。

1. 血药浓度检测方法 常用的检测方法包括 ELISA 和流式细胞术。

2. 样本采集 推荐在维持治疗期间的谷浓度采样,通常在下一次给药前采样。剂量调整后,需再次测定稳态谷浓度。建议的谷浓度范围为 $3 \sim 7$ μg/mL。对于初次治疗后 $4 \sim 6$ 周进行浓度监测,以评估应答情况。

（六）个体化治疗建议

英夫利西单抗的个体化治疗需考虑患者的基因型、病情严重程度和治疗反应。*HLA* 基因型与药物不良反应可能相关,可在使用前进行基因检测。在使用英夫利西单抗前,对高风险患者进行 *HLA* 基因检测,推荐采用高分辨 *HLA* 基因检测方法。如果检测结果为阳性,应谨慎使用英夫利西单抗,除非其获益明显大于风险。在治疗初期和维持治疗期间定期监测血药浓度,以调整剂量并降低不良反应风险。对于血清浓度低于目标范围的患者,需增加剂量或缩短给药间隔。对于血清浓度高于目标范围且出现不良反应的患者,需减少剂量或延长给药间隔。对于应答不佳或出现不良反应的患者,可考虑换用其他抗 TNF－α 药物或非 TNF－α 靶向治疗药物。通过规范英夫利西单抗的使用路径,确保对使用该药物的儿童 IBD 患者进行全程化药学服务,以优化疗效和减少不良反应。

【阿达木单抗】

阿达木单抗是一种全人源单克隆抗体,适用于包括 CD 和 UC 在内的多种自身免疫性疾病。阿达木单抗通过抑制 TNF－α 发挥其疗效,是 IBD 患者的常用生物制剂。其不良反应包括感染、注射部位反应及少见的严重不良反应如恶性肿瘤和神经系统疾病。

（一）用法用量

儿童患者的剂量应根据体重和病情而定。通常推荐的起始剂量为：体重≥40 kg，首次治疗剂量为 160 mg 皮下注射，2 周后改为 80 mg 皮下注射，诱导缓解后每 2 周 1 次 40 mg 皮下注射作为维持缓解。体重<40 kg，首次给药剂量为 80 mg 皮下注射，2 周后改为 40 mg 皮下注射。诱导缓解后每周 1 次 20 mg 皮下注射作为维持缓解。

（二）药理作用

阿达木单抗是通过与 TNF－α 特异性结合，阻止其与 TNF 受体的相互作用，减少炎症反应。TNF－α 在多种炎症性疾病中起关键作用，抑制其活性能够减轻炎症，改善症状，促进病情缓解。

（三）药代动力学

阿达木单抗通过皮下给药，生物利用度约为 64%。给药后 2~3 天内达到最大血浆浓度。其分布体积较大，广泛分布于体内组织。主要通过非特异性蛋白质代谢途径在体内降解。阿达木单抗的半衰期为 10~20 天，允许每 2 周给药一次以维持有效血药浓度。

（四）药物基因组学研究

与阿达木单抗相关的药物基因组学研究主要集中在影响疗效和不良反应的基因上，包括 TNF、Fc 受体（如 FCGR3A）及影响免疫系统功能的其他基因。

1. *TNF* 基因多态性　研究显示，*TNF* 基因的某些多态性可能影响患者对阿达木单抗的治疗反应。这些多态性可能影响 TNF－α 的表达或阿达木单抗与 TNF－α 的结合效果。

2. *FCGR* 基因　编码 Fcγ 受体的基因可能与阿达木单抗的免疫学反应和治疗效果相关。不同的 *FCGR* 基因型可能影响抗体依赖性细胞毒性（ADCC）的效果，进而影响阿达木单抗的疗效。

3. *IL23R* 基因　*IL23R* 基因变异可能与炎症性肠病的发病机制相关，一些研究探讨其对阿达木单抗治疗反应的潜在影响。

（五）治疗药物浓度检测

阿达木单抗的治疗药物浓度监测（TDM）对于优化治疗效果和减少不良反应非常重要。

1. 血药浓度检测方法　常用的检测方法包括 ELISA 和 HPLC。

2. 样本采集　建议在稳态条件下采集血样，通常在给药前的谷浓度时进行采样。血药浓度的监测有助于评估治疗效果和调整剂量。阿达木单抗的血药浓度与其疗效和不良反应密切相关。一般推荐的血药浓度范围为 $5 \sim 12\ \mu g/mL$。在此范围内,患者的治疗效果最佳,不良反应风险较低。

（六）个体化治疗建议

在开始阿达木单抗治疗前,可进行相关基因检测,如 *TNF* 和 *FCGR3A* 基因,以预测疗效和不良反应风险。携带不良基因变异的患者可能需要调整剂量或选择其他治疗方案。根据血药浓度和患者的临床反应,个体化调整阿达木单抗的剂量和给药间隔。特别是在治疗初期和剂量调整后,建议频繁监测血药浓度。在长期治疗过程中,应定期监测血药浓度和患者的临床反应,及时调整治疗方案,以确保最佳疗效和最小的不良反应风险。通过个体化治疗策略,阿达木单抗在儿童炎症性肠病治疗中的疗效可以得到显著提高,同时减少不良反应的发生,提高患者的生活质量。

（七）药学服务案例

基本信息:患者,女,14 岁,因"确诊克罗恩病 1 年余,依约治疗"为主诉入院。

现病史:患儿 1 年余前(2020 年 7 月 22 日)因营养情况差 8 个月,3 个月内体重减轻 5 kg,偶感脐周阵发性疼痛于我科住院治疗。完善胃肠镜检查示回肠末端及大肠多发炎症改变,胶囊内镜示小肠多发溃疡伴炎性增生改变,病理活检可见隐窝脓肿及肉芽肿,考虑克罗恩病,予"安素奶粉、美沙拉嗪、英夫利西单抗 5 次"等治疗,营养状况较前改善。2021 年 6 月 21 日复查肠镜提示肠道病变未见明显改善,考虑疗效欠佳,为进一步治疗,以"克罗恩病"收治入院。

入院查体:体温 36.1℃,脉搏 90 次/分,呼吸 20 次/分,血压 100/65 mmHg,体重 48 kg。神清,精神反应可。皮肤红润无发绀和皮疹、出血,浅表淋巴结不大。颈软,呼吸平顺,双肺呼吸音清,未闻及啰音。心音有力,律齐,未闻及病理性杂音。腹平软,未见胃形、肠形,无腹壁静脉曲张,全腹无压痛、反跳痛,未触及包块,肝脾脏肋下未触及,肠鸣音正常。四肢肌力及肌张力正常,神经系统查体未见异常。

辅助检查:2021 年 6 月 18 日超敏 C 反应蛋白 25.82 mg/L,白细胞 9.86×10^9/L。红细胞沉降率 53 mm/h;白蛋白测定 35.1 g/L。粪钙卫蛋白 > 1 800 μg/g。2021 年 6 月 21 日全麻下结肠镜检查:克罗恩病,肠末端均可见片状溃疡,以及充血水肿。表面有白色分泌物覆盖,伴假息肉样增生,回盲瓣变形,升结肠、肝曲、脾区、乙状结肠可见节段性溃疡,表面覆有白苔,大小不等,周围黏膜隆起,伴假息肉形成,以升结肠、横结肠显著,肛管黏膜充血水肿,紧缩,粗糙,有散在溃疡面,肛周有皮赘,未见窦道。

诊断:克罗恩病。

药物治疗:予部分肠内营养、美沙拉嗪缓释颗粒剂抗炎,英夫利西单抗治疗(2020 年 8 月 6 日予 170 mg,8 月 25 日予 190 mg,11 月 16 日予 233 mg,2021 年 1 月 18 日予 240 mg,2021 年 2 月 24 日予 300 mg,2021 年 4 月 25 日予 300 mg)。

药物浓度检测结果:英夫利西单抗血药浓度测定<0.4 μg/mL,抗英夫利西单抗抗体血药浓度测定>500 ng/mL。

硫唑嘌呤药物基因检查:*TPMT* 正常代谢型;*NUDT15* 基因型 CT 型,比 CC 型白细胞减少风险高,平均耐受剂量低。

分析药物浓度检测结果:

(1)英夫利西单抗谷浓度、抗英夫利西单抗抗体浓度与临床应答密切相关,合适的英夫利西单抗谷浓度和抗英夫利西单抗抗体浓度阴性均是疾病缓解的独立相关因素。英夫利西单抗谷浓度越高,维持缓解更久。英夫利西单抗谷浓度越低,预测未来会产生抗英夫利西单抗抗体,继而进一步降低药物谷浓度。既往研究的因果分析发现,维持期英夫利西单抗谷浓度>3 μg/mL 与 CD 维持临床缓解有关。因英夫利西单抗是人鼠嵌合单克隆抗体,易产生单抗抗体使药物无法发挥应有的作用。该患儿英夫利西单抗血药浓度不达标,抗英夫利西单抗抗体浓度高,且疗效不佳,需改变治疗策略。

(2)低浓度抗英夫利西单抗抗体和(或)低英夫利西单抗谷浓度可经过治疗优化而改善,包括增加剂量、缩短间隔、联合硫唑嘌呤。该患儿硫唑嘌呤基因为 *NUDT15* 基因型 CT 型,平均耐受剂量低,联用硫唑嘌呤存在一定风险,可能无法提高英夫利西单抗的疗效,应考虑转换为人源抗 TNF-α 药物阿达木单抗。

个体化用药建议:

患儿英夫利西单抗血药浓度不达标,而抗英夫利西单抗浓度偏高,临床疗效不佳,考虑为抗 TNF-α 药物继发性失应答。联用硫唑嘌呤存在一定风险,建议转换为阿达木单抗诱导缓解,必要时监测阿达木单抗血药浓度(推荐为 5~12 μg/mL)及抗阿达木单抗浓度。

治疗转归:患儿,停用英夫利西单抗,改用阿达木单抗皮下注射(2021 年 6 月 25 日予 160 mg,7 月 10 日予 80 mg,此后每隔两周均予 40 mg)。随访中患者一般情况可,无腹痛、口腔溃疡、肛周疼痛、血便,无关节疼痛。患儿精神饮食睡眠可,大便约 2 天 1 次,为黄色成形便,小便正常,近期身高、体重较前无明显变化。2023 年 6 月 3 日阿达木单抗血药浓度 8.8 μg/mL,抗阿达木单抗抗体 8 ng/mL;

2023 年 12 月 26 日阿达木单抗血药浓度 13.8 μg/mL,抗阿达木单抗抗体
<4 ng/mL。

第二节　幽门螺杆菌感染的精准用药治疗

　　幽门螺杆菌(*Helicobacter pylori*,*Hp*)感染已成为一种全球性的健康问题,感染了全球 50% 左右的人口,是导致慢性胃炎、消化性溃疡和胃癌的主要病因,与多种胃肠外疾病也密切相关。根除 *Hp* 可以减少儿童消化性溃疡的复发,有可能降低成年期胃癌的发生率。然而,儿童 *Hp* 感染在流行病学、免疫反应、临床表现、耐药率等方面与成人不尽相同,不同地区和国家的 *Hp* 感染的管理策略和治疗方案也存在着一定差异。且儿童补救治疗可用的药物有限,提高首次根除率尤为重要。因此,儿童 *Hp* 根除对儿科医生而言仍然具有不小的挑战,本章节主要就相关药物的精准治疗展开概述。

【阿莫西林】

　　阿莫西林是一种广谱的 β-内酰胺类抗生素,常用于治疗幽门螺杆菌感染。它通过抑制细菌细胞壁的合成而发挥作用,是标准三联疗法和四联疗法的一部分。主要用于治疗胃和十二指肠溃疡、胃炎及其他与幽门螺杆菌相关的疾病。阿莫西林耐药性较低,是临床上常用的抗幽门螺杆菌药物之一。其较常见的不良反应包括胃肠道症状,如恶心、呕吐和腹泻。严重的不良反应较少,但包括过敏反应、血液系统异常和中枢神经系统效应等。

(一)用法用量

　　阿莫西林常用于标准三联疗法和四联疗法中,用于幽门螺杆菌感染的治疗。典型的成人剂量为每次 500 mg,每日 2 次,疗程为 10~14 天。与质子泵抑制剂(如奥美拉唑)和其他抗生素(如克拉霉素或甲硝唑)联合使用,以提高治疗效果和减少耐药性。儿童用法用量为 50 mg/(kg·d),分 2 次口服。最大剂量 1 000 mg/次,2 次/天,饭后 30 min 服用。

(二)药理作用

　　阿莫西林属于青霉素类抗生素,其通过抑制细菌细胞壁的合成而发挥杀菌作用。它能够与细菌的青霉素结合蛋白(PBP)结合,抑制其细胞壁肽聚糖的交联,导致细菌细胞壁的脆弱和细菌裂解。

（三）药代动力学

口服阿莫西林后,胃肠道吸收迅速而完全。其生物利用度为 80%~90%,不受食物影响。分布广泛,能够渗透到多数组织和体液中,包括胃黏膜。阿莫西林主要通过肾脏排泄,部分通过胆汁排泄。其半衰期为 1~1.5 h,在肾功能不全的患者中可能延长。

（四）药物基因组学研究

虽然阿莫西林的药物基因组学研究相对较少,但有一些基因可能影响其疗效和不良反应。例如,与阿莫西林相关的基因包括 β-内酰胺酶基因(如 *bla* 基因),这些基因可以编码产生耐药性的酶,从而降低阿莫西林的疗效。

（五）治疗药物浓度监测

由于阿莫西林的治疗窗较宽,常规治疗中通常不需要进行血药浓度监测。然而,在肾功能不全的患者中,可能需要监测其血药浓度以避免药物积累和毒性。

1. *血药浓度检测方法*　HPLC 法。

2. *样本采集*　通常在药物服用后 1~2 h 采集血样,以测定峰浓度。在肾功能不全的患者中,可能需要在多次剂量后测定谷浓度。

（六）个体化治疗建议

在使用阿莫西林治疗幽门螺杆菌感染时,建议考虑以下个体化治疗建议:① 药物耐药性检测:在开始治疗前,应进行幽门螺杆菌药物敏感性检测,以确定其对阿莫西林的敏感性。如果检测结果显示耐药性,应选择其他抗生素替代。② 药物相互作用:与其他抗生素(如克拉霉素、甲硝唑)和质子泵抑制剂(如奥美拉唑)联合使用时,需注意药物相互作用和潜在的不良反应。③ 肾功能监测:在肾功能不全的患者中,需调整阿莫西林剂量,并定期监测肾功能和血药浓度。④ 过敏史评估:在使用阿莫西林前,需评估患者是否有青霉素类抗生素过敏史,避免发生严重过敏反应。通过上述个体化治疗建议,可以提高阿莫西林治疗幽门螺杆菌感染的疗效,减少不良反应的发生。

【克拉霉素】

克拉霉素是一种大环内酯类抗生素,广泛应用于幽门螺杆菌感染的治疗。其通过抑制细菌蛋白质合成起作用,有效用于多种细菌感染,包括呼吸道感染、皮肤软组织感染和消化道感染。在幽门螺杆菌根除疗法中,克拉霉素通常与其他抗生素和质子泵抑制剂(PPI)联合使用。其较常见的不良反应包括胃肠道不适、味觉改变和皮疹。严重不良反应较少见,但可能包括肝毒性和 QT 间期延长。

(一)用法用量

成人常用剂量为每次 500 mg,每天 2 次,持续 10~14 天,通常与阿莫西林和质子泵抑制剂(如奥美拉唑)联合使用。儿童用法用量为 15~20 mg/(kg·d),分 2 次,最大剂量 500 mg/次,2 次/天,饭后 30 min 服用。

(二)药理作用

克拉霉素通过与细菌核糖体 50S 亚基结合,抑制肽链的延长,从而抑制细菌蛋白质合成。它对幽门螺杆菌具有高度活性,能够有效抑制其生长和繁殖。

(三)药代动力学

克拉霉素口服吸收良好,生物利用度约为 55%。进食对其吸收有轻微影响,但无须空腹服用。克拉霉素在体内迅速分布到各组织和体液中,尤其在胃黏膜和胃液中浓度较高,适合用于治疗幽门螺杆菌感染。克拉霉素在肝脏经 CYP3A4 代谢,主要代谢产物为 14-羟基克拉霉素,该代谢物也具有抗菌活性。克拉霉素的血浆蛋白结合率为 42%~70%。其半衰期为 3~7 h,随剂量增加而延长。

(四)药物基因组学研究

目前与克拉霉素相关的基因研究主要集中在药物代谢酶和转运蛋白上。

CYP3A4:克拉霉素主要经由 CYP3A4 代谢,CYP3A4 的基因多态性可能影响药物的代谢速率,从而影响药物疗效和不良反应。

MDR1(ABCB1):该基因编码 P-糖蛋白,影响克拉霉素在肠道的吸收和在体内的分布。某些基因型可能导致药物浓度降低,从而影响治疗效果。

(五)治疗药物浓度监测

克拉霉素的治疗药物监测主要用于评估其在特定患者中的药代动力学特点,以优化剂量和提高疗效,特别是在有药物相互作用风险的患者中。常用的监测方法包括 HPLC 和 LC-MS/MS。

(六)个体化治疗建议

基因检测:在克拉霉素治疗前,可考虑对 *CYP3A4* 和 *ABCB1* 基因进行检测,以预测药物代谢和排泄情况,从而优化治疗方案。对于肝肾功能不全的患者,应根据其功能状态调整克拉霉素的剂量。在联合其他药物治疗幽门螺杆菌感染时,应注意药物相互作用,必要时进行药物浓度监测,以避免药物浓度过高或过低影响疗效。定期监测患者的肝功能和心电图,以防止严重不良反应的发生。

通过上述措施,可以提高克拉霉素在幽门螺杆菌感染治疗中的安全性和有效性,实现个体化治疗目标。

【甲硝唑】

甲硝唑是临床常用的抗菌药,广泛应用于各种厌氧菌感染的治疗,也常用于幽门螺杆菌感染的治疗。其主要不良反应包括恶心、呕吐、口干、金属味觉等,严重不良反应较少见,但包括过敏反应、神经系统反应如周围神经病变等。

(一)用法用量

成人通常口服甲硝唑 500 mg,每日 2 次,疗程为 7~14 天。儿童剂量为 15 mg/(kg·d),分 3 次口服,疗程为 10~14 天。为减少不良反应,可选择饭后 30 min 同服。

(二)药理作用

甲硝唑为硝基咪唑类抗生素,通过干扰细菌 DNA 的合成而发挥杀菌作用。其进入细胞后,被细胞内的氧化还原蛋白还原,形成具有活性的代谢产物,这些代谢产物与 DNA 结合,破坏 DNA 的螺旋结构,抑制其复制,最终导致细菌死亡。

(三)药代动力学

甲硝唑口服吸收良好,生物利用度接近 100%。口服后 1~2 h 血药浓度达峰值,广泛分布于体内各组织,尤其是在肝脏、肺、肾和中枢神经系统中。主要经肝脏代谢,通过肝脏细胞色素 P450 酶系转化为无活性的代谢产物。经肾脏排泄,60%~80% 以代谢物形式排出。甲硝唑的血浆蛋白结合率为 10%~20%,半衰期为 6~8 h。肝功能不全患者甲硝唑的半衰期延长,需调整剂量。

(四)药物基因组学研究

目前已发现与甲硝唑相关的基因包括 CYP2C9、CYP2A6、UGT1A1 等。这些基因的多态性可能影响甲硝唑的代谢速率及药物疗效。

1. 与 CYP2C9 的关系　CYP2C9 基因多态性对甲硝唑的代谢有显著影响。CYP2C92 和 CYP2C93 等位基因会导致酶活性降低,使甲硝唑在体内的代谢减慢,血药浓度升高,可能增加不良反应的风险。对于携带这些等位基因的患者,需调整甲硝唑剂量以避免药物过量。

2. 与 CYP2A6 的关系　CYP2A6 基因多态性也会影响甲硝唑的代谢。CYP2A64 等位基因导致酶活性降低,使甲硝唑在体内代谢减慢。对于携带 CYP2A64 等位基因的患者,可能需要调整甲硝唑剂量以确保治疗效果和减少不良反应。

（五）治疗药物浓度监测

甲硝唑的治疗过程中,其血药浓度与患者的年龄、肝肾功能和用药方案有较大关系。

1. 血药浓度检测方法　HPLC 和 GC 是常用的检测方法。

2. 样本采集　推荐在稳定服药后采集谷浓度样本,一般在给药后 $1 \sim 2$ h 采样。甲硝唑的血药浓度监测主要用于评估患者对药物的反应及调整剂量。对于联合使用其他药物的患者,需注意药物相互作用对甲硝唑血药浓度的影响。一般建议甲硝唑谷浓度范围为 $8 \sim 12$ mg/L。

（六）个体化治疗建议

甲硝唑的个体化治疗应考虑患者的基因型、肝肾功能、药物相互作用等因素。建议规范甲硝唑的使用路径,以确保对使用甲硝唑的患者进行全程药学服务。在使用甲硝唑前,建议对 *CYP2C9* 和 *CYP2A6* 基因型进行检测,以预测患者对药物的代谢能力。携带 *CYP2C92*、*CYP2C93* 或 *CYP2A6 * 4* 等位基因的患者,需调整甲硝唑剂量。在使用甲硝唑期间,建议进行血药浓度监测,以评估其治疗效果和不良反应风险。在治疗初期应频繁监测血药浓度,随后至少应每 2 个月检查 1 次血药浓度,直到连续几次测定结果稳定。如果甲硝唑的剂量或同时使用的其他药物的剂量有所改变,则应增加监测频率。

【奥美拉唑】

奥美拉唑是一种常用的质子泵抑制剂,主要用于治疗胃溃疡、十二指肠溃疡、反流性食管炎及幽门螺杆菌感染相关的消化性溃疡等。其通过抑制胃酸分泌,减轻胃酸对胃黏膜的侵蚀,从而促进溃疡的愈合。在幽门螺杆菌感染的治疗中,奥美拉唑通常作为三联或四联疗法的一部分,与抗生素联合使用。

（一）用法用量

成人推荐剂量为 20 mg,每日 1 次。与抗生素(如克拉霉素和阿莫西林或甲硝唑)联合使用,通常疗程为 $10 \sim 14$ 天。儿童常规剂量为 1 mg/(kg·d),最大剂量 20 mg/次,2 次/天;对于快代谢型或难治性幽门螺杆菌感染,推荐 2 mg/(kg·d),分 $3 \sim 4$ 次/天,最大剂量 20 mg/次,4 次/天,饭前 $15 \sim 30$ min 服用。

（二）药理作用

奥美拉唑是一种质子泵抑制剂,作用于胃壁细胞的 $H^+/K^+ - ATPase$ 酶系统,阻断最终步骤的胃酸分泌,从而显著减少胃酸的生成。这种作用在服药后 1 h 内显现,并持续 24 h。

（三）药代动力学

奥美拉唑口服后迅速吸收,生物利用度为 30%～40%。食物对其吸收有轻微影响。奥美拉唑广泛分布于体内,血浆蛋白结合率约为 95%。在肝脏中主要通过 CYP2C19 和 CYP3A4 代谢,其主要代谢产物无药理活性。奥美拉唑的半衰期为 0.5～1 h,主要通过尿液和胆汁排泄。

（四）药物基因组学研究

奥美拉唑的代谢主要受 *CYP2C19* 基因型影响,*CYP2C19* 存在显著的遗传多态性,不同基因型对奥美拉唑的代谢速度和药效有显著影响。

CYP2C19 基因多态性:根据 *CYP2C19* 基因型的不同,个体可分为快代谢型、中等代谢型和慢代谢型。快代谢型(如 *CYP2C19* * 1/1)个体对奥美拉唑的代谢快,血药浓度较低,疗效可能较差;慢代谢型(如 *CYP2C192/ * 2)个体对奥美拉唑的代谢慢,血药浓度较高,疗效较好,但不良反应风险增加。相关研究表明,*CYP2C19* 基因型对奥美拉唑在幽门螺杆菌根除治疗中的疗效有显著影响。携带 *CYP2C19* 慢代谢型基因的患者在接受标准剂量的奥美拉唑时,其幽门螺杆菌根除率较高;而快代谢型患者可能需要增加奥美拉唑剂量以提高根除率。

（五）治疗药物浓度监测

奥美拉唑在临床治疗中的血药浓度监测较少,因为其治疗窗较宽,且不良反应相对较少。然而,在特定人群(如老年人、肝功能不全者、快代谢型患者)中,监测血药浓度可能有助于优化疗效和减少不良反应。

1. 血药浓度检测方法　常用 HPLC 和 LC－MS/MS。

2. 样本采集　一般在规律服药后达稳态浓度时采集血样,通常为服药后 1～2 h 的血浆浓度。

（六）个体化治疗建议

可开展 *CYP2C19* 基因多态性检测,尤其是首次根除治疗失败者,针对快代谢型或超快代谢型,可适当增加 PPI 剂量和给药次数,以提高幽门螺杆菌根除成功率。为了减少 *CYP2C19* 基因多态性代谢作用的影响,可以选择二代 PPI 如兰索拉唑或三代 PPI 如雷贝拉唑、泮托拉唑、埃索美拉唑,从而提高幽门螺杆菌的根除效果,但这主要适合于成人患者。儿童使用二代或三代 PPI 要严格掌握指征,临床上儿童 PPI 用药仍以奥美拉唑为主要选择。基于 *CYP2C19* 基因代谢型的给药建议以前在成人中多有研究,同时也在儿童中提出了类似的建议,即个体如果携带 1 个或 2 个 * 17 等位基因,建议 PPI 的剂量分别增加 50% 和 100%。

然而,需要在儿童中进一步开展药代动力学和药效学研究,以避免过量使用 PPI 可能导致的药物不良反应。

【枸橼酸铋钾】

枸橼酸铋钾是一种用于治疗幽门螺杆菌感染的药物,常用于消化性溃疡及慢性胃炎的治疗。它具有良好的胃黏膜保护作用,并通过抑制幽门螺杆菌的生长和活性起到治疗作用。其常见的不良反应包括便秘和胃肠道不适,较严重的不良反应较为罕见。

(一) 用法用量

成人和儿童均可使用,通常成人剂量为 220 mg(按铋剂算),每日 2 次,饭前 30 min 服用。≥6 岁患儿:按铋元素剂量计算,6~8 mg/(kg·d),分 2 次,最大剂量 165 mg/次,2 次/天,饭前或两餐之间服用,疗程 14 天。

(二) 药理作用

枸橼酸铋钾通过形成保护膜覆盖在胃黏膜溃疡面上,隔绝胃酸及胃蛋白酶对溃疡面的侵蚀,促进溃疡愈合。同时,其抗幽门螺杆菌的机制主要是通过破坏幽门螺杆菌的细胞壁,抑制其酶活性及生长。此外,枸橼酸铋钾还可抑制胃酸分泌,减轻胃黏膜的损伤。

(三) 药代动力学

枸橼酸铋钾口服后在胃肠道吸收较少,大部分在胃内发挥作用,少量吸收后经尿液排出。其半衰期为 5~11 h,长时间服用不易在体内累积。枸橼酸铋钾在胃内的局部浓度较高,能够有效覆盖并杀灭幽门螺杆菌,吸收后迅速经肾脏排泄,不易在体内蓄积。

(四) 药物基因组学研究

目前与枸橼酸铋钾相关的基因研究较少,但幽门螺杆菌感染的宿主基因多态性在治疗反应中的作用逐渐受到关注。已发现的一些相关基因包括 IL-1β、IL-8、TNF-α 等,这些基因多态性可能影响幽门螺杆菌感染的易感性及炎症反应的程度,从而影响枸橼酸铋钾的疗效。

(五) 治疗药物浓度监测

由于枸橼酸铋钾在体内的吸收较少,且主要在胃内发挥作用,血药浓度的监测意义不大。

(六) 个体化治疗建议

枸橼酸铋钾的个体化治疗主要基于幽门螺杆菌感染的严重程度及患者的耐

受性,治疗期间应注意监测患者的胃肠道反应。此外,针对不同人群(如儿童、老人及肝肾功能不全者)应适当调整剂量和疗程,以确保安全有效。建议在使用枸橼酸铋钾联合其他抗幽门螺杆菌药物治疗幽门螺杆菌感染时,应注意药物相互作用,避免不良反应的发生。在治疗期间,患者应避免同时服用其他含铋药物,以防止铋过量引起中毒。对于肝肾功能不全的患者,应慎重使用,并在医生指导下调整剂量和疗程。通过规范使用枸橼酸铋钾,结合患者个体情况和基因特征,可以提高幽门螺杆菌感染的治疗效果,减少不良反应的发生,确保治疗的安全性和有效性。

参考文献

曹忠强,周慧籽,王朝霞. 2023. 生物制剂在儿童炎性肠病中的应用[J]. 中国实用儿科杂志,38 (4):271-276.

郜恒骏,钟子劭,闫利娟,等. 2022. 幽门螺杆菌感染首诊个性化诊疗:首战即决战[J]. 中华医学杂志,102(22):1631-1634.

国家药品监督管理局. 国家药监局关于修订托法替布制剂说明书的公告(2023年第51号) [EB/OL]. (2023-04-24)[2023-05-12]. https://www. nmpa. gov. cn/xxgk/ggtg/ypshmshxdgg/20230424164231129. html.

江米足. 2023. 进一步规范儿童幽门螺杆菌感染的诊断与治疗[J]. 中华儿科杂志,61(7): 577-579.

罗玲玲,陈波,舒小莉,等. 2023. CYP2C19基因多态性与儿童幽门螺杆菌根除治疗效果的关系 [J]. 中华儿科杂志,61(7):600-605.

容加梅,黄奇,缪应雷. 2022. 生物制剂药物监测在炎症性肠病治疗中的应用[J]. 中华炎性肠病杂志,6(4):347-352.

王新颖. 2022. 治疗药物监测在炎症性肠病生物制剂治疗中的研究进展[J]. 中华炎性肠病杂志,6(3):202-208.

王歆琼,许春娣. 2022. 儿童炎症性肠病的精准治疗[J]. 临床儿科杂志,40(11):813-818.

中华医学会儿科学分会消化学组,国家儿童医学中心消化专科联盟,中华儿科杂志编辑委员会. 2023. 中国儿童幽门螺杆菌感染诊治专家共识(2022)[J]. 中华儿科杂志,61(7): 580-587.

中华医学会儿科学分会消化学组,中华医学会儿科学分会临床营养学组. 2019. 儿童炎症性肠病诊断和治疗专家共识[J]. 中华儿科杂志,57(7):501-507.

Colombel J F, Adedokun O J, Gasink C, et al. 2019. Combination therapy with infliximab and azathioprine improves infliximab pharmacokinetic features and efficacy: a post hoc analysis [J]. Clin Gastroenterol Hepatol, 17(8):1525-1532.

Heap G A, Weedon M N, Bewshea C M, et al. 2014. HLA-DQA1-HLA-DRB1 variants confer susceptibility to pancreatitis induced by thiopurine immunosuppressants[J]. Nat Genet, 46

（10）：1131 – 1134.

Jones N L, Koletzko S, Goodman K, et al. 2017. Joint ESPGHAN/NASPGHAN Guidelines for the Management of Helicobacter pylori in Children and Adolescents（Update 2016）[J]. J Pediatr Gastroenterology Nutr, 64(6)：991.

Kucharzik T, Ellul P, Greuter T, et al. 2021. ECCO guidelines on the prevention, diagnosis, and management of infections in inflammatory bowel disease[J]. Journal of Crohn's and Colitis, 15 (6)：879 – 913.

Kuenzig M E, Fung S G, Marderfeld L, et al. 2022. Twenty-first century trends in the global epidemiology of pediatric-onset inflammatory bowel disease：systematic review [J]. Gastroenterology, 162(4)：1147 – 1159.

Nguyen N H, Solitano V, Vuyyuru S K, et al. 2022. Proactive therapeutic drug monitoring versus conventional management for inflammatory bowel diseases：a systematic review and meta-analysis[J]. Gastroenterology, 24(22)：670 – 679.

Papamichael K, Chachu K A, Vajravelu R K, et al. 2017. Improved long-term outcomes of patients with inflammatory bowel disease receiving proactive compared with reactive monitoring of serum concentrations of infliximab[J]. Clin Gastroenterol Hepatol, 15(10)：1580 – 1588.

Wang X Q, Zhang Y, Xu C D, et al. 2013. Inflammatory bowel disease in Chinese children：a multicenter analysis over a decade from Shanghai [J]. Inflamm Bowel Dis, 19（2）：423 – 428.

（曹忠强）

第八章

心血管系统疾病的精准药物治疗

儿童心血管系统疾病包括结构性疾病(如先天性心血管畸形)和非结构性疾病(如川崎病、心力衰竭、心律失常等)。儿童心血管系统疾病用药复杂,部分药物治疗窗窄,疗效及不良反应个体化差异明显。随着遗传药理学及治疗药物监测等技术的发展,目前疾病的诊断与治疗越来越精准。

第一节　川崎病的精准用药治疗

川崎病(Kawasaki disease,KD)是一种全身性炎症疾病,也是儿童期最常见的血管炎之一。该病主要累及中型动脉,特别是冠状动脉,并可引起多种心血管并发症,包括冠状动脉瘤、心力衰竭、心肌梗死、心律失常和外周动脉闭塞。诊断依据是有全身性炎症的证据(如发热)伴皮肤黏膜炎症体征。特征性的临床体征包括双侧非渗出性结膜炎、嘴唇和口腔黏膜发红、皮疹、肢体变化和颈部淋巴结肿大等。川崎病治疗药物包括抗凝药物华法林,以及抗血小板药物阿司匹林、氯吡格雷。对于冠状动脉瘤的患者 2020 年日本循环学会《川崎病心血管后遗症的诊断和管理指南》建议使用他汀类药物改善内皮功能。指南还建议使用 β 受体阻滞剂如美托洛尔等预防冠状动脉损伤患者的急性冠脉综合征。这些药物在疗效和不良反应方面都存在一定的个体差异,因此,儿童川崎病的个体化精准治疗极为重要。本章主要就相关药物的精准治疗进行概述。

【阿司匹林】

阿司匹林是乙酰化的水杨酸盐(乙酰水杨酸),属于非甾体抗炎药。这类药物能缓解炎症的症状和体征,药理作用较多,包括镇痛、退热及抗血小板聚集。是治疗川崎病的主要药物之一。

（一）用法用量

抗血小板:心脏手术后血栓形成的预防。新生儿:1~5 mg/kg,每日 1 次。1 个月~11 岁儿童:1~5 mg/kg,每日 1 次(最大剂量 75 mg)。12~17 岁儿童:75 mg,每日 1 次。

川崎病的治疗:初始治疗(急性期)最佳剂量尚未确定。婴儿和儿童:① 中等剂量,口服,30~50 mg/(kg·d),每 6~8 h 一次,直到发热消退至少 48~72 h; ② 高剂量,口服,80~100 mg/(kg·d),每 6 h 一次,直到发热消退至少 48~72 h。

后续治疗:婴儿和儿童,口服,3~5 mg/(kg·d),每日 1 次。于发热消退后至少 48~72 h 开始治疗,无冠状动脉异常的患者持续治疗 6~8 周。对于冠状动脉异常(从扩张到大/巨动脉瘤)的患者,应继续使用低剂量阿司匹林(合并或不合并双重抗血小板治疗,华法林或低分子肝素);阿司匹林治疗的持续时间取决于冠状动脉受累的严重程度。

（二）药理作用

阿司匹林可抑制环氧合酶(cyclooxygenase, COX),从而阻碍花生四烯酸转化成前列腺素类的血栓素和前列环素,达到抗血小板和抗炎的作用。阿司匹林的效果及相应的作用机制因剂量而异。低剂量抑制血小板生成血栓素 A_2,起到抗血小板作用。中等剂量抑制 COX－1 及 COX－2,阻滞前列腺素产生,具有镇痛和退热作用。高剂量可有效对抗风湿性疾病中的炎症。

（三）药代动力学

阿司匹林口服后吸收迅速。阿司匹林存在于唾液、乳汁、血浆和滑液中,其浓度低于血液并可穿过胎盘。水杨酸盐广泛与蛋白质结合,但阿司匹林-蛋白质结合程度很小。该药在胃肠道黏膜、红细胞、滑液和血液中被酯酶水解为水杨酸(活性物质)。大部分水杨酸在肝内氧化代谢,其代谢产物与甘氨酸或葡萄糖醛酸结合后从尿排出。水杨酸盐在酸性尿中被肾小管重吸收,在碱性尿中会增加排泄率;85%的剂量以游离水杨酸盐形式排出。阿司匹林半衰期为 15~20 min,水杨酸的消除动力学在很大程度上取决于剂量和尿液 pH,因为水杨酸的代谢能力有限(消除半衰期在 2~30 h 波动)。

（四）药物基因组学研究

目前已经发现与阿司匹林相关的基因包括 *CYP2C9*、*G6PD*、*HLA－DPB1*、

GP1BA、*LTC4S*、*PTGS1*、*PEAR1* 等,其中 *HLA－DPB1* 证据级别为 2B,证据较充分。

主要相关基因对药物疗效或不良反应的影响如下所述。

1. 与 HLA－DPB1 的关系　阿司匹林加重性呼吸系统疾病(aspirin-exacerbated respiratory disease,AERD)是一种非过敏性临床综合征。Lee 等研究发现在韩国人群中人白细胞抗原－DPB1(human leucocyte antigen-DPB1,*HLA－DPB1*)基因与阿司匹林导致的哮喘风险相关。而另一项韩国研究显示,*HLA－DPB1* rs1042151 与 AERD 易感性的相关性最显著。*HLA－DPB1* 证据级别为 2B 级。但是目前尚未见中国人群研究报道。

2. 与 GP1BA 的关系　中国人群 CC 基因型频率为 5.6%。GP1BA 的证据级别为 3 级。Matsubara 等研究了健康受试者中血小板对阿司匹林的反应性与 *GP1BA* 多态性之间的关系,研究发现 *GP1BA* 基因多态性与患者对阿司匹林敏感性有关。一项 Meta 分析结果显示,*GP1BA* rs2243093 多态性与阿司匹林反应性差显著相关。但 Silva 等进行系统性评价发现 *GP1BA* rs2243093 基因与阿司匹林耐药的相关性不同研究间存在争议。

3. 与 PEAR1 的关系　在中国人群中,PEAR rs12041331 GG、GA、AA 型分别占 40.57%、44.34%和 15.08%。Faraday 等通过蛋白质印迹法和 ELISA 证实了 rs12041331 G 等位基因数目与人血小板中 PEAR1 蛋白表达之间的剂量反应关系。同样,在萤光素酶报告基因分析中,G 等位基因与更高的蛋白质表达有关。这些实验确定了 PEAR1 中与血小板功能改变有关的确切遗传变异。单独使用阿司匹林或与氯吡格雷联用时,*PEAR1* 的常见遗传变异可能是血小板反应和心血管事件的决定因素。*PEAR1* rs12041331 多态性对阿司匹林的影响取决于 TOAST 亚型。小动脉闭塞(SAO)卒中的 *PEAR1* AA 携带者对阿司匹林治疗最敏感。Li 等研究发现,*PEAR1* rs12041331 多态性对阿司匹林的影响取决于 TOAST 亚型。SAO 卒中的 *PEAR1* AA 携带者对阿司匹林治疗最敏感。*PEAR1* AA 是单独使用阿司匹林治疗的 SAO 患者短期功能结果的独立因素。但也有不一致的研究结果。Lewis 等报道 *PEAR1* rs12041331 基因多态性与健康老年人群中低剂量阿司匹林的心血管事件无关。

广东省药学会 2020 年发布的《基于药物基因组学的抗血小板药物个体化药学服务指引(2020 年版)》,制定了基于阿司匹林相关基因检测的个体化建议,见表 8－1。但缺乏儿童相关研究。

表 8 - 1 基于阿司匹林相关基因检测的个体化建议

基　　因	表型及评分	分　　型	个体化建议(单用的基础剂量)
PEAR1 rs12041331 G>A	GG：2分 GA：1分 CC：0分	0分：低应答 1分：中间应答	**低应答**：结合血小板功能检测和临床情况,建议换药或者单用 200 mg 以上剂量
GP1BA rs1045642 C>T	CT：1分 TT：2分	2~4分：高应答	**中间应答**：建议单用剂量 150 mg **高 应 答**：建议单用剂量 75 ~ 100 mg

（五）治疗药物监测

血小板功能检测可以了解个体对抗血小板药物的反应性,帮助临床制订抗血小板治疗策略,提高治疗的疗效和安全性。抗血小板治疗患者,尤其是缺血高风险或治疗策略调整者,可通过血小板聚集试验或血栓弹力图等方法检测阿司匹林的抗血小板作用。

1. 血小板功能检测方法 常用光学比浊法与血栓弹力图。光学比浊法被称为血小板聚集功能检测的"金标准"。

2. 样本采集 受试者应空腹,采血前一餐宜避免进食高脂肪食物;采血前 2 h 内禁饮咖啡或含咖啡因饮料,采血前 30 min 内禁止吸烟;同时,建议患者采血前 2 h 内避免剧烈运动。光学比浊法血标本在采血后 4 h 内完成测试。血栓弹力图标本需 1 h 内送检,尽量不要超过 2 h。建议在稳定给药至少 2 天后采血。

（六）个体化治疗建议

目前通过药物基因检测制订阿司匹林用药方案的证据尚不充分,儿童未见相关研究。医生应综合评估患者疾病状态、器官功能、过敏反应和出血风险等,给予增减阿司匹林剂量或者换用其他抗血小板药物的建议。

① HLA - DPB1 显著增加阿司匹林导致的哮喘风险;② 阿司匹林抗血小板作用存在一定个体差异,可通过血小板功能检测,辅助制订抗血小板治疗策略。接受长期抗血小板治疗的患者,建议每 3~6 个月监测 1 次血小板功能,在治疗策略调整时,应增加监测频率。光学比浊法目标值为最大聚集率≤20%。血栓弹力图目标值为抑制率≥80%。

【氯吡格雷】

氯吡格雷是一种口服血小板 P2Y12 受体阻滞剂,也是临床常用抗血小板药物。可用于不耐受阿司匹林的川崎病患儿。或与阿司匹林联合用药,用于治疗持续有中度大小动脉瘤的部分高危川崎病患儿。还可用于近期有冠状动脉血栓形成的巨大冠状动脉瘤（coronary artery aneurysm，CAA）患者，其心肌梗死风险很高，可能需要更大强度的抗血栓治疗。此类患者可考虑"三联疗法"，即小剂量阿司匹林+另一种抗血小板药物（如氯吡格雷）+全身抗凝的疗法。

（一）用法用量

新生儿：口服，每剂 0.2 mg/kg，每日 1 次。

婴儿和≤24 个月儿童：每剂 0.2 mg/kg，每日 1 次。

>2 岁儿童和青少年：初始剂量 1 mg/kg，每日 1 次；一般情况下，不超过成人剂量。

（二）药理作用

氯吡格雷可通过封闭 P2Y12 受体，阻断二磷酸腺苷（adenosine diphosphate，ADP）血小板的刺激反应，能够有效地抑制血小板的聚集。除此以外，氯吡格雷还可以抑制血栓素 A2（thromboxane A2，TXA2）途径对血小板的激活和 TXA2 的产生；以及封闭 P2Y12 受体介导的腺苷酸环化酶（adenylate cyclase，AC）的抑制，使血小板对内源性抗聚集剂前列腺素 I2（prostaglandin I2，PGI2，或称前列环素）变得敏感，增强 PGI2 的抗血小板聚集效应。

（三）药代动力学

口服氯吡格雷被迅速吸收，生物利用度大约为 50%。氯吡格雷通过两种主要代谢途径广泛代谢：一种由酯酶介导，并导致水解成无活性的羧酸衍生物（循环代谢物的 85%），另一种由多种细胞色素 P450 酶（cytochrome P450，CYP450）介导。细胞色素首先将氯吡格雷氧化为 2-氧代-氯吡格雷中间代谢物。2-氧代-氯吡格雷中间代谢物的后续代谢导致形成活性代谢物，即氯吡格雷的硫醇衍生物。活性代谢物主要由 CYP2C19 形成，其他几种 CYP450 酶（包括 CYP1A2、CYP2B6 和 CYP3A）也有作用。活性硫醇代谢物迅速且不可逆地与血小板受体结合，从而在血小板的整个生命周期内抑制血小板聚集。氯吡格雷大约 50% 通过尿液排出，约 46% 通过粪便排出。氯吡格雷半衰期约为 6 h，其活性代谢物的半衰期约为 30 min。

（四）药物基因组学研究

目前已经发现与氯吡格雷相关的基因包括 *CYP2C19*、*PON1*、*ABCB1*、*CES1*、*CYP1A2*、*CYP3A4*、*CYP2C9*、*CYP2B6*、*P2RY12*、*CYP1A2*、*CYP3A4*、*CES1P1*、*ITGB3* 等，其中 *CYP2C19*、*CES1* 相关研究较多，证据充分。但研究显示 *CES1* 的 rs71647871 位点在中国人群中无突变。*CYP2C19* 代谢型对氯吡格雷

疗效或不良反应的影响推荐的证据级别为 1A 级。

CYP2C19 是氯吡格雷活性代谢产物生成过程中的主要酶,氯吡格雷主要依赖 CYP2C19 代谢生成活性代谢产物,发挥抗血小板疗效。尤其携带功能缺失型 *CYP2C19* 等位基因的患者氯吡格雷转化为活性代谢产物的效率较低,导致氯吡格雷对血小板聚集的抑制作用减弱。其中两种最常见的功能丧失性变异(loss-of-function,LoF)(LoF SNP)为 *CYP2C19 * 2* 和 *CYP2C19 * 3*。LoF SNP 的存在率因种族而异,在东亚人群中可高达 65%,而在白种人中约为 30%。

FAST－MI 研究表明,对于携带 *CYP2C19* 功能缺失型等位基因的口服氯吡格雷治疗的心肌梗死患者,尤其经皮冠状动脉介入治疗(percutaneous coronary intervention,PCI)后的患者,有更高的心血管事件发生率。有 Meta 分析也支持该观点,并发现亚洲人群 *CYP2C19* 的基因变异率远高于国外白种人群。而以氯吡格雷为主的抗血小板药物治疗中,亚洲 PCI 术后患者不良心血管事件也偏多。

张明明等对 346 例川崎病患儿 *CYP2C19* 基因型和表型分布进行了评估,结果显示 56.9%患儿的 *CYP2C19* 基因型存在功能缺失突变等位基因。该研究以光学比浊法 ADP 最大聚集率>50%作为氯吡格雷耐药的标准。结果显示,本研究人群氯吡格雷抵抗发生率为 31.4%。多因素 logistic 回归分析显示,携带 *CYP2C19* LOF 等位基因是氯吡格雷耐药的独立危险因素。另外,该研究者还评估了中间代谢型及慢代谢型患儿提高剂量后血小板聚集试验结果的变化。研究发现,调整剂量后 10 例中间代谢型及慢代谢型患儿的血小板聚集率由调药前的 57.72±25.29 下降至 36.44±25.74。增加药物剂量,血小板聚集率可下降,无相关不良事件出现。

另外,*CYP2C19 * 17* 变异型导致基因转录增加和酶功能增强,可能增加氯吡格雷用药的出血风险。该基因型在中国汉族人群的突变率较低(<1%)。不同研究结果显示 *CYP2C19 * 17* 改善血小板反应性并且与氯吡格雷治疗冠心病血瘀证患者对氯吡格雷的反应增强和出血风险增加相关。

(五)治疗药物监测

血小板功能检测可以了解个体对抗血小板药物的反应性,帮助临床制订抗血小板治疗策略,提高治疗的疗效和安全性。抗血小板治疗患者,尤其是缺血高风险或治疗策略调整者,可通过血小板聚集试验或血栓弹力图等方法检测氯吡格雷的抗血小板作用。

1. 血小板功能检测方法　常用光学比浊法与血栓弹力图。光学比浊法被称为血小板聚集功能检测的"金标准"。

2. **样本采集**　受试者应空腹,采血前一餐宜避免进食高脂肪食物;采血前2 h 内禁饮咖啡或含咖啡因饮料,采血前 30 min 内禁止吸烟;同时,建议患者采血前 2 h 内避免剧烈运动。光学比浊法血标本在采血后 4 h 内完成测试。血栓弹力图标本需 1 h 内送检,尽量不要超过 2 h。

(六)个体化治疗建议

CYP2C19 基因型与氯吡格雷的抗血小板作用密切相关。建议建立川崎病患儿氯吡格雷个体化使用的规范。① 建议使用氯吡格雷患儿检测 *CYP2C19 * 2* 及 *CYP2C19 * 3* 基因型。② 建议在稳定给药至少 2 天后采血。接受长期抗血小板治疗的患者,建议每 3~6 个月监测 1 次血小板功能,在治疗策略调整时,应增加监测频率。光学比浊法 ADP 为 5 μmol/L 的目标值为最大聚集率≤50%;ADP 为 20 μmol/L 的目标值为最大聚集率≤60%。血栓弹力图目标值为:31≤MAADP≤47。③ 结合基因及血小板功能检测结果调整用药:快代谢患儿可给予常规剂量氯吡格雷。中间代谢型及慢代谢型患儿应提示医生需评估出血/血栓风险、疾病状态、器官功能等,给予酌情增加剂量或者换用其他抗血小板药物的建议。

(七)药学服务案例

基本信息:患儿,男,3 岁,因"发热 4 天,皮疹、眼红、唇红 2 天"入院。

现病史:患儿 4 天前无明显诱因下出现发热,热峰 37.5℃,未予特殊处理,体温波动在 37.6~38℃。3 天前患儿热峰升至 38.5℃,无伴畏寒、寒战,无抽搐,发热间隔约 12 h,自行口服布洛芬混悬液后体温可降至正常。2 天前患儿四肢出现红色皮疹及眼红、唇红,皮疹逐渐蔓延至全身。2 天前患儿热峰升至 39.3℃,伴畏寒、寒战,热峰间隔缩短至 5~6 h,予"头孢克肟颗粒",口服后体温无改善、有腹痛,呕吐 4 次,为少量胃内容物,非咖啡渣样,未见血丝,至我院急诊留观,予"头孢哌酮舒巴坦"治疗。今为进一步诊治,拟"川崎病"收入心血管科。起病以来患儿偶有单声轻咳,无鼻塞、流涕,无关节疼痛,无精神萎靡,尿量减少,偶有尿痛,睡眠一般,精神稍倦,小便色黄,大便 2 天未解。

入院查体:体温 40.3℃,脉搏 165 次/分,呼吸 26 次/分,血压 82/42 mmHg,体重 15 kg。神清,精神反应可。颜面色黄,无水肿,无出血点,四肢、躯干可见散在红色皮疹,压之褪色,卡疤稍红。可扪及双侧颈部浅表淋巴结肿大,约黄豆大小,无破溃,无皮温升高。颈静脉无怒张,颈静脉无异常搏动,肝颈静脉回流征阴性,眼红、唇红,唇皲裂,可见杨梅舌。无杵状指(趾)。心前区无隆起,无胸壁浅静脉怒张,心尖冲动位于左侧,第 4 肋间锁骨中线外侧 0.5 cm,搏动范围 1 cm,

无抬举性搏动,心前区无震颤,无心包摩擦感。心浊音界正常,165 次/分,律齐,未闻及杂音,毛细血管搏动征、枪击音、Duroziez 双重杂音等周围血管征阴性。双下肢无水肿,双足背动脉搏动有力,否发现心血管以外系统合并畸形。

辅助检查:2023 年 1 月 15 日血常规+CRP:快速 CRP 97.63 mg/L,白细胞 $16.0×10^9$/L;G6PD 623 U/L。1 月 22 日血常规+CRP:快速 CRP 22.78 mg/L,白细胞 $14.9×10^9$/L,红细胞 $4.22×10^{12}$/L,血红蛋白 118 g/L。1 月 24 日血常规+CRP:快速 CRP 15.76 mg/L,白细胞 $12.9×10^9$/L,红细胞 $4.07×10^{12}$/L,血红蛋白 115 g/L。速诊生化:ALT、AST、总胆红素、直接胆红素、间接胆红素无异常。影像学检查:1 月 17 日常规心电图诊断描述 1. 窦性心动过速,2. 大致正常心电图。1 月 17 日小儿心脏(彩超)诊断描述:左右冠状动脉内膜增粗。1 月 19 日小儿心脏(彩超)诊断描述:左右冠状动脉内膜增粗。

诊断:黏膜皮肤淋巴结综合征(川崎病)。

药物治疗:静脉人免疫球蛋白 30 mg,ivgtt,1 次(1 月 16 日);氯吡格雷 15 mg,po,qd(1 月 17 日至 1 月 20 日)。

基因检测结果:CYP2C19 * 2/ * 3。

血小板聚集功能检测结果:ADP 诱导的血小板聚集率为 86.4%。

分析基因检测结果:

(1)ADP 诱导的血小板聚集率偏高,未达到≤50%的目标值。患儿 CYP2C19 基因型为 * 2/ * 3,为慢代谢型,会减少氯吡格雷活性代谢物产生,影响抗血小板作用,因此需要调整用药方案。

(2)G6PD 水平正常范围为 1 300~3 600 U/L,本例患儿 G6PD 检测值为 623 U/L,酶活性轻度至中度缺乏(为正常水平的 10%~60%)。G6PD 缺乏症患者使用阿司匹林仍有争议。有研究显示 G6PD 缺乏症患者服用小剂量阿司匹林出现溶血性贫血的风险低。有观点认为阿司匹林和对乙酰氨基酚均属于引起 G6PD 缺乏患者溶血的低风险药物,给予正常剂量可能是安全的。总之,G6PD 缺乏症患者应慎用阿司匹林,在权衡利弊后利大于弊时可考虑使用,而非绝对禁用。但需要实时监测患儿是否存在急性溶血等不良反应。

个体化用药建议:

CYP2C19 * 2/ * 3 为慢代谢型,不建议继续使用氯吡格雷。G6PD 缺乏症应慎用阿司匹林,但不是绝对禁忌,建议选用阿司匹林。进行血小板聚集功能检测,光学比浊法目标值为最大聚集率≤20%。密切监测患儿是否出现急性溶血表现。

治疗转归：患儿停用氯吡格雷，改用阿司匹林肠溶片 50 mg，每日 1 次。血小板聚集功能检测结果：花生四烯酸诱导的血小板聚集率为 17.4%。该患儿在阿司匹林用药期间，无腹痛、呕吐、面黄、茶色尿或暗红色等表现，尿常规、血常规、网织红细胞、胆红素正常，未发生急性溶血不良反应。门诊随访中未发现冠状动脉扩张或冠状动脉瘤的形成。

【华法林】

华法林为维生素 K 拮抗剂（vitamin K antagonist，VKA）。其治疗窗较窄且给药方案受包括药物相互作用、膳食及华法林和维生素 K 代谢的遗传变异等许多因素影响。对于川崎病合并大型和巨大动脉瘤（Z 值 ≥ 10，或绝对直径 ≥ 8 mm）患者，需要在小剂量阿司匹林的基础上加用华法林等抗凝药。

（一）用法用量

根据说明书推荐初始剂量为 0.2 mg/（kg·d），每日 1 次，后续根据凝血酶原时间国际标准化比值（international normalized ratio，INR）的变化调整用量。

根据 2022 年中国《川崎病诊断和急性期治疗专家共识》推荐剂量为 0.05~0.12 mg/（kg·d），每日 1 次；3~7 天起效，调整 INR 在 1.5~2.5。

（二）药理作用

凝血因子 Ⅱ、Ⅶ、Ⅸ、Ⅹ 需经过 γ-羧化后才具有生物活性，而这一过程需要维生素 K 参与，因此被称为维生素 K 依赖型凝血因子。华法林正是通过抑制由维生素 K 环氧化物还原酶复合物亚单位 1（vitamin K epoxide reductase complex subunit 1，VKORC1）基因编码的维生素 K 环氧化物还原酶，干扰维生素 K 由环氧化物向氢醌型转化，阻止维生素 K 的反复利用，使凝血因子停止于无凝血活性阶段，发挥凝血作用。

（三）药代动力学

华法林口服后基本上被完全吸收，其分布容积约为 0.14 L/kg。大于 90% 的药物与血浆蛋白结合。市售华法林为 S 和 R 对映异构体的外消旋混合物。S-华法林比 R-华法林作用更强。S-华法林主要由 CYP2C9 代谢；R-华法林经肝脏其他 CYP450 同工酶（如 1A2 和 3A4）代谢并经尿液排泄。与 *CYP1A2/CYP3A4* 基因型或其他药物相互作用相比，华法林的总体抗凝作用主要受 *CYP2C9* 基因型和 CYP2C9 药物相互作用的影响。R-华法林的清除率一般是 S-华法林的一半，因此由于分布体积相似，R-华法林的半衰期要比 S-华法林的半衰期长。R-华法林的半衰期为 37~89 h，S-华法林的半衰期为 21~43 h。

极少有华法林以原型随尿排出,尿排泄是以代谢物的形式进行的。

(四)药物基因组学研究

目前已有研究与华法林治疗相关性的基因包括 *CYP2C9*、*CYP4F2*、*VKORC1*、*CALU*、*GGCX*、*PROC*、*PROS1*,其中 *VKORC1*、*CYP2C9*、*CYP4F2* 等基因研究较多,证据充分。

主要相关基因对药物疗效或不良反应的影响如下所述。

1. 与 VKORC1 的关系 VKORC1 是华法林作用的靶点。VKORC1 启动子非编码区 - 1639G> A(rs9923231)的突变与华法林药效敏感性相关,携带一个或两个 - 1639A 基因的个体的华法林剂量低于 1639GG 纯合子。*VKORC1* AA、AG 与 GG 三种基因型在中国汉族人群中的平均分布分别为 79.87%、17.77% 和 2.36%。Biss 等对儿童人群的研究结果显示,VKORC1 - 1639 GG 基因型患者平均华法林剂量为 5.0 mg,高于 GA(3.7 mg)或 AA(2.2 mg)基因型患者的用药剂量。VKORC1 - 1639G>A 基因型可解释 26.6% 华法林剂量个体差异。Yang 等在中国川崎病患儿人群中的研究中,也报道了 VKORC1 1173 基因型可解释 61.2% 的剂量个体差异。

2. 与 CYP2C9 的关系 CYP2C9 等位基因 ∗1 纯合子(*CYP2C9 ∗ 1*)为"正常"的代谢表型。目前最常见的两种降低 CYP2C9 酶活性的等位基因是 *CYP2C9 ∗ 2*(c. 430C >T;p. Arg144Cys;rs1799853)和 *CYP2C9 ∗ 3*(c. 1075A >C;p. Ile359Leu;rs1057910)。体外和体内研究表明,*CYP2C9 ∗ 2* 和 ∗3 分别可以使肝脏代谢 S -华法林的能力下降 30% ~ 40% 和 80% ~ 90%。因此,*CYP2C9 ∗ 2* 或 ∗3 杂合子或突变纯合子只需要较低剂量华法林即可达到相似的抗凝水平。而且,需要更多的时间来达到稳定的 INR。亚洲人几乎不存在 *CYP2C9 ∗ 2*。*CYP2C9 ∗ 1 / ∗ 1*、*∗ 1 / ∗ 3* 和 *∗ 3 / ∗ 3* 三种基因型在中国汉族人群中的频率分别为 91.0%、8.44% 和 0.55%。Biss 等对儿童人群的研究结果显示,*CYP2C9* 基因型野生纯合子剂量(4.3 mg)显著高于 *∗1 / ∗ 3*(2.2 mg)、*∗ 1 / ∗ 2*(3.7 mg)、*∗2 / ∗ 2*(1.3 mg)或 *∗ 2 / ∗ 3*(1.6 mg)等基因型患者的剂量。*CYP2C9* 基因型可解释 12.8% 的华法林剂量个体差异。在中国川崎病人群中,*CYP2C9* 可解释 7.9% 的剂量个体差异。

3. 与 CYP4F2 的关系 CYP4F2 为肝脏维生素 K 氧化酶,可氧化底物生成 ω -羟基衍生物。*CYP4F2* C>T(rs2108622)基因突变会降低维生素 K_1 氧化酶的活性,减小维生素 K 的清除速率,且被证明其影响酶活性,与华法林剂量相关。*CYP4F2* CC、CT 和 TT 三种基因型在中国汉族人群中的频率分别为 55.30%、

37.86%和6.83%。成人临床研究证实，*CYP4F2 * 3* 多态性与香豆素类药物剂量增加相关。在包含基因 *CYP2C9*、*VKORC1* 和临床因素的华法林剂量预测模型中，增加 *CYP4F2* 基因可以进一步提高剂量预测的准确性。但在儿童人群中尚未得到证实。一项针对儿童人群的 Meta 分析结果显示，*CYP4F2* 多态性与华法林维持剂量之间无相关性。

（五）治疗药物监测

在治疗水平的抗凝时，华法林可延长凝血酶原时间（PT）。INR 是患者的 PT 与对照 PT（通过 WHO 研发的国际参考凝血活酶试剂测得）的比值。所有使用华法林的患者均需通过监测 INR 的水平来调整剂量。

1. 检测方法　PT 检测方法包括光学法、电流法、黏度法和干化学法。PT 检测的原理为：在有组织因子和磷脂的情况下使含枸橼酸盐的患者血浆再次钙化，并测定其形成纤维蛋白凝块所需的时间。通过肉眼观察、光学检测或肌电检测的方式查看纤维蛋白凝块的形成。测定结果用秒表示，并连同 INR 一同报告。

2. 样本采集　凝血检测必须用血浆（而不是血清）。静脉采血至检测的总时间不应超过 24 h。分离血浆与血细胞前不能冷冻原始的凝血采血管。理想情况下，应通过经皮静脉采血来获得凝血检测的样本。如果凝血检测的样本需通过留置导管获取，样本中绝不能含有经留置静脉导管输注的液体，因为这些液体可能稀释样本和（或）带入肝素。

（六）个体化治疗建议

VKORC1 及 *CYP2C9* 基因型与华法林的疗效和安全性密切相关。华法林的治疗窗较窄，不良反应的发生及严重程度可能与其血药浓度有关。建议规范华法林的使用路径，以确保对使用华法林的患者进行全程化药学服务：① 建议对所有包括儿童在内的使用华法林患者常规检测 *CYP2C9 * 3* 及 *VKORC1* - 1639G>A。已使用华法林达到稳定剂量的患者可不检测。② 起始阶段住院患者要每日检测 PT 和 INR，门诊患者可在用药第 3 日或第 3 日前后检测 PT 和 INR。根据先前检测的 PT 和 INR 结果给予第 3 日和之后数日的药物剂量。维持阶段监测 PT/INR 的间隔取决于检测值的稳定程度、所需剂量和临床状态。③ 根据《川崎病冠状动脉病变的临床处理建议（2020 年修订版）》冠状动脉病变（coronary artery lesions, CAL）风险分级为 Ⅳ 级及以上的患儿使用华法林的目标 INR 为 1.5 ～ 2.5。根据《川崎病心血管后遗症的诊断和管理指南（JCS/JSCS2020）》巨大冠状动脉瘤、既往心肌梗死史和冠状动脉瘤血栓形成患者的目

标 INR 为 2~2.5。④ 目前可用于儿童的华法林剂量模型较少,没有公认的可靠模型。Hamberg 等在成人模型的基础之上,优化了模型参数,开发了计算工具 Warfarin Dose Calculator(www. warfarindoserevision. com, WDC)可供儿科患者参考。

(七)药学服务案例

基本信息:患儿,男,6 岁,因"反复发热 2 周余"入院。

现病史:患儿于 2 周前无明显诱因出现反复发热,热峰 39.6℃,于 2023 年 9 月 18 日至当地妇幼保健院住院治疗,9 月 18 日查血常规:快速 CRP 138.02 mg/L,白细胞 22.96×10⁹/L,血红蛋白 88g/L,血小板计数 926×10⁹/L,入院先后予头孢曲松、哌拉西林舒巴坦钠、阿奇霉素抗感染治疗 1 周(9 月 18 日~9 月 26 日),效果不佳,仍有反复发热,其间吐药 2 次;9 月 21 日开始出现腹泻,起初为 6~7 次/天(9 月 21 日~9 月 25 日),后 3~4 次/天(9 月 26 日至今),为稀烂样便伴有黏液,9 月 26 日开始出现淡红色皮疹,从躯干、脸部、四肢扩散至肛周,遂于 9 月 27 日至我院急诊科留观住院治疗,拟诊断"1. 感染性发热"予双嘧达莫、注射用头孢哌酮舒巴坦钠等对症治疗,9 月 28 日心脏彩超示:左冠状动脉中瘤(Z 值 5.67),右冠状动脉小瘤(Z 值 4.72),右冠状动脉远段血栓样回声,卵圆孔未闭,二尖瓣、三尖瓣反流(轻度),怀疑川崎病,联系我科有床位,遂转入我科进一步诊治。现患儿仍有发热,有眼红、唇稍红,草莓舌(-),咽部充血,全身未见皮疹,肛周潮红,卡疤有红肿,四肢肢端稍肿胀,偶有咳嗽,无气促,无呕吐,精神、睡眠一般,胃纳一般,大便为稀烂样便伴黏液(3~4 次/天),小便正常,近期体重无明显下降。

入院查体:体温 37.3℃,脉搏 144 次/分,呼吸 38 次/分,血压 78/40 mmHg,体重 22.7 kg,身高 118cm。神清,精神反应可,面色红润,无眼睑水肿,可见球结膜稍充血,全身未见红色皮疹,肛周潮红,卡疤有红肿,全身浅表淋巴结未扪及肿大,呼吸平顺,三凹征阴性,口唇红,咽稍充血,舌红,草莓舌(-),扁桃体无 I°肿大。双肺呼吸音粗、对称,双肺未闻及干湿啰音。心律齐,无杂音,腹部平,触软,无压痛、反跳痛,肝脾肋下未扪及,肠鸣音正常。四肢肢端水肿,四肢肌力及肌张力正常,神经系统查体无阳性体征。肢端暖,毛细血管再充盈时间(CRT)2s。

辅助检查:

9 月 27 日血常规五分类+CRP:快速 CRP 113.09 mg/L,白细胞 26.4×10⁹/L,血小板 1 201×10⁹/L。9 月 28 日血常规五分类+CRP(末梢血):快速 CRP 85.25 mg/L,白细胞 13.3×10⁹/L,血小板 844×10⁹/L,INR 1.01。10 月 2 日快速

CRP 5.44 mg/L,白细胞 8.6×10^9/L,血小板 1 206×10^9/L,INR 1.2。10 月 5 日快速 CRP 0.79 mg/L,白细胞 10.1×10^9/L,血小板 1 087×10^9/L,INR 1.4。

9 月 25 日外院心脏彩超:卵圆孔未闭,左、右侧冠状动脉未见扩张,宽分别为 2 mm、1.9 mm。9 月 28 日小儿心脏(彩超):左冠状动脉肿瘤,右冠状动脉小瘤,右冠状动脉远端血栓样回声。10 月 16 日小儿心脏(彩超):左、右冠状动脉小瘤,右冠状动脉血栓样回声。

诊断:① 黏膜皮肤淋巴结综合征(川崎病);② 冠状动脉动脉瘤(左右小瘤)。

药物治疗:静脉人免疫球蛋白 45 mg,静脉注射,1 次(9 月 28 日);氯吡格雷 25 mg,口服,每日 1 次(9 月 29 日至出院);阿司匹林 75 mg,口服,每日 1 次(9 月 29 日至出院);那屈肝素 0.22 mL,皮下注射,每 12 h 一次(9 月 29 日至 10 月 10 日);华法林,2.25 mg 3 天,2.5 mg 3 天,3.125 mg 3 天,3.33 mg 与 3.75 mg 交替,每日 1 次(9 月 29 日至出院)。

基因检测结果:*VKORC1 - 1639GA*;*CYP2C9 * 1 * 1*。

INR 检测结果:9 月 28 日,INR 为 1.01;10 月 2 日,INR 为 1.2;10 月 5 日,INR 为 1.4。

分析基因检测结果:

1. VKORC1 是华法林作用的靶点。一个或两个- 1639A 个体的华法林剂量低于- 1639GG 纯合子。中国人群 *VKORC1 AA* 基因型占 80%左右。因此,*VKORC1 - 1639GA* 基因型患者剂量较一般中国人群高。

2. CYP2C9 是 *S* -华法林的主要代谢酶。CYP2C9 * 1 * 1 为"正常"的代谢表型。中国人群 *CYP2C9 * 1 * 1* 基因型占 90%左右。该患儿 CYP2C9 代谢表型与大部分中国人一致。

3. 综合分析该患儿需要较高华法林剂量。Hamberg 等开发计算工具 Warfarin Dose Calculator(www.warfarindoserevision.com,WDC)纳入患儿基因、华法林剂量及 INR 数据推荐患儿华法林剂量为 3.3 mg。

个体化用药建议:

模型计算推荐患儿华法林剂量为 3.3 mg。考虑患儿联合使用抗血小板药物并方便片剂分剂量,建议调整剂量为 3.125 mg(1+1/4 片)。目标 INR 2~2.5。

治疗转归:3 天后复查 INR 为 1.65,再次根据模型推荐剂量为 3.54 mg 即 3.33 mg(1+1/3 片)与 3.75 mg(1+1/2 片)交替,3 天后复查 INR 2.05,1 周后再次复查 INR 2.27 在目标范围内。无皮下瘀斑,无牙龈出血,无鼻出血,无血尿血便等出血相关表现。

【辛伐他汀】

辛伐他汀属于羟甲基戊二酰辅酶 A 还原酶抑制剂。他汀类药物是成人动脉粥样硬化性心血管事件一级和二级预防性治疗的基石。据报道,他汀类药物具有多方面的药理作用,如抗炎作用、抗氧化作用、抗凝作用和促进溶栓作用,以及降低胆固醇水平,保护内皮功能等。有研究表明,他汀类药物可能对川崎病冠状动脉病变(coronary artery lesions,CAL)起到修复作用。2020 年日本循环学会《川崎病心血管后遗症的诊断和管理指南》建议,对并发冠状动脉瘤者,可经验性使用他汀类药物。

(一)用法用量

高脂血症或杂合子家族性高胆固醇血症(heterozygous familial hypercholesterolemia,HeFH)和非家族性高胆固醇血症:注意:非家族性高胆固醇血症或其他形式的非 HeFH 高脂血症的数据有限。

≥4 岁和<10 岁的儿童:口服,初始,每晚 5 mg,每日一次;4 周后增加到每次 10 mg,再耐受 4 周后增加到每次 20 mg;最大日剂量:20 mg。

≥10 岁儿童和青少年:口服,初始,每晚 10 mg,每日一次;6 周后增加到每次 20 mg,再耐受 6 周后增加到每次 40 mg;最大日剂量:40 mg。

(二)药理作用

羟甲基戊二酸单酰辅酶 A(hydroxymethylglutaryl coenzyme A,HMG‐CoA)还原酶是一种限速酶,可将 3‐羟基‐3‐甲基戊二酰辅酶 A 转化为甲羟戊酸(胆固醇等甾醇类的前体)。他汀类药物是 HMG‐CoA 还原酶的选择性竞争性抑制剂,其通过抑制肝脏内 HMC‐CoA 还原酶和胆固醇的生物合成,降低血浆胆固醇和脂蛋白水平,并通过增加肝细胞表面低密度脂蛋白(low-density lipoprotein,LDL)受体数量的表达,以增强肝脏对 LDL 的摄取和代谢。他汀类药物还可减少 LDL 颗粒的生成和数量。

川崎病患者不同程度地表现为慢性炎症和高密度脂蛋白胆固醇水平降低。此外,冠状动脉和全身动脉均出现内皮功能障碍、血管僵硬增加和内膜‐中膜增厚。使用他汀类药物可能使该类患者获益。

(三)药代动力学

口服阿托伐他汀钙后吸收迅速,最大血浆浓度出现在 1~2 h 内。由于胃肠黏膜和或肝脏的首过效应,阿托伐他汀原型的绝对生物利用度约为 14%,HMG‐CoA 还原酶抑制剂活性的全身利用率约为 30%。阿托伐他汀平均分布容积约 381 L。阿托伐他汀钙与血浆蛋白结合率≥98%。该药在肝脏通过 CYP3A4 代谢形成活性邻羟基和对羟基衍生物及非活性 β-氧化产物。阿托伐他汀及其代谢产物在肝脏和或肝外代谢后主要在胆汁中排泄。其在人血浆中的平均消除半衰期约为 14 h,但由于活性代谢物的作用,对 HMG-CoA 还原酶的抑制活性半衰期为 20~30 h。

（四）药物基因组学研究

辛伐他汀:SLCO1B1、ABCB1、CYP3A4、CYP3A5、CETP、HMGCR、LPA,其中 SLCO1B1 证据最为充分。

有机阴离子转运多肽(organic anion transporting polypeptides, OATP)是摄入型转运体中的一大类,其编码基因统称为 *SLCO* 基因。OATP1B1 是一种在肝细胞基底外侧膜上特异性表达的摄入型转运体,特异性表达于人肝细胞基底外侧膜上,主要作用是将底物主动转运至肝细胞内。在肝中,辛伐他汀可由非活性内酯形式迅速水解为相应的活性代谢产物辛伐他汀酸(simvastatin acid, SVA)。SVA 是转运蛋白 OATP1B1 的底物。同时服用转运蛋白 OATP1B1 抑制药的患者可能会导致 SVA 血浆浓度升高,增加肌病的发生风险。目前,SLCO1B1 rs4149056 的 C 等位基因被证明可影响辛伐他汀的用药安全性。Xiang 等研究发现,该基因变异与他汀类药物诱导的肌病风险显著增加有关。*rs4149056* (*SLCO1B1 * 5*)的变异等位基因频率在非洲、亚洲和欧洲人群中分别约为 1%、8% 和 16%。一项纳入了 363 例中国患者的研究发现,中国高脂血症患者的 *SLCO1B1 * 5* 变异等位基因的频率分别为 16.2%。因此,有相当大比例的人群可能存在药物安全性风险。

Wagner 等研究了在儿童和青少年中 *SLCO1B1 rs4149056* 等位基因变异对辛伐他汀和 SVA 系统性暴露的影响。结果显示,相对于 TT 基因型患者,CC 和 TC 基因型患者的 SVA 暴露量分别高 6.3 和 2.5 倍。Ogungbenro 等的研究同样证实 *SLCO1B1 rs4149056* 基因会影响 SVA 活性代谢物在儿童及青少年中的药代动力学。其影响具有统计学意义。与成人数据一致。由此可见,*SLCO1B1 * 5* 基因型在儿童人群对辛伐他汀药代动力学的影响十分明显。但该基因对儿童用药的疗效及安全性的影响尚未明确。

CPIC 指南建议 SLCO1B1 降低功能或可能降低功能患者选用替代他汀类药物或使用<20 mg/d 的辛伐他汀。而 SLCO1B1 弱功能患者则建议选用替代他汀类药物。替代药物选择见图 8-1。欧洲心脏病学会同样建议已知为 SLCO1B1 * 5 功能降低变异纯合子的患者,避免使用高剂量辛伐他汀(80 mg),并考虑使用具有同等降低 LDL 疗效的替代他汀类药物。

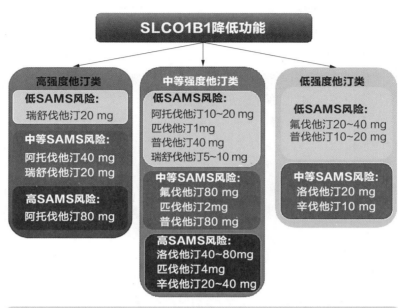

说明：浅灰色方框：规定起始剂量。深灰色方框：开处方者应注意可能增加暴露和肌病的风险。黑框：考虑减少剂量或替代他汀类药物。所有方框：所示剂量为每日总剂量。剂量建议是根据临床毒性数据制定的。数据来源：目前美国心脏病学会/美国心脏协会指南推荐的他汀类药物强度

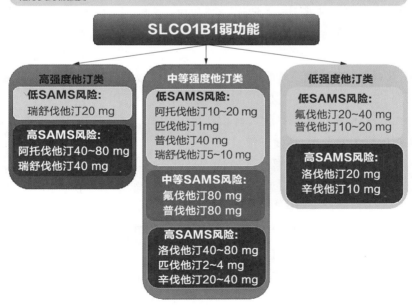

图 8-1 根据 SLCO1B1 表型分层的 SLCO1B1 推荐强度和他汀类药物剂量

所有剂量均假定为成人剂量。SAMS,他汀类药物相关的肌肉骨骼症状

（五）个体化治疗建议

*SLCO1B1 * 5* 基因与成人他汀类用药的安全性、有效性相关。但目前在儿童人群中仅限于药代动力学研究，尚未明确其与用药安全性、有效性的相关性。建议规范辛伐他汀等他汀类药物的药物基因检测与结果解读，加强对用药患儿疗效及不良反应等监测，以确保患儿用药的安全性。

对于存在他汀类肌肉相关不良反应风险的患儿建议检测 *SLCO1B1 * 5* 基因。风险因素包括：已存在的神经肌肉疾病、甲状腺功能减退症、维生素 D 缺乏症、同时使用一种或一类为肌病独立危险因素的药物（如糖皮质激素、环孢素、达托霉素、齐多夫定、秋水仙碱）等。携带 *SLCO1B1 * 5* 基因的患者避免高剂量辛伐他汀。并于用药前及治疗后每四周检测 ALT、AST 和肌酸激酶水平（CK）。关注患儿肌病症状（疼痛、压痛、僵硬、痉挛、虚弱或全身疲劳）。必要时选用替代他汀类药物（如普伐他汀、氟伐他汀和匹伐他汀等）。

（六）药学服务案例

基本信息：患儿，男，5 岁，因"发热 2 天，呕吐 1 天"入院。

现病史：患儿 2 天前夜间出现发热，热峰 39.6℃，呕吐 1 次胃内容物，非喷射状呕吐，无咖啡渣样物质，诉腹痛，脐周为主，可忍受，无眼红、唇红，无皮疹，无咳嗽，无鼻炎、流涕，无腹泻，无抽搐，外院查血常规：白细胞 30.0×10^9/L，CRP 67.08 mg/L，偶有腹痛，伴呕吐胃内容物 3~4 次，给予头孢哌酮钠舒巴坦钠抗感染、补液、奥美拉唑护胃、盐酸屈他维林抗痉挛等治疗后患儿仍有发热，3~4 次/天，偶有腹痛，偶有咳嗽。昨日患儿出现全身散在大片红斑，色淡，卡疤处稍红肿。颈部、锁骨上、腹股沟区淋巴结均可触及肿大。有眼红，口唇稍干，杨梅舌。拟"1. 脓毒血症；2. 川崎病"收入科。自起病以来，患儿精神疲倦，胃纳欠佳，昨日开塞露后排大便 1 次，小便正常。

入院查体：体温 38℃，脉搏 120 次/分，呼吸 24 次/分，血压 102/70 mmHg，体重 19 kg。神清，精神反应可。全身散在大片红斑，色淡，卡疤处稍红肿。颈部、锁骨上、腹股沟区淋巴结均可触及肿大。有眼红，口唇稍干，杨梅舌，咽部红，未见疱疹，双侧扁桃体 II°肿大。呼吸平顺，三凹征阴性，双肺呼吸音粗糙，对称，双肺未闻及干湿啰音。心音有力，律齐，未闻及杂音。腹平软，无压痛、反跳痛，肝脾肋下未触及，肠鸣音正常。四肢肌力及肌张力正常，肢端暖，足背动脉搏动有力，CRT 2 s。生理反射可引出，病理反射阴性，脑膜刺激征阴性。

辅助检查：2023 年 7 月 15 日血常规五分类+CRP：快速 CRP 79.28 mg/L，白细胞 26.9×10^9/L。7 月 18 日血常规五分类+CRP：快速 CRP 229.46 mg/L，白

细胞 $15.6×10^9$/L。G6PD 活性比值 1.43。7 月 17 日小儿心脏（彩超）检查结论：左右冠状动脉小瘤，三尖瓣反流（轻度）；7 月 21 日心脏彩超：左右冠状动脉肿瘤；7 月 24 日心脏彩超：左冠状动脉巨大瘤；右冠状动脉肿瘤。7 月 29 日心脏彩超：左右冠状动脉巨大瘤。

诊断：① 静脉注射免疫球蛋白（IVIG）无应答型川崎病；② 休克（川崎休克综合征）；③ 冠状动脉动脉瘤（左右冠状动脉巨大瘤）。

药物治疗：静脉注射免疫球蛋白 40 mg，静脉注射，1 次（7 月 15 日），琥珀酸甲泼尼龙注射液 0.037 g，静脉注射，每日 1 次（7 月 22 日至 7 月 29 日）；醋酸泼尼松片 37.5 mg，7 天；20 mg，口服，每天一次（7 月 29 日至出院）；辛伐他汀 5 mg，口服，每天一次（7 月 29 日至 8 月 1 日）；普萘洛尔 5 mg，口服，每 12 h 一次（7 月 29 日至出院）；肝素 6 250 U+0.9%NS 250 mL，静脉注射（2 mL/h），每日一次（7 月 24 日）；华法林，剂量随 INR 调整，每日一次（7 月 24 日至出院）；氯吡格雷 20 mg，口服，每天一次（7 月 22 日至出院）；阿司匹林 200 mg，3 天；90 mg，3 天；75 mg（7 月 19 日至出院）。

基因检测结果：SLCO1B1 * 5（T>C）CC。

分析基因检测结果：

（1）OATP1B1 是 SVA 的重要转运体，由 SLCO1B1 编码。相对于 TT 基因型患者，CC 基因型的 SVA 暴露量提高了 6 倍。因此，肌肉骨骼相关不良反应发生率也明显增加。

（2）患儿目前联合使用糖皮质激素，可增加他汀类肌肉相关不良反应风险。

个体化用药建议：

根据 CPIC 指南，建议调整辛伐他汀为低剂量的瑞舒伐他汀、匹伐他汀或阿托伐他汀等药物。

治疗转归：患儿停用辛伐他汀，改为阿托伐他汀 5 mg，口服，每天一次。用药期间 ALT、AST 和 CK 正常。无肌肉疼痛、压痛、僵硬、痉挛、虚弱或全身疲劳等肌病症状。

第二节　心力衰竭的精准用药治疗

心力衰竭（简称"心衰"）是儿科临床常见的急危重症之一，也是导致儿童死亡的重要原因之一。心衰是心脏结构性或功能性疾病损害心室充血和（或）射

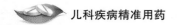

血能力引起的。洋地黄类强心药地高辛是重要的一类治疗药物。

【地高辛】

地高辛是心力衰竭的主要治疗药物。地高辛最常用于治疗利尿剂和血管紧张素转换酶抑制剂(angiotensin-converting enzyme inhibitors,ACEI)等其他药物治疗后症状仍持续的 C 期心力衰竭婴儿和儿童,可缓解该类患儿的症状。

(一)用法用量

小儿常用量:口服,首日负荷量,早产儿 0.035 mg/kg;1 个月以下新生儿,0.03 mg/kg;1 个月～2 岁,0.045 mg/kg;2～5 岁,0.035 mg/kg;5～10 岁,0.025 mg/kg;10 岁或 10 岁以上,0.75～1.25 mg;分 3 次或每 6～8 h 给予。维持量为总量的 1/5～1/4,分 2 次,每 12 h 1 次或每日 1 次。对小婴幼儿(尤其是早产儿)需仔细滴定剂量和密切监测血药浓度和心电图。病情不急而又易中毒者,可逐日按 5.5 μg/kg 给药,也能获得满意的治疗效果,并能降低中毒发生率。

(二)药理作用

地高辛为洋地黄类抗心衰药物。地高辛有正性肌力作用,通过抑制 Na^+/K^+-ATP 酶活性以及提高胞内 Ca^{2+} 浓度来介导;负性变时作用,能延缓心房传导;以及迷走神经紧张作用,可减少心衰时交感神经系统激活所介导的症状和体征。

(三)药代动力学

本品口服主要经小肠上部吸收,吸收不完全,也不规则。地高辛是 P-糖蛋白的底物。P-糖蛋白是肠上皮细胞顶膜上的一种外排蛋白,可限制地高辛的吸收。片剂生物利用度为 60%～80%,口服起效时间为 0.5～2 h,血浆浓度达峰时间 2～3 h,获最大效应时间为 4～6 h。该药吸收后广泛分布到各组织,表观分布体积为 6～10 L/kg,部分经胆道吸收入血,形成肝肠循环。血浆蛋白结合率低,为 20%～25%。地高辛在体内转化代谢很少,代谢不依赖于 CYP450 系统,主要以原型由肾排出,尿中排出量为用量的 50%～70%。地高辛消除半衰期平均为 36 h。地高辛不能通过透析、交换输血或体外循环有效地从体内排出。

(四)药物基因组学研究

目前已经发现与地高辛相关的基因包括 *ABCB1*、*ADRB1*、*ADRB2*、*NOS1AP*、*NOS3* 等。PharmGKB 证据级别均为 3 级。其中 *ABCB1* 研究相对较多。

主要相关基因对药物疗效或不良反应的影响如下所述。

与 ABCB1 的关系：地高辛主要通过肾脏排出。地高辛是肾顶膜多药外排转运 P－糖蛋白（P－gp/ABCB1）的高亲和力底物。*ABCB1* 基因的遗传变异已被证明会改变地高辛的药代动力学。中国人群 *ABCB1 3435* 纯合突变型 TT、杂合型 CT 和野生型 CC 的分布频率分别为 28.57%、42.86% 和 28.57%。

Verstuyft 等对 32 名健康志愿者单剂量口服地高辛 48 h 后，地高辛的药代动力学影响进行研究，结果显示，*ABCB1* C3435T 单核苷酸多态性与地高辛 *AUC* 显著相关（$P<0.05$）。Comets 等研究发现，*ABCB1 3435*TT 基因型携带者相对于 CT、CC 基因型携带者有较低的表观分布容积，可以从一个侧面解释，TT 基因型携带者相对于 CT、CC 基因型携带者有较高的地高辛生物利用度。钟诗龙等的研究显示，虽然携带 *ABCB1 3435*TT 突变型患者的平均地高辛血药浓度略高于携带 CT 和 CC 基因型患者的平均地高辛血药浓度，但是，单因素方差分析显示 *ABCB1* C3435T 不同基因型间地高辛血药浓度没有显著性差异。仅肌酐对地高辛血药浓度有显著性影响。

（五）治疗药物监测

地高辛在治疗心力衰竭过程中，其血药浓度与疗效和不良反应相关。但地高辛的治疗窗窄，地高辛中毒可导致致命性不良反应，因此需要监测地高辛血药浓度。

1. 血药浓度检测方法　有荧光偏振免疫分析法、放射免疫测定法、化学发光微粒子免疫分析法及高效液相色谱法等。

2. 样本采集　如果给予负荷剂量，地高辛血清浓度可在初始负荷剂量给药后 12~24 h 内测定。如果没有给予负荷剂量，地高辛的血清浓度应在治疗 3~5 天后获得。肾功能下降的患者（如早产儿或肾功能不全的患者）达到稳定状态的时间较长。对于终末期肾病患者，可能需要 15~20 天才能达到稳定状态。达到稳定状态后，于给药后 8~24 h 抽血。如发生剂量调整，地高辛的血药浓度应在剂量变化后的 5~7 天（达到稳定状态的大约时间）内测定。维持剂量改变后 7~14 天继续测定地高辛血清浓度。样本应于 2~3℃ 保存，2~3 天内测定。若时间较长，应于−20℃ 以下冷冻保存。药物相互作用可影响地高辛血药浓度，如胺碘酮、红霉素、普罗帕酮、维拉帕米、螺内酯等药物可升高血清地高辛水平。苯妥英、利福平等可降低血清地高辛水平。

（六）个体化治疗建议

目前不建议常规检测基因型指导地高辛用药。如常规剂量用药过程中出现不可解释的血药浓度偏高,可考虑检测相关基因型以帮助判断。下列患者应监测地高辛血清浓度:怀疑患者依从性不佳或评估最初良好反应后的临床恶化;肾功能改变;怀疑地高辛中毒;开始或停止使用可能与地高辛相互作用的药物(如胺碘酮、奎尼丁、维拉帕米)进行治疗;任何疾病变化(如甲状腺疾病)。一般监测范围设定在 0.5~2 ng/mL。

(七)药学服务案例

基本信息:患者,男,13 岁,因"双向格林术后 12 年,端坐呼吸半年余"入院。

现病史:患儿 12 年前(2010 年 11 月 18 日 1 岁)因"发现口唇甲床青紫并心脏杂音 1 年"在当地医院住院治疗(具体不详),诊断:① 先天性心脏病(单心室;肺动脉瓣狭窄;动脉导管未闭);② 左手畸形。行双向格林+PDA 结扎术。术后未规律心血管科门诊随诊,未监测血氧,长期口唇肢端青紫,活动耐力差,最多可爬 4 层楼,中间需休息,无反复呼吸道感染史。半年余前(2022 年 8 月)患儿无明显诱因出现端坐呼吸,平躺时连续阵发性咳嗽、气促,无咳粉红色泡沫痰,持续十几分钟可缓解,未予特殊处理,逐渐出现活动耐量下降,爬 2 层楼及平地走 15 min 即出现疲劳、气促症状,偶见颜面部水肿,2022 年 10 月 28 日外院复查心脏彩超:复杂先天性心脏病(双向格林+PDA 结扎术后),单心室;大动脉异位;右心房增大,左心房充盈欠佳;肺动脉狭窄;右位主动脉狭窄;上腔静脉-右肺动脉吻合术后:血流通畅;三尖瓣反流(大量);考虑单心室功能减退(射血分数 31%)。现为进一步诊治,门诊拟"① 单心室双向格林+PDA 结扎术后;② 肺动脉狭窄;③ 心功能 IV 级(NYHA 分级)"收治入院。患者自本次发病以来,精神可,胃纳可,大便如常,小便如常。

入院查体:体温 36.3℃,脉搏 121 次/分,呼吸 30 次/分,血压 132/84 mmHg,体重 33 kg,身高 144 cm。无特殊面容,颈静脉无怒张,颈静脉无异常搏动,肝颈静脉回流征阴性,口唇四肢末梢有发绀,有杵状指(趾)。心前区有隆起,有胸壁浅静脉怒张,心尖冲动位于左侧,第 4 肋间锁骨中线外侧 1 cm,搏动范围 2 cm,有抬举性搏动,心前区有震颤,无心包摩擦感。心浊音界正常,121 次/分,律齐。心前区可闻及 3/6SM,性质:收缩期。毛细血管搏动征、枪击音、Duroziez 双重杂音等周围血管征阴性。双下肢无水肿,双足背动脉搏动有力,发现心血管以外系统合并畸形:左手畸形。改良 ROSS 心功能计分方法 7 分(7~9 分为中度心衰)。

辅助检查：2023 年 2 月 17 日肌酐 128 μmol/L，2 月 22 日肌酐 153 μmol/L，2 月 25 日肌酐 134 μmol/L。2 月 17 日血钾 4.01 mmol/L，2 月 22 日血钾 4.10 mmol/L，2 月 25 日血钾 4.41 mmol/L。2 月 11 日小儿心脏（彩超）检查结论：单心室外院行双向格林+动脉导管结扎术后（具体不详），单心室（右室型、双流入道）大动脉位置异常/肺动脉狭窄，三尖瓣关闭不全（重度），右侧上腔静脉与右肺动脉连接，血流通畅，速度缓慢。永存左上腔静脉，右位主动脉弓，单心室收缩功能减低。

诊断：① 单心室（双流入道，双向格林和 PDA 结扎术后）；② 肺动脉狭窄；③ 三尖瓣关闭不全（重度）；④ 先天性主动脉弓右位；⑤ 心功能Ⅳ级（NYHA 分级）；⑥ 继发性肾损害。

药物治疗：米力农注射液+0.9%氯化钠注射液 0.53 μg/(kg·min)，静脉注射，每 12 h 1 次；地高辛片 0.25 mg，口服，每日 1 次；福辛普利钠片 3.3 mg，口服，每日 1 次；呋塞米注射液 15 mg+0.9%氯化钠注射液 5 mL，静脉注射，每 6 h 1 次；螺内酯片 20 mg，口服，每日 1 次。

地高辛血药浓度检测结果：2023 年 2 月 17 日 2.55 ng/mL。

分析地高辛血药浓度检测结果：

（1）地高辛治疗第 7 天进行血药浓度检测，采血时间点为给药前，血药浓度采血时间正确。

（2）患儿地高辛血药浓度>2 ng/mL（参考值：0.5~2.0 ng/mL）。查床旁心电监护仪显示患儿心率较前减慢（约 80 次/分），血钾正常。考虑有出现地高辛不良反应风险。

（3）患儿地高辛剂量为 0.25 mg，符合说明书剂量推荐。分析导致地高辛血药浓度偏高因素。

1）患儿血肌酐 128 μmol/L 偏高，计算肌酐清除率为 41.1 mL/(min·1.73 m^2)。

2）螺内酯可增加地高辛的血清浓度。螺内酯和（或）其代谢物也可能干扰地高辛浓度的测定。

个体化用药建议：建议调整地高辛剂量为 0.1 mg。调整剂量 7 天后随访地高辛血药浓度。

治疗转归：患者治疗方案调整后，7 天后患儿地高辛血药浓度降至 0.76 ng/mL，心率 106 次/分。

参考文献

陈慧,党爱民,汪芳,等.2017.基因多态性与抗栓药物临床应用专家建议[J].福建医药杂志, 39(S1):9-19.

广东药学会.2020.基于药物基因组学的抗血小板药物个体化药学服务指引(2020年版) [J].今日药学,30(9):584-591.

李六水,刘宪军,陈世才.2023.GPⅢa PLA2、PEAR1、PTGS1基因多态性在中国汉族冠心病患者人群中的分布研究[J].中国临床药理学杂志,39(19):2771-2774.

《临床医学研究与实践》编辑部.2018.血小板功能检测在急性冠脉综合征患者抗血小板治疗中的应用专家共识[J].临床医学研究与实践,3(19):201.

钱懿轶,王晶晶,王露婕,等.2017.地高辛血药浓度监测的个体化药学服务实践与体会[J].中国医院药学杂志,37(7):662-665.

张进华,刘茂柏,蔡铭智,等.2022.模型引导的华法林精准用药:中国专家共识(2022版) [J].中国临床药理学与治疗学,27(11):1201-1212.

张明明.2021.儿童川崎病精准治疗方案探索[D].北京协和医学院.

中华医学会儿科学分会心血管学组,中华儿科杂志编辑委员会.2020.川崎病冠状动脉病变的临床处理建议(2020年修订版)[J].中华儿科杂志,58(9):718-724.

中华医学会儿科学分会心血管学组,中华医学会儿科学分会风湿学组,中华医学会儿科学分会免疫学组,等.2022.川崎病诊断和急性期治疗专家共识[J].中华儿科杂志,60(1): 6-13.

中华医学会心血管病学分会,中华心血管病杂志编委会.2019.洋地黄类药物临床应用中国专家共识[J].中华心血管病杂志,47(11):857-864.

钟诗龙,苏润成,林秋雄,等.2011.ABCB1基因多态性与肝肾功能对心衰病人地高辛谷浓度的影响.宁夏医科大学学报,33:163-164.

Biss T T, Avery P J, Brandao L R, et al. 2012. VKORC1 and CYP2C9 genotype and patient characteristics explain a large proportion of the variability in warfarin dose requirement among children[J]. Blood, 119(3):868-873.

Comets E, Verstuyft C, Lavielle M, et al. 2007. Modelling the influence of MDR1 polymorphism on digoxin pharmacokinetic parameters[J]. Eur J Clin Pharmacol, 63(5):437-449.

Cooper-DeHoff R M, Niemi M, Ramsey L B, et al. 2022. The Clinical Pharmacogenetics Implementation Consortium Guideline for SLCO1B1, ABCG2, and CYP2C9 genotypes and Statin-Associated Musculoskeletal Symptoms [J]. Clin Pharmacol Ther, 111 (5): 1007-1021.

Dai Z L, Chen H, Wu X Y. 2012. Relationship between cytochrome P450 2C19 * 17 genotype distribution, platelet aggregation and bleeding risk in patients with blood stasis syndrome of coronary artery disease treated with clopidogrel[J]. Zhong Xi Yi Jie He Xue Bao, 10(6): 647-654.

Danese E, Raimondi S, Montagnana M, et al. 2019. Effect of CYP4F2, VKORC1, and CYP2C9 in Influencing Coumarin Dose: A Single-Patient Data Meta-Analysis in More Than 15,000 Individuals[J]. Clin Pharmacol Ther, 105(6):1477-1491.

da Silva G F, Lopes B M, Moser V, et al. 2023. Impact of pharmacogenetics on aspirin resistance: a systematic review[J]. Arq Neuropsiquiatr, 81(1): 62-73.

Faraday N, Yanek L R, Yang X P, et al. 2011. Identification of a specific intronic PEAR1 gene variant associated with greater platelet aggregability and protein expression[J]. Blood, 118 (12): 3367-3375.

Fukazawa R, Kobayashi J, Ayusawa M, et al. 2020. JCS/JSCS 2020 Guideline on Diagnosis and Management of Cardiovascular Sequelae in Kawasaki Disease [J]. Circ J, 84 (8): 1348-1407.

Fu Q, Li Y P, Gao Y, et al. 2013. Lack of association between SLCO1B1 polymorphism and the lipid-lowering effects of atorvastatin and simvastatin in Chinese individuals[J]. Eur J Clin Pharmacol, 69(6): 1269-1274.

Hong X, Chen S, Ying Y, et al. 2017. Simultaneous genotyping of human platelet alloantigen-1 to 28bw systems by multiplex polymerase chain reaction sequence-based typing[J]. Vox Sang, 112(4): 360-366.

Johnson J A, Caudle K E, Gong L, et al. 2017. Clinical Pharmacogenetics Implementation Consortium (CPIC) Guideline for Pharmacogenetics-Guided Warfarin Dosing: 2017 Update [J]. Clin Pharmacol Ther, 102(3): 397-404.

Kim S H, Cho B Y, Choi H, et al. 2014. The SNP rs3128965 of HLA-DPB1 as a genetic marker of the AERD phenotype[J]. PLoS One, 9(12): e111220.

Lee C R, Luzum J A, Sangkuhl K, et al. 2022. Clinical Pharmacogenetics Implementation Consortium Guideline for CYP2C19 Genotype and Clopidogrel Therapy: 2022 Update[J]. Clin Pharmacol Ther, 112(5): 959-967.

Lewis J P, Riaz R, Xie S, et al. 2020. Genetic Variation in PEAR1, Cardiovascular Outcomes and Effects of Aspirin in a Healthy Elderly Population[J]. Clin Pharmacol Ther, 108(6): 1289-1298.

Li Z Z, Jiang H Y, Ding Y, et al. 2021. Platelet Endothelial Aggregation Receptor 1 Polymorphism Is Associated With Functional Outcome in Small-Artery Occlusion Stroke Patients Treated With Aspirin[J]. Front Cardiovasc Med, 8: 664012.

Magavern E F, Kaski J C, Turner R M, et al. 2022. The role of pharmacogenomics in contemporary cardiovascular therapy: a position statement from the European Society of Cardiology Working Group on Cardiovascular Pharmacotherapy[J]. Eur Heart J Cardiovasc Pharmacother, 8(1): 85-99.

Matsubara Y, Murata M, Watanabe G, et al. 2008. Enhancing effect of the (145) Met-allele of GPIb alpha on platelet sensitivity to aspirin under high-shear conditions[J]. Thromb Res, 123 (2): 331-335.

McCrindle B W, Rowley A H, Newburger J W, et al. 2017. Diagnosis, Treatment, and Long-Term Management of Kawasaki Disease: A Scientific Statement for Health Professionals From the American Heart Association[J]. Circulation, 135(17): e927-e999.

Ogungbenro K, Wagner J B, Abdel-Rahman S, et al. 2019. A population pharmacokinetic model for simvastatin and its metabolites in children and adolescents[J]. Eur J Clin Pharmacol, 75

(9): 1227 - 1235.

Park B L, Kim T H, Kim J H,et al. 2013. Genome-wide association study of aspirin-exacerbated respiratory disease in a Korean population[J]. Hum Genet, 132(3): 313 - 321.

Shaw K, Amstutz U, Kim R B, et al. 2015. Clinical Practice Recommendations on Genetic Testing of CYP2C9 and VKORC1 Variants in Warfarin Therapy[J]. Ther Drug Monit, 37(4): 428 - 436.

Sidwell A, Barclay M, Begg E, et al. 2003. Digoxin therapeutic drug monitoring: an audit and review[J]. N Z Med J, 116(1187): U708.

Simon T, Verstuyft C, Mary-Krause M, et al. 2009. Genetic determinants of response to clopidogrel and cardiovascular events[J]. N Engl J Med, 360(4): 363 - 375.

Sorich M J, Rowland A, McKinnon R A,et al. 2014. CYP2C19 genotype has a greater effect on adverse cardiovascular outcomes following percutaneous coronary intervention and in Asian populations treated with clopidogrel: a meta-analysis[J]. Circ Cardiovasc Genet, 7(6): 895 - 902.

Takeuchi M, Kobayashi T, Biss T, et al. 2020. CYP2C9, VKORC1, and CYP4F2 polymorphisms and pediatric warfarin maintenance dose: a systematic review and meta-analysis [J]. Pharmacogenomics J, 20(2): 306 - 319.

Verstuyft C, Schwab M, Schaeffeler E,et al. 2003. Digoxin pharmacokinetics and MDR1 genetic polymorphisms[J]. Eur J Clin Pharmacol, 58(12): 809 - 812.

Wagner J B, Abdel-Rahman S, Van Haandel L, et al. 2018. Impact of SLCO1B1 Genotype on Pediatric Simvastatin Acid Pharmacokinetics[J]. J Clin Pharmacol, 58(6): 823 - 833.

Wang X D, Lai Y, Luo Y, et al. 2016. Relationship between clopidogrel-related polymorphisms and variable platelet reactivity at 1 year: A cohort study from Han Chinese[J]. J Res Med Sci, 21: 111.

Xiang Q, Chen S Q, Ma L Y, et al. 2018. Association between SLCO1B1 T521C polymorphism and risk of statin-induced myopathy: a meta-analysis[J]. Pharmacogenomics J, 18(6): 721 - 729.

Yang D, Kuang H, Zhou Y, et al. 2019. Height, VKORC1 1173, and CYP2C9 Genotypes Determine Warfarin Dose for Pediatric Patients with Kawasaki Disease in Southwest China [J]. Pediatr Cardiol, 40(1): 29 - 37.

Yang J S, Chen X L, Zhou J L, et al. 2018. Associations of candidate gene polymorphisms with poor responsiveness to aspirin: a meta-analysis[J]. Clin Exp Pharmacol Physiol, 46(4): 1440 - 1681.

Zhang J H, Chen Z J, Chen C M. 2016. Impact of CYP2C9, VKORC1 and CYP4F2 genetic polymorphisms on maintenance warfarin dosage in Han-Chinese patients: A systematic review and meta-analysis[J]. Meta Gene, 9: 197 - 209.

Zhang M M, Meng L, Chen Y S, et al. 2022. CYP2C19 polymorphisms and lipoproteins associated with clopidogrel resistance in children with Kawasaki disease in China: A prospective study [J]. Front Cardiovasc Med, 9: 925518.

(岑菡婧)

第九章

风湿免疫系统疾病的精准药物治疗

　　儿童风湿免疫系统疾病具有发病机制复杂、发病急、病情重且临床特异性强的特点。治疗风湿免疫系统疾病的常用药品中，有多种药物可能影响儿童的生长发育。因此，在治疗儿童风湿免疫系统疾病的过程中，应在控制儿童病情发展的同时，兼顾患儿生长发育的需求，并充分考虑患儿相对较弱的肝肾耐受能力。在风湿免疫系统疾病的治疗中，针对患者实施个体化精准用药具有尤为重要的意义。

第一节　系统性红斑狼疮的精准用药治疗

　　系统性红斑狼疮（systemic lupus erythematosus，SLE）是一种以出现自身抗体及多脏器受累为主要特征的慢性自身免疫性疾病，临床表现具有高度异质性。而儿童 SLE 特指在 18 岁之前发病的 SLE。目前 SLE 的治疗药物主要包括糖皮质激素、抗疟药、免疫抑制剂和生物制剂等。SLE 患儿的治疗原则是早期、规范、个体化治疗，最大限度改善和延缓脏器损伤，尽可能减少药物不良反应及对生长发育的影响，加强随访，改善预后。SLE 患儿的短期治疗目标在于尽早控制疾病活动，改善临床症状，实现临床缓解或最低程度的疾病活动度。长期治疗目标则是实现病情长期持续缓解，预防和减少疾病复发，早期预防和控制疾病与药物所致的长期器官损伤和并发症，降低病死率，提高患儿生活质量。鉴于治疗药物（如激素和免疫抑制剂）可能会对儿童生长发育、躯体外观、生殖功能和身心健康产生影响，儿童系统性红斑狼疮的个体化精准治疗尤为重要。本章将概述相关药物的精准治疗。

【糖皮质激素】

糖皮质激素,以泼尼松和甲泼尼龙为代表,在治疗 SLE 中具有举足轻重的地位。作为 SLE 诱导缓解治疗的基础药物,其疗效得到了国内外指南的一致推荐。然而,随着剂量的增加,激素的不良反应也随之增多。短期不良反应主要包括呕吐、行为改变和睡眠障碍,长期使用则可能导致儿童患者出现代谢紊乱/眼部(包括青光眼/白内障等)和肌肉骨骼系统损伤(包括骨质疏松、股骨头坏死、生长抑制等)。此外,长期使用糖皮质激素还可能增加继发感染的风险,并对患者的身心健康产生影响。

(一)用法用量

糖皮质激素用药方案的制定应充分考虑疾病活动度,以及受累器官类型和严重程度。在治疗过程中,需根据治疗效果和药物不良反应,及时调整剂量和给药方式。在病情缓解后,应及时调整用量至相对安全剂量($\leqslant 5$ mg/d),并根据疾病控制需求进行维持或逐步减量直至停药。

对于轻度活动的 SLE 患儿,建议使用 $0.5 \sim 1.0$ mg/(kg·d)泼尼松或等效剂量的其他糖皮质激素。对于中度活动的 SLE 患儿,建议使用激素$\geqslant 1.0$ mg/(kg·d)泼尼松或等效剂量的其他糖皮质激素,最大剂量不超过 60 mg/d 联合免疫抑制剂或生物制剂进行治疗。对于病情严重的 SLE 患儿,可采用糖皮质激素冲击治疗。推荐 SLE 危象患儿采用大剂量甲泼尼龙每次 $15 \sim 30$ mg/(kg·d)冲击治疗,最大剂量为 1 g/d,连续使用 3 天为 1 个疗程。每周进行 1 个疗程,可连续使用 $2 \sim 3$ 个疗程。在间隔期间及疗程结束后,口服 $1.5 \sim 2.0$ mg/(kg·d)泼尼松。

(二)药理作用

糖皮质激素的抗炎作用机制主要体现在抑制炎症细胞的聚集及其功能活化。具体而言,它能够阻止巨噬细胞和白细胞在炎症部位的集聚,并抑制吞噬作用、溶酶体酶的释放及炎症化学介质的合成和释放。此外,糖皮质激素还能延缓或抑制细胞介导的免疫反应,减轻迟发型过敏反应,减少 T 淋巴细胞、单核细胞、嗜酸性粒细胞的数量,降低免疫球蛋白与细胞表面受体的结合能力,抑制白介素的合成与释放,从而减缓 T 淋巴细胞向淋巴母细胞转化,以及缓解原发免疫反应的进程。此外,糖皮质激素还能降低免疫复合物通过基底膜的速度,降低补体成分及免疫球蛋白的浓度,发挥免疫抑制作用。

(三)药代动力学

糖皮质激素类药物的体内分布以肝为主,依次为血浆、脑脊液、胸腔积液、腹水、肾脏,在血中大部分与血浆蛋白结合,游离和结合型的代谢物自尿液中排出,部分以原型排出,小部分可经乳汁排出。

(四) 药物基因组学研究

有相关研究表明,糖皮质激素的疗效主要与糖皮质激素受体基因(*GR/NRC1* 基因)、三磷酸腺苷结合盒转运体 B1 基因(*ABCB1* 基因)、巨噬细胞移动抑制因子基因(*MIF* 基因)、*FKBP5* 基因等有关。其中 *GR* 基因多态性与糖皮质激素治疗的疗效有关。*FKBP5* 基因多态性(rs755622)主要同激素依赖性肾病综合征患儿有关,在该病患儿中表达出较高的频率。*ABCB1* 基因的 C1236T 多态性与糖皮质激素抵抗相关,TT 基因型患儿需要更换治疗方案。而 *MIF* 基因多态性(rs755622)是肾病综合征患儿糖皮质激素抵抗的风险因素。

(五) 个体化治疗建议

糖皮质激素作为治疗儿童 SLE 的基础药物,虽然在疗效上具有显著优势,但同时也存在较多的不良反应,且随着剂量增加,不良反应的发生率亦呈上升趋势。因此,医师应根据 SLEDAI-2000、SLICC 和 ACR 损伤指数评分,了解患儿疾病活动度和脏器损伤程度。对于轻度活动的患儿(≤6 分),在羟氯喹或非甾体抗炎药治疗效果不佳时可考虑短期使用小剂量糖皮质激素[<0.5 mg/(kg·d)泼尼松或等效剂量的其他糖皮质激素]。对于中度活动的 SLE 患儿(7~12 分),建议使用糖皮质激素[0.5~1.0 mg/(kg·d)泼尼松或等效剂量的其他糖皮质激素]进行治疗。对于重度活动的 SLE 患儿(≥13 分),建议使用糖皮质激素[≥1.0 mg/(kg·d)泼尼松或等效剂量的其他糖皮质激素,最大剂量不超过60 mg/d]联合免疫抑制剂或生物制剂进行治疗。

【羟氯喹】

羟氯喹在 SLE 患者长期应用过程中,可有效降低患者疾病活动度,减少器官损伤和血栓风险,改善血脂水平,提高生存率。因此,针对无禁忌的 SLE 患者,推荐长期采用羟氯喹作为基础治疗。需要注意的是,羟氯喹的严重不良反应主要为视网膜毒性,长期使用可能增加不可逆的视网膜风险。

(一) 用法用量

口服给药,首次剂量为 400 mg,分次服用。当疗效不再进一步改善时,剂量可减至 200 mg 维持。如果治疗反应有所减弱,维持剂量应增加至每日 400 mg,应使用最小有效剂量,不应超过 6.5 mg/(kg·d)或 400 mg/d。治疗 SLE,初始用量同为 400 mg 口服,每日 1 次或 2 次;维持用量为 200~400 mg 口服,每日 1 次。

（二）药理作用

羟氯喹确切的作用机制尚不完全明确,可能涉及以下几个方面:与巯基的相互作用、干扰酶的活性(包括磷酸酯酶、NADH -细胞色素 c 还原酶、胆碱酯酶、蛋白酶和水解酶)、和 DNA 结合、稳定溶酶体膜、抑制前列腺素的生成、抑制多形核细胞的趋化作用和吞噬细胞的功能、干扰单核细胞 IL - 1 的生成和抑制中性粒细胞超氧化物的释放。

（三）药代动力学

羟氯喹的生物利用度为 67% ~ 74% ,口服血液峰浓度为 129. 6 ng/mL,血浆峰浓度为 50. 3 ng/mL,单次静脉注射 155 mg 和 310 mg 后,155 mg 输注后和 310 mg 输注 6 个月后的峰值血液浓度范围为 1 161~ 2 436 ng/mL(平均 1 918 ng/mL)。表观分布容积在血液中为 5 522 L,在血浆中为 44 257 L。血液口服达峰时间为 3. 26 h,血浆口服达峰时间为 3. 74 h。吸收半衰期为 3~4 h,最终半衰期为 40~50 天。

（四）药物基因组学研究

羟氯喹经 ABCG2 等蛋白转运后,会依次经过肝药酶 CYP2D6、CYP3A4、CYP3A5、CYP2C8 进行代谢。有文献提出一个假设,即 ABCA4 基因突变可能导致 Stargardt 黄斑营养不良和锥体营养不良,进而增加羟氯喹相关视网膜病变的发生风险,然而,这一假设尚未得到证实。

（五）个体化用药

长期大量服用 4 -氨基喹啉的红斑狼疮或类风湿关节炎的患者中出现了不可逆的视网膜损害。其视网膜病变与药物剂量相关,在每日最大剂量不超过 6. 5 mg/kg 情况下,发生视网膜损伤的风险较低,但是若超过推荐的每日剂量,视网膜损伤的风险将大大提升。若使用期间出现任何视觉灵敏度、视野异常,或视神经盘区及其他任何视觉症状,当上述情况不能用其他原因解释时应立即停药观察。

【环磷酰胺】

环磷酰胺(CTX)主要适用于伴有重要脏器受累或危及生命需快速控制病情的患儿,可显著提高临床缓解率。主要不良反应为胃肠道不适,如恶心、呕吐等,部分患儿可出现感染、肝肾功能损伤、骨髓移植、性腺抑制、出血性膀胱炎等。

（一）用法用量

儿童环磷酰胺常用剂量为,起始 8~12 mg/(kg·d),每 2 周连用 2 天为 1 个疗程,6 个疗程后逐渐延长给药间隔,维持 1~3 年。

（二）药理作用

环磷酰胺在体内代谢为磷酰胺氮芥、丙烯醛和去甲氮芥三种主要的活性产物，通过 ATM/ATR‑Chk1/Chk2 和 Cyclin D1/CDK4 信号通路调节细胞周期，使细胞周期停滞于 S 期和 G_1 期；通过 Fas/Fas L 和 Bax/Bcl2 两条途径介导细胞凋亡，诱导不可逆的凋亡发生；经由 Dectin‑1、TLR2 和 TLR4 信号通路调控细胞因子，改变体内 Th1/Th2 平衡；并影响脂质过氧化路径关键酶如超氧化物歧化酶（SOD）、谷胱甘肽过氧化物酶（GSH‑Px）的活性，引发细胞损伤。

（三）药代动力学

环磷酰胺口服吸收后，在 1 h 达到峰值浓度。口服或静脉给药后药物曲线下面积比（AUC_{po} : AUC_{iv}）为 0.87~0.96。环磷酰胺的血浆半衰期成人为 7 h，儿童为 4 h。环磷酰胺及其代谢产物主要经肾脏排出。环磷酰胺与大多数蛋白不结合，而其代谢产物有 50% 与血浆蛋白结合。此外，环磷酰胺在脑脊液和乳汁中可检测到，并且环磷酰胺及其代谢产物可通过胎盘屏障。

（四）药物基因组学研究

环磷酰胺是前体药物，需要在体内通过肝药酶代谢生成 4‑羟基环磷酰胺从而发挥作用。目前与环磷酰胺相关的基因主要为 CYP450、ABCC1、ALDH 和 GST。其中有关 CYP450 和 GST 的研究较多。

1. CYP450 环磷酰胺主要通过 CYP450 酶系进行代谢，主要包括 CYP3A4、CYP2B6、CYP2C9、CYP2C19。有研究显示，药物代谢酶的遗传标志物可以预测 CTX 的 4‑羟基化、不良反应和临床疗效。其中 CYP2B6‑750T>C 和 CYP2C19*2 是代谢产生代谢产物 4‑羟基环磷酰胺的主要影响基因位点，高代谢型（CYP2B6‑750 TT，CYP2C19*1*1）的代谢产物浓度更高，因此出现白细胞减少及胃肠道不适的概率也更高。

2. GST 有研究表明，包括儿童在内的使用环磷酰胺冲击治疗的 SLE 患者人群中，基因型为 GSTP1*‑105 V/V（纯合子）和 GSTP*1‑105 I/V（杂合子）的表型在用高剂量环磷酰胺进行冲击治疗时有增加骨髓抑制的风险。

（五）个体化用药

免疫抑制剂的使用需根据 SLE 患儿脏器受累情况、疾病活动程度及药物安全性进行全面考量。轻度 SLE 患儿一般不考虑使用免疫抑制剂。然而，对于中重度 SLE 患儿，在激素控制不佳或无法将激素剂量调整至相对安全剂量时，建议联用免疫抑制剂。

值得注意的是，基因型为 CYP2B6 TT 型和 CYP2C19*1*1 型的患者为高代谢型,其代谢产物浓度高于其他基因型,因此不良反应发生的风险也较高。此外,基因型为 *GSTP1* ∗ − *105* V/V 和 *GSTP* ∗ *1* − *105* I/V 的患儿在使用高剂量环磷酰胺进行冲击疗法时,骨髓抑制的风险较其他基因型更高。为此,应对患儿进行基因检测,并根据检测结果实施个性化给药策略。

【吗替麦考酚酯】

吗替麦考酚酯主要用于治疗狼疮性肾炎,有助于改善患者远期肾功能。常见胃肠道不适和血液系统异常,如白细胞减少,患儿易并发感染。

(一)用法用量

儿童为 30~40 mg/(kg·d),分两次口服,每日总剂量不超过 2g。

(二)药理作用

吗替麦考酚酯对 T 和 B 淋巴细胞表现出细胞抑制和可逆作用。它是 I 型和 II 型肌苷单磷酸脱氢酶(IMPDH)的抑制剂,可抑制鸟嘌呤核苷酸合成并阻断 DNA 合成。主要通过抑制 Akt/mTOR 和 STAT4 途径改变人 CD5$^+$ T 淋巴细胞的转录活性,导致 T 淋巴细胞对抗原刺激的反应降低。霉酚酸(MPA)是吗替麦考酚酯的活性代谢产物,能够增强 CD70、PD − 1、CTLA − 4 和转录因子 FoxP3 等阴性共刺激因子的表达,并降低阳性共刺激因子 CD27 和 CD28 的表达。T 和 B 淋巴细胞依赖于这种增殖途径。MPA 有助于从淋巴细胞和单核细胞中产生细胞因子,如粒细胞巨噬细胞集落刺激因子(GM − CSF)、γ 干扰素(IFN − γ)、IL − 17 和 TNF − α。此外,吗替麦考酚酯还可以防止细胞间黏附到内皮细胞的淋巴细胞和单核细胞糖蛋白的糖基化,并可抑制白细胞进入炎症和移植排斥部位。

(三)药代动力学

目前儿童药代动力学数据较少,根据成人数据,吸收时吗替麦考酚酯的生物利用度相当于静脉注射的 94%,峰浓度为 24.5 μg/L,达峰时间为 0.80 h;分布时其血浆蛋白结合率为 97%。代谢时,口服或静脉给药后吗替麦考酚酯完全代谢为活性产物 MPA。口服给药后在全身吸收前就代谢为 MPA。MPA 主要通过葡萄糖醛酸转化酶形成酚化葡萄糖醛麦考酚酸(MPAG),后者无药理学活性。在体内,MPAG 通过肝肠循环被转化成 MPA。且在服药后 6~12 h 后观察到血浆 MPA 浓度出现第二个峰值。清除方面,其服用剂量的 93% 从尿液排出,6% 从粪便排出。MPA 的半衰期和血浆清除率在口服给药时,分别是 17.9 h 和 193 mL/min,在静脉给药时分别是 16.6 h 和 177 mL/min。

（四）药物基因组学研究

与吗替麦考酚酯疗效和不良反应相关的基因组主要为 *UGT1A9* 和 *UGT2B7*。

1. *UGT1A9*　基因型为 *UGT1A9 I399* TT 和 *UGT1A9 − 118*（dT）10/10 产生的两种代谢产物 MPA 和 MPAG 的峰浓度、半衰期、药时曲线下面积均高于对照组,而达峰时间、药物半衰期及清除率均低于对照组,即其代谢产物浓度均高于对照组。这一结果表明,基因突变的基因组葡萄糖醛酸化活性降低。且 *UGT1A9 I399* TT 和 *UGT1A9 − 118*（dT）10/10 基因型的霉酚酸酰基葡萄糖苷酸（AcMPAG）峰浓度、药时曲线下面积高于对照组,这表明突变型基因可能使得吗替麦考酚酯毒性增加。

2. *UGT2B7*　*UGT2B7 C211T* 基因携带者的 MPAG 和 AcMPAG 的药时曲线下面积高于对照组,可能使得吗替麦考酚酯对于这种基因携带者具有更高的毒性。

（五）治疗浓度监测

检测样本：血浆。

TDM 时间及频率：推荐 TDM 指标为 $AUC_{0\sim12\,h}$,频率为移植后 1 周、1 个月和 3 个月;免疫抑制方案有重要改变,出现主要的临床不良事件时。

血药浓度参考范围：霉酚酸$-AUC_{0\sim12\,h}$ 30~60（mg·h）/L。

（六）个体化用药

首先,免疫抑制剂的使用需根据 SLE 患儿脏器受累情况、疾病活动程度及药物安全性综合考虑。轻度 SLE 患儿一般不考虑使用免疫抑制剂。对于中重度 SLE 患儿,当激素控制不佳,或无法将激素剂量调整至相对安全剂量以下时,建议联用免疫抑制剂。

其次,应对患儿进行 MPA 血药浓度检测,并采用公式估算 $AUC_{0\sim12\,h}$。若该值<30（mg·d）/L,提示 MPA 可能暴露不足,应适当增加剂量。反之,若该值>60（mg·d）/L,提示 MPA 可能暴露过度,可致药物相关不良事件概率增加,应适当减少剂量。

此外,携带 *UGT1A9* 和 *UGT2B7* 突变等位基因型患儿,其血液中代谢产物含量高于未突变者,导致吗替麦考酚酯毒性上升。因此,应对此类患儿适当调整剂量,以提高用药安全性。

【环孢素】

环孢素可与其他免疫抑制剂联合用于治疗重度和难治性狼疮性肾炎（LN）,

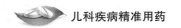

能有效降低疾病活动度和缓解蛋白尿。其常见不良反应为感染,部分患儿可发生血压增高、肾功能损伤、多毛症等,用药期间需检测血药浓度。

(一)用法用量

儿童 3~6 mg/(kg·d),口服应与膳食时间保持一致进行给药,静脉输注可采用非聚氯乙烯(PVC)管进行间歇性给药,给药时间应在 2~6 h。应进行血药浓度监测,有效血药浓度应维持在 120~200 mg/L。

(二)药理作用

环孢素是 T 淋巴细胞功能调节药,可以特异性地抑制辅助性 T 淋巴细胞和 B 淋巴细胞的活性,但不抑制一致性 T 淋巴细胞的活性,反而促进其增殖。可选择性抑制 T 淋巴细胞所分泌的 IL-2、IFN-γ,并且可以抑制单核/巨噬细胞所分泌的 IL-1。此外,环孢素对体液免疫也存在抑制作用,可抑制体内抗移植物抗体的产生,从而发挥其抗排斥作用。

(三)药代动力学

环孢素平均表观分布容积是 3.5 L/kg,血浆中约 90% 的环孢素是与蛋白质结合。主要通过细胞色素 P450 依赖型-氧化物酶系统进行代谢,目前已发现影响 CYP450 依赖型-氧化物酶系统的药物,可影响环孢素的血药浓度。主要通过胆汁进行排泄。

(四)药物基因组学研究

环孢素主要同 *ABCB1* 基因有关。有研究显示,当 *ABCB1* 基因发生突变时,产生的 *ABCB1* c.2677GG 和 c.2677GT 基因型可导致肝提取率出现改变,从而导致环孢素的生物利用度也出现变化。

(五)血药浓度监测

检测样本:EDTA 玻璃试管抗凝全血,并且不可以有血凝块。

检测方法:ELISA、磁分离酶联免疫分析(MEIA)、HPLC-MS 等。

TDM 时间及频率:推荐监测谷浓度或用药后 2 h 浓度。谷浓度可于清晨或服药 12 h 后采样。用药后 2 h 浓度可在移植后 1 周内多次检测,在需要区别低吸收及延迟吸收者时检测。

血药浓度参考范围:120~200 μg/L。

(六)个体化用药

首先,免疫抑制剂的使用需根据 SLE 患儿脏器受累情况、疾病活动程度及药物安全性综合性考虑。轻度 SLE 患儿一般不考虑使用免疫抑制剂。对于中重度 SLE 患儿,当激素控制不佳,或无法将激素剂量调整至相对安全剂量以下时,建议联用免疫抑制剂。

其次,环孢素主要经 CYP450 酶系进行代谢,且与 *ABCB1* 基因相关,其基因型的变异会影响生物吸收度,因此应在用药前对患儿基因型进行检测,并根据用药后血药浓度,进行适当给药剂量调整。

此外,考虑环孢素可能引起肾毒性和肝脏毒性,可能导致肾功能不全,包括肾脏结构性损伤,并且风险随环孢素剂量的增加而增加,因此治疗期间应进行血药浓度监测,并保持血药浓度在 120~200 μg/L 范围内。

（七）药学服务案例

基本信息:患者,男,13 岁,确诊系统性红斑狼疮 4 月余,为行糖皮质激素大剂量冲击治疗和环磷酰胺静脉滴注治疗入院。

现病史:患儿 4 月余前(2022 年 2 月 9 日)因双腕关节、膝关节、髋关节非凹陷性肿痛,伴压痛,于 2 月 13 日至当地医院住院治疗,考虑"过敏性紫癜",予阿莫西林克拉维酸钾抗感染、甲泼尼龙抗炎等治疗,皮疹、关节肿痛稍好转,后为求进一步治疗于 2 月 15 日自行至我院急诊就诊,当天中午出现腹痛、发热,无呕吐,无咳嗽,无寒战、抽搐,次日排稀烂便,有少许血丝,小便正常,入院后完善免疫 6 项:补体 C4 0.03 g/L,补体 C3 0.21 g/L。自身抗体 18 项:抗核抗体(+),核均质型+核颗粒型,抗核抗体滴度 1/1 280,抗双链 DNA(+),抗 nRNP 抗体(+),抗 Smith 抗体(+),抗组蛋白抗体(+),抗核小体抗体(+),抗核糖体 P 蛋白抗体(+),抗双链 DNA 滴度测定 716.91 IU/L,抗核抗体滴度测定 252.52 IU/L,骨髓细胞学未见异常,予甲泼尼龙 60 mg 抗炎及免疫球蛋白 12.5 g 支持治疗,关节痛较前缓解。2 月 18 日转我科住院治疗,其间予人免疫球蛋白支持、注射用甲泼尼龙琥珀酸钠、醋酸泼尼松抗炎,辅以护胃、补钙治疗,2 月 24 日加用羟氯喹后出现全身散在皮疹,考虑可疑羟氯喹过敏予停用,排除禁忌证后加用环磷酰胺(0.3 g 每日 1 次,2 月 28 日至 3 月 1 日)、吗替麦考酚酯胶囊(0.375 g 每日 2 次,3 月 1 日至 5 月 1 日)治疗,其间监测血压高,予福辛普利钠片(5 mg 每日 1 次,2 月 22 日至 3 月 20 日)降血压治疗,好转后出院。后定期返院治疗,予环磷酰胺(0.3 g,3 月 15 日,0.4 g,3 月 16 日、4 月 5 日)治疗原发病、注射用甲泼尼龙琥珀酸钠(400 mg 每日 1 次,3 月 17 日至 3 月 19 日;500 mg 4 月 28 日,250 mg 4 月 29 日至 4 月 30 日,6 月 1 日至 6 月 3 日)抗炎,5 月 1 日停用吗替麦考酚酯胶囊,改用环孢素胶囊(50 mg 每日 2 次,5 月 1 日至今),予福辛普利钠片控制血压(10 mg 每日 1 次,3 月 20 日至今)。现患儿已完成 3HR 预防性抗结核治疗,已停服抗结核药物,患儿可见眉毛及双手新发皮疹,现为进一步诊治,门诊拟诊断

"系统性红斑狼疮"收入我科。近 2 周以来,患儿精神可,睡眠、胃纳可,脱发较前好转,无口腔溃疡,无关节疼痛,无头痛,大小便正常。近期体重无明显变化。

入院查体:体温 36.3℃,脉搏 86 次/分,呼吸 20 次/分,血压 114/64 mmHg,体重 41.5 kg。神清,精神、反应可,头发稀疏偏黄。面部散在新发红色皮疹,突出于皮肤,压之不褪色。浅表淋巴结未扪及肿大。咽无充血,未见疱疹,口腔黏膜光滑,无溃疡,无新发出血点。双肺呼吸音对称、粗,未闻及干湿啰音。心律齐,心音有力,心前区无病理性杂音。腹部查体无特殊。关节无压痛,无活动受限。四肢肌力及肌张力正常,4 字征(−)。肢端暖,CRT<2 s。

辅助检查:

2022 年 7 月 2 日,血常规:白细胞计数 3.9×10^9/L,淋巴细胞计数 0.86×10^9/L,血小板计数 151×10^9/L。

2022 年 7 月 2 日,代谢生化(血):总蛋白 75.1 g/L;白蛋白 46.1 g/L;谷丙转氨酶 20 U/L;谷草转氨酶 16 U/L;碱性磷酸酶 90 U/L;总胆红素 3.4 μmol/L;直接胆红素 0.9 μmol/L;肌酐 44 μmol/L;甘油三酯 1.55 mmol/L;高密度脂蛋白胆固醇 1.0 mmol/L;低密度脂蛋白胆固醇 3.51 mmol/L;空腹血糖 3.89 mmol/L。

2022 年 7 月 3 日,24 h 尿蛋白 0.12 g/24 h。

2022 年 7 月 3 日,血清药物浓度测定(单抗法)环孢素 52.20 ng/mL。

2022 年 7 月 5 日,免疫六项:补体 C4 为 0.05 g/L,补体 C3 为 0.47 g/L。

2022 年 7 月 6 日,抗双链 DNA 滴度测定(ELISA 法)500.71 IU/L,抗核抗体滴度测定(ELISA 法)99.23 IU/L。

诊断:系统性红斑狼疮。

药物治疗:

(1)醋酸泼尼松片 30 mg,每日 1 次(6 月 16 日至 7 月 4 日)。

(2)谷氨酰胺薁磺酸钠颗粒 660 mg 每日 1 次(用激素前半小时服用;6 月 16 日至 7 月 7 日)。

(3)环孢素 50 mg,每 12 h 一次(5 月 1 日至 7 月 4 日)。

(4)福辛普利钠片 10 mg 每晚 1 次(收缩压低于 100 mmHg 停用一次;3 月 20 日至 7 月 7 日)。

(5)骨化三醇软胶囊 0.25 μg,每日 2 次(6 月 16 日至 7 月 7 日)。

(6)碳酸钙 D_3 片 1 片,每日 1 次(6 月 16 日至 7 月 7 日)。

环孢素血清谷浓度测定:环孢素 52.20 ng/mL。

分析环孢素血清谷浓度检测结果:

（1）患儿诊断系统性红斑狼疮，合并血小板减少，入院检查结果提示血小板计数偏低为 $151×10^9$/L，未达标。患儿环孢素血清谷浓度偏低为 52.20 ng/mL，未达到目标浓度，因此需要调整用药方案。

（2）《儿童免疫相关性疾病临床实用热点问题专家建议系列之三——环孢素在中国儿童免疫相关疾病中的应用建议》推荐：① 环孢素适应证：系统性红斑狼疮合并血小板减少经糖皮质激素、长春新碱治疗无效者或减量后复发者可用环孢素 A（CsA）治疗。② 环孢素治疗剂量及疗程：关于环孢素治疗儿童系统性红斑狼疮的最佳治疗剂量以及目标血药浓度范围目前未见"指南"规定。推荐从小剂量开始[2.5 mg/（kg·d）]，最大不超过 5 mg/（kg·d），用药期间监测血药谷浓度和肾功能水平，维持谷浓度在 80~150 μg/L。尽量以最小用量控制病情，以减少 CsA 毒性反应，疗程 1~3 年。

个体化用药建议：

环孢素治疗儿童系统性红斑狼疮推荐从小剂量开始[2.5 mg/（kg·d）]，最大不超过 5 mg/（kg·d），用药期间监测血药谷浓度和肾功能水平，维持谷浓度在 80~150 μg/L。该患儿体重为 41.5 kg，目前环孢素治疗剂量为 2.4 mg/（kg·d），剂量略偏低，环孢素血清谷浓度偏低为 52.20 ng/mL，未达到目标浓度。建议将环孢素给药方案由现方案 50 mg 每 12 h 1 次更改为 75 mg 每 12 h 1 次；调整剂量后 3~5 天，在服药前 30 min 复查环孢素血清谷浓度。嘱托患儿定时定量服用环孢素，不食用柚子及其相关的果汁饮料，少吃橙子、橘子、葡萄，少喝浓茶等。定期监测血常规、血脂、肝肾功能、电解质等。密切监测患儿是否出现高血压。

治疗转归：患儿将环孢素给药方案由现方案 50 mg 每 12 h 1 次更改为 75 mg 每 12 h 1 次。调整剂量后 5 天复查环孢素血清谷浓度为 92.20 ng/mL，达到目标浓度；1 个月后复查血常规：血小板计数为 $251×10^9$/L，恢复至正常范围。该患儿在环孢素用药期间，无恶心、呕吐、腹痛、胃炎、胃肠炎及腹泻，无多毛、齿龈增生等表现，肝功能、肾功能、血脂、电解质正常，未发生高血压不良反应。

【甲氨蝶呤】

甲氨蝶呤是免疫抑制剂，适用于改善关节、皮肤黏膜炎症和整体情况。其常见不良反应为感染、血液系统异常、胃肠道不适，部分患儿可发生肝功能异常。

（一）用法用量

10~15 mg/m²，每周 1 次，并在用药第 2 天口服 5 mg 叶酸。

（二）药理作用

甲氨蝶呤作为一种叶酸抗代谢物,具有抑制 DNA 合成、修复和细胞复制的功能。其作用机制是抑制二氢叶酸还原酶,进而抑制四氢叶酸和胸苷酸合成酶的形成。由此,嘌呤和脱氧胸苷酸的合成受到限制,从而影响到 DNA 合成、修复及细胞复制的过程。

（三）药代动力学

当甲氨蝶呤用量小于 30 mg/m^2 时,口服吸收良好,1~5 h 血药浓度达峰值。部分经肝细胞代谢转化为谷氨酸盐,另有部分通过胃肠道细菌代谢。主要经肾(40%~90%)排泄,大多以原型药排出体外;小于 10% 的药物通过胆汁排泄,$T_{1/2\alpha}$ 为 1 h;$T_{1/2\beta}$ 为二室型:初期为 2~3 h;终末期为 8~10 h。少量甲氨蝶呤及其代谢产物可以结合型形式贮存于肾脏和肝脏等组织中长达数月,在有胸腔或腹腔积液情况下,清除速度明显减慢。清除率个体差别极大,老年患者更甚。

（四）药物基因组学研究

目前与甲氨蝶呤应答有关的基因主要为编码 DHFR、亚甲基四氢叶酸还原酶(MTHFR)、叶酸还原载体 1(RFC1)、ATP 结合蛋白(ABC)、胸苷酸合成酶(TYMS)、叶酰聚谷氨酸合酶(FPGS)的基因。

1. *MTHFR* 在一项有关 *MTHFR 677*TT 基因型的研究中显示,虽然受试者对于甲氨蝶呤治疗的应答程度与基因型无关,但是其发生不良反应的概率与基因型有关。同未突变基因型 *MTHFR 677*CC 相比,突变基因型 *MTHFR 677*TT 型患者发生不良反应的概率显著升高,且发生不良反应的患者 T 等位基因概率显著高于无不良反应的患者。

2. *FPGS* 有一涉及 194 位患者的研究显示,*FPGS* 的三个基因型(rs10987742/rs10760502/rs10106)同甲氨蝶呤的应答有显著相关性。而在单药治疗方面,该研究发现 rs10106TT 和 rs10760502AA 基因型的患者在使用甲氨蝶呤上可以获得更长的生存时间。

3. *ABCB1* 有研究显示,*ABCB1* 基因同甲氨蝶呤的毒性有关。主要同三个片段有关,分别是:rs868755 G>T,rs10280623 T>C 和 rs1858923 A>G。其中 rs868755 和 rs10280623 的纯合子 TT 型出现副作用的概率高于其杂合子和野生型。rs1858923 片段携带 G 基因型发生副作用的概率高于其他基因型。

（五）个体化治疗

首先,免疫抑制剂的使用需根据 SLE 患儿脏器受累情况、疾病活动程度及药物安全性综合性考虑。轻度 SLE 患儿一般不考虑使用免疫抑制剂。对于中重度 SLE 患儿,当激素控制不佳,或无法将激素剂量调整至相对安全剂量以下时,建议联用免疫抑制剂。

其次,不同患儿自身基因型的不同对于甲氨蝶呤治疗的应答程度及毒性反应、副作用的发生概率呈显著相关性。因此应在药物使用之前,对患儿的基因型进行检测,适当调整剂量,制定个体化给药方案。

(六)药学服务案例

患儿,女,12 岁,被诊断为右股骨近端骨肉瘤,并在血液肿瘤科接受化疗。

该患儿的常规实验室检查结果,包括肝肾功能指标,均在正常范围内。该患儿使用 12 g/m² 的 MTX 开始首次化疗,测得 4 h(1 270.08 μmol/L)和 24 h(224.64 μmol/L)血浆 MTX 浓度均显著高于标准水平,同时该患儿发生急性肝功能损伤和肾功能损伤,临床立即加大水化、碱化及四氢叶酸钙解救剂量等支持措施,并转入儿科重症监护室使用连续性静脉-静脉血液透析滤过治疗 5 天。在此过程中,密切监测 MTX 血浆药物浓度,并根据 MTX 血浆浓度实时调整四氢叶酸钙解救剂量。在治疗 16 天后,患儿各项生化指标恢复正常,顺利出院。

进一步分析该患儿发生排泄延迟的原因,以便更好地开始下一周期的化疗,通过基因分型检测了参与 MTX 代谢转运相关蛋白的基因多态性。结果显示,在 *SLCO1B1*、*SLCO19A1*、*ABCB1* 和 *MTHFR* 四个基因存在变异。这些变异均与以往临床研究中报道的 MTX 的排泄延迟密切相关。综合考虑该患儿的基因分型和临床表型后,在其大剂量 MTX(HDMTX)第二疗程时给予减半剂量(6 g/m²)。此次化疗该患儿 4 h 和 24 h 的 MTX 血浆浓度分别为 699.84 μmol/L 和 6.84 μmol/L。根据 MTX 浓度调整四氢叶酸钙解救剂量。3 天后,血浆 MTX 水平降至 0.22 μmol/L。在该疗程后,患儿顺利完成顺铂[60 mg/(m²·d)]和表柔比星[37.5 mg/(m²·d)]方案化疗疗程。

大剂量甲氨蝶呤是治疗骨肉瘤的重要方式,疗效显著,但其个体间变异较大,排泄延迟可导致各种严重不良反应的发生。药物遗传学研究已经证实了几个导致 MTX 药代动力学巨大变异的基因,主要属于叶酸途径基因(*MTHFR*、*MTR*、*MTRR* 和 *DHFR*)或药代动力学/转运基因(*SLCO1B1*、*SLC19A1*、*OAT1* 和 *OAT3*)。这些基因的变异可能部分解释显著的个体间药代动力学差异,为临床甲氨蝶呤剂量优化提供指导。

【贝利尤单抗】

贝利尤单抗是目前唯一获得我国 NMPA 和美国 FDA 批准用于 5 岁及以

上 SLE 患儿的药物,适用于中度活动性患儿。在激素和(或)免疫抑制剂治疗的基础上使用贝利尤单抗,可以降低严重复发风险和激素用量,提高临床缓解率。其严重不良反应主要包括感染、消化道反应、肌肉骨骼系统损伤、输液反应等。

(一)用法用量

对于活动性 SLE 患儿,静脉滴注贝利尤单抗 10 mg/kg,前 3 次每 2 周给药 1 次,随后每 10 周 4 mg/kg 进行维持治疗。

(二)药理作用

贝利尤单抗是一种针对可溶性人 B 淋巴细胞刺激因子蛋白(BLyS,也称为 BAFF 和 TNFSF13B)的特异性人 IgG1λ 单克隆抗体,可阻断可溶性 BLyS 与其 B 淋巴细胞上的受体结合发挥作用。贝利尤单抗可抑制 B 淋巴细胞(包括自体反应性 B 淋巴细胞)的存活,抑制 B 淋巴细胞分化为产免疫球蛋白浆细胞。

(三)药代动力学

吸收后血清峰浓度为 313 μg/mL,贝利尤单抗向组织分布的稳态分布容积(V_{ss})大约为 5 L。贝利尤单抗的分布半衰期为 1.75 天,终末半衰期为 19.4 天,系统性清除率为 215 mL/d。

(四)个体化用药

SLE 患儿应基于 SLEDAI 2000 和 ACR 损伤指数,对患儿疾病活动度和脏器损伤程度做出判断,评分≥7 分可判定为中重度活动,使用生物制剂。对于疾病不活动或轻微活动的患儿,建议 3~4 个月使用 SLEDAI 2000 监测 1 次疾病活动度,而对于中重度活动的患儿应适当增加监测频率。

第二节　幼年型特发性关节炎的精准用药治疗

幼年型特发性关节炎(juvenile idiopathic arthritis, JIA)是一组以慢性关节炎为主要特征,伴有全身多系统受累的自身免疫性疾病。该病定义为 16 岁以下儿童无明原因的关节肿胀持续 6 周以上,是儿童时期常见的风湿性疾病。JIA 是导致儿童残疾和影响生活质量的主要因素。临床表现主要为不明原因的持续 6 周以上的关节肿胀。治疗 JIA 的药物主要包括非甾体抗炎药(NSAID)、抗风湿药物、糖皮质激素及生物制剂。

【布洛芬】

非甾体抗炎药(NSAID)在 JIA 的治疗中具有广泛应用,作为缓解患儿关节和腱鞘炎症状的首选药物,能有效减轻疼痛、炎症、肿胀和关节挛缩等急性表现,常用于病程初期或复发阶段。然而,NSAID 无法阻止疾病进展,因此不适用于 JIA 的长期治疗。其常见不良反应包括恶心、腹泻、腹痛、头晕、头痛及皮疹等,严重不良事件包括心血管不良事件风险增加(急性心肌梗死、脑血管意外等)、胃肠道不良事件风险增加(胃肠道出血、胃肠道溃疡等)、出血风险增加、严重肝损害、超敏反应及肺动脉高压。现有研究认为,在疗效和安全性方面,多种 NSAID 之间并无显著差异,以下以布洛芬为例进行概述。

(一)用法用量

6 个月以上儿童 30~40 mg/(kg·d),3~4 次/天,最大剂量不超过 1 200 mg/d。

(二)药理作用

主要通过抑制环氧合酶(COX),阻断花生四烯酸转化为炎症介质前列腺素,从而发挥抗炎、止痛和解热作用。

(三)药代动力学

经口服吸收较为完全,约为85%。布洛芬在 6 个月~2 岁的儿童患者中的分布为 0.31 L/kg;在 2~16 岁儿童患者中的分布为 0.23 L/kg。布洛芬在体内的蛋白结合率大于99%,生物利用度约为80%。布洛芬在体内主要通过肝脏代谢。45%~80%的布洛芬在体内通过尿液排泄,小部分通过粪便排泄。布洛芬在 3 个月~10 岁患儿体内的半衰期为 1.6 h±0.7 h。

(四)药物基因组学研究

目前发现与布洛芬相关的基因有 3 种,包括 *CYP2C9*、*CYP2C8*、*PTGS2*。目前对于 *CYP2C9*、*CYP2C8* 的证据较为充足,证据等级较高。

1. 与 *CYP2C9* 的关系　多项研究显示,与 *CYP2C9 * 1*(正常型)相比,*CYP2C9 * 3*(无功能型)外消旋体清除率是正常型的1/4,这与健康人群对布洛芬的清除率降低有关。然而,与正常型相比,*CYP2C9 * 2*(减弱型)与健康人群对布洛芬清除率的降低无关。

针对初次使用布洛芬的患儿,可进行基因监测,对存在 *CYP2C9 * 3*(无功能型)基因型的患儿,用药过程中需密切关注不良反应,包括恶心、腹泻、腹痛、头晕、头痛及皮疹等不良反应,特别要关注是否出现严重不良反应,心血管不良事件风险增加(急性心肌梗死、脑血管意外等)、胃肠道不良事件风险增加(胃肠道出血、胃肠道溃疡等)、出血风险增加、严重肝损害、超敏反应及肺动脉高压。一旦出现上述不良反应,应及时采取治疗措施。

2. 与 $CYP2C8$ 的关系　与 $CYP2C8*1$ 基因型相比,存在 $CYP2C8*3$ 等位基因的患儿,可使得布洛芬的代谢速率下降。有研究显示 $CYP2C8*3/*3$ 基因型对于外消旋体布洛芬的清除率是 $CYP2C8*1/*1$ 基因型的1/10。Carmen 等的研究显示,R-布洛芬药代动力学的影响与 $CYP2C8*3$ 等位基因有关,AUC、$T_{1/2}$ 和药物清除率是具有统计学意义的基因-剂量效应。

与 $CYP2C8*1/*1$(正常型)相比,$CYP2C8*1/*3$ 基因型和 $CYP2C8*3/*3$ 基因型的患儿需要减少布洛芬的剂量,以避免出现不良反应。建议可对初次使用布洛芬的患儿进行基因监测,对存在 $CYP2C8*1/*3$ 基因型和 $CYP2C8*3/*3$ 基因型的患儿用药时监控其不良反应,密切关注是否有出现恶心、腹泻、腹痛、头晕、头痛及皮疹等不良反应,特别关注是否出现严重不良反应包括心血管不良事件风险增加(急性心肌梗死、脑血管意外等)、胃肠道不良事件风险增加(胃肠道出血、胃肠道溃疡等)、出血风险增加、严重肝损害、超敏反应及肺动脉高压,及时采取治疗措施。

(五)治疗药物浓度监测

1. 血药浓度检测方法　高效液相色谱法。

2. 建议浓度范围　有研究显示布洛芬血药浓度>200 μg/mL 可能会导致严重毒性,建议治疗峰浓度范围为 50~100 μg/mL。

(六)个体化治疗建议

$CYP2C9$ 和 $CYP2C8$ 基因型与布洛芬血药浓度密切相关,且已有证据表明基因型与 AUC、$T_{1/2}$ 存在具有统计学意义的基因-剂量效应。且有研究显示,布洛芬血药浓度大于 200 μg/mL 可能会导致严重毒性,从而导致心血管不良事件风险增加(急性心肌梗死、脑血管意外等)、胃肠道不良事件风险增加(胃肠道出血、胃肠道溃疡等)、出血风险增加、严重肝损害、超敏反应及肺动脉高压等严重不良事件的风险增加。因此建议患儿在初次使用布洛芬前,可进行基因检测,针对出现 *3 型等位基因的患儿展开治疗药物浓度监测,以及时调整用药剂量,避免不良反应的发生。

【依那西普】

依那西普作为一种肿瘤坏死因子(TNF)拮抗剂,又称为生物改善疾病抗风湿药,如今已在我国得到广泛应用。根据《中国幼年特发性关节炎诊断及治疗临床实践指南(2023 版)》,生物制剂被视为治疗传统合成改善疾病抗风湿药无法缓解病情或药物不耐受的 JIA 患儿的优选方案;对于具有预后不良风险因素的非全身型 JIA 患儿,生物制剂更是推荐作为初始治疗手段;对于多关节炎型 JIA 和少关节炎型 JIA 患儿,生物制剂的治疗效果可持续至临床缓解后 2 年。生物制剂可以快速缓解 JIA 症状,从而避免应用糖皮质激素或减少糖皮质激素剂量,从而提高 JIA 患儿治疗达标率,改善其生活质量和预后。不良反应包括过敏反应、结核感染和乙型肝炎病毒感染等。

(一)用法用量

每周 0.8 mg/kg,分 1~2 次,皮下注射,最大剂量 50 mg。

(二)药理作用

依那西普是一种重组 DNA 衍生蛋白,由与人 IgG1 的 Fc 部分连接的肿瘤坏死因子受体(TNFR)组成。依那西普结合肿瘤坏死因子(TNF)并阻断其与细胞表面受体的相互作用。TNF 在类风湿关节炎(RA)、幼年特发性关节炎(JIA)、强直性脊柱炎(AS)和斑块状银屑病的炎症过程和由此产生的关节病理变化中起着重要作用。

(三)药代动力学

依那西普注射后吸收缓慢,生物利用度约为 60%。≥4 岁的儿童和青少年依那西普半衰期平均范围:70~94.8 h(具体范围:31.2~104.8 h)。经 69 h± 34 h 到达峰值。4~17 岁的儿童及青少年的依那西普清除率为 46 mL/(m^2 · h)。

(四)药物基因组学研究

目前已知依那西普主要与 *TNF*、*ATP5F1E*、*CD84*、*FCGR3A*、*HLA－E*、*IL6*、*KLRC1*、*KLRD1*、*PSORS1C1*、*PTPRC*、*STAT4*、*TNFRSF1A*、*TNFRSF1B*、*TRAF1*、*FCGR2A* 等基因型有关。其中 TNF 基因型相关研究较多,证据较充足。

1. *TNF*　研究显示 rs1800629 AA 基因型的患者同为 GG 基因型和 AG 基因型的患者相比,会降低对依那西普的响应;而为 AG 基因型和 GG 基因型的患者会增高对依那西普的响应。

有研究显示,与 AA+AG 基因型相比,GG 基因型与关节炎、类风湿关节炎患者对依那西普反应增加有关,GG 基因型患者的 DAS28 评分改善幅度最大,其次是 AG 基因型患者,最后是 AA 基因型患者。

2. *ATP5F1E*　研究显示,与 TT 基因型的女性相比,GG 和 GT 基因型女性在接受依那西普治疗时可能会有更高的反应。

3. *CD48*　研究显示,与 GG 基因型患者相比,患有关节炎、类风湿关节炎的

AA 和 AG 基因型患者对依那西普的反应可能增加,但是这种影响并不显著。

4. *FCGR3A*　研究显示,与 AC 或 CC 基因型患者相比,AA 基因型患者对抗 TNF 治疗的反应可能较差。与 AC 或 CC 基因型患者相比,AA 基因型患者在治疗 6~8 周后具有更高的银屑病体表面积(BSA),但是各基因组之间的疗效并无显著性差异。

5. *HLA－E*　研究显示,与 AG+GG 基因型相比,基因型 AA 与患有关节炎、类风湿关节炎的女性对依那西普的反应增加有关。但是目前证据等级较低,且仅有一项研究。

(五)治疗药物浓度监测

1. 血药浓度监测方法　ELISA 法。

2. 样本采集　推荐监测血清药物谷浓度。

有研究显示依那西普治疗 JIA 的疗效可能与其血药浓度有关。但是日本一项研究显示,若按标准剂量给药,依那西普的疗效与血清浓度并无关系。因此目前尚不确定。

(六)个体化治疗

由于目前多个研究显示依那西普安全性较高,出现的不良反应较轻微。且有研究显示在标准剂量下给药,依那西普的疗效与血清药物浓度的关联并不明显。因此建议在给药前对初次使用该药的患儿进行基因检测,对相关基因型突变的患儿注意其相关不良反应,以及注射易出现的不良反应。可在开始治疗前进行潜伏性结核病筛查、感染筛查、心衰筛查、HBV 筛查等。

有研究显示,在银屑病、类风湿关节炎、克罗恩病等患者中进行抗 TNF－α 治疗,会出现根本不响应或者是首次治疗时响应,复发后再次使用二次响应失败。考虑可能是药物的免疫原性、生物有效性及患者的个体间差异等导致。此外抗药物抗体可能会影响生物制剂的药代动力学,已有研究显示依那西普的血药浓度低及抗药物抗体的存在,与患者需要剂量增加、治疗失败和输液反应有关。

针对这一情况,文献提出可以进行个体化给药,首先检测患者 TNF－α 抑制剂抗体浓度和 TNF－α 抑制剂浓度,然后根据以下四种情况进行给药。

1. TNF－α 抑制剂抗体浓度低,TNF－α 抑制剂浓度低　考虑是生物利用度因素导致或者是药代动力学因素导致,可用同一种药物加强治疗。

2. TNF－α 抑制剂抗体浓度高,TNF－α 抑制剂浓度低　考虑抗体诱导导致响应失败,可更换为另一种 TNF－α 抑制剂进行治疗。

3. TNF－α 抑制剂抗体浓度低,TNF－α 抑制剂浓度高　考虑是药代动力学因素导致,可更改为其他治疗方式。

4. TNF－α 抑制剂抗体浓度高,TNF－α 抑制剂浓度高　可进行中和抗体的检验以进行下一步个体化用药的调整。

【阿达木单抗】

阿达木单抗作为生物制剂,又称为生物改善疾病抗风湿药,目前已被逐渐广泛应用。指南推荐生物制剂用于传统合成改善疾病抗风湿药不能缓解病情或药物不耐受的 JIA 患儿的治疗;推荐生物制剂作为具有预后不良风险因素的非全身型 JIA 患儿的初始治疗手段;建议多关节炎型 JIA 和少关节炎型 JIA 患儿生物制剂治疗应至少持续至临床缓解后 2 年。生物制剂可以快速缓解 JIA 症状,从而避免应用糖皮质激素或减少糖皮质激素剂量,从而提高 JIA 患儿治疗达标率,改善其生活质量和预后。不良反应包括过敏反应、结核感染、乙型肝炎病毒感染及注射导致的局部反应(如红斑、瘙痒、出血、疼痛、肿胀等)等,其中最严重的不良反应包括严重感染和恶性肿瘤。

(一) 用法用量

阿达木单抗,每两周 24 mg/m^2,皮下注射,最大剂量为 40 mg。

(二) 药理作用

阿达木单抗可以与 TNF 特异性结合,通过阻断 TNF 与 p55 和 p75 细胞表面 TNF 受体的相互作用从而消除其生物学功能。阿达木单抗还可以调节由 TNF 介导或调控的生物学效应,包括改变对白细胞游走起到重要作用的黏附分子的水平(ELAM－1、VCAM－1 和 ICAM－1,半数抑制浓度为 0.1~0.2 nmol/L)。

(三) 药代动力学

皮下注射 40 mg 阿达木单抗后,吸收和分布较缓慢,在给药后 5 天达血清峰浓度,绝对生物利用度约 64%。使用 0.5 mg/kg 的剂量注射后,清除率范围为 11~15 mL/h,V_{ss} 为 4.7~6 L,平均终末清除半衰期约为 2 周。

(四) 药物基因组学研究

目前已知与阿达木单抗有关的基因组包括 *ATG16L1*、*ATG5*、*ATP5F1E*、*CRP*、*FCGR2A*、*FCGR3A*、*HFE*、*HLA－E*、*IL6*、*KLRC1*、*KLRD1*、*PTPRC*、*TF*、*TNFRSF1A*、*TRAF1*,共 15 种基因型。目前证据级别较低为 3、4 级,相关研究也较少。

1. ATG5 * rs510432　研究显示,TT 基因型患者与 CT 基因型和 CC 基因型患者相比,对阿达木单抗的响应增强。该研究前瞻性地研究了不同基因型的克罗恩病患者应用阿达木单抗的效果,结果显示基因型 rs510432 的单倍型与治疗阳性响应呈显著相关性。

2. ATG5 * rs9373839　研究显示,TT 基因型患者与 CT 基因型和 CC 基因型患者相比,对阿达木单抗的响应增强。该研究前瞻性地研究了不同基因型的克罗恩病患者应用阿达木单抗的效果,结果显示基因型 rs9373839 的单倍型与治疗阳性响应呈显著相关性。

3. FCGR2A * rs1801274　根据欧洲抗类风湿联盟(EULAR)标准,与 GG 基因型患者相比,服用阿达木单抗的 AA 基因型的患者响应可能会增加,使用疾病活动评分 28(disease activity score 28, DAS28)显示出更多的改善。

研究显示在进行 14 周的治疗后,与等位基因 G 相比,等位基因 A 和阿达木单抗响应增强有关。

4. FCGR3A * rs396991　与 AC 或 CC 基因型患者相比,AA 基因型患者对抗 TNF 治疗的反应可能较差。

有研究显示,与 AC 或 CC 基因型患者相比,AA 基因型患者在治疗 6~8 周后银屑病 BSA 更高。但是治疗 12 周后,银尿病 BSA 无显著差异。该研究考虑到 12 周内银屑病 BSA 改善的平均百分比,这些基因型组之间没有显著差异。

5. PTPRC * rs10919563　相关研究显示,与 GG 或 AG 基因型患者相比,关节炎、类风湿关节炎患者中 AA 基因型患者对阿达木单抗响应可能降低。但是目前也有矛盾的文献存在。Cui 等的研究显示,与等位基因 A 相比,等位基因 G 与患者对阿达木单抗响应的增加有关。但是 Dimitrios 等的研究显示,与等位基因 G 相比,关节炎、类风湿关节炎患者的等位基因 A 与阿达木单抗的响应无关。

(五)治疗药物浓度监测

目前相关研究较少,仅有治疗克罗恩病的循证证据显示,建议早期主动进行血药浓度监测,以防止用药不足。

1. 血药浓度监测方法　酶联免疫吸附测定法。

2. 样本采集　采集第三次注射前(第一次给药后 4 周)的血清样本,使得血药谷浓度保持在 7.5~10 μg/mL。

(六)个体化治疗建议

考虑阿达木单抗可能出现严重感染和恶性肿瘤等严重不良反应,建议对患者进行血药浓度监测。

(1)进行基因型检测,对相关基因型患者进行较密切关注。

(2)可进行药物谷浓度监测,使血清谷浓度维持在 7.5~10 μg/mL,应在下一次计划给药前不超过 24 h 检测药物谷浓度以及时调整给药剂量。

（3）进行抗药抗体监测,若出现患者抗药抗体水平持续较高可停用药物,改为其他生物制剂进行治疗。

参考文献

李彩凤,黄新翔,王永福,等. 2022. 幼年特发性关节炎诊疗规范. 中华内科杂志,61(2)：142－156.

刘光陵,茅松. 2013. 幼年特发性关节炎的治疗进展. 国际儿科学杂志,40(3)：304－306.

宋红梅. 2021. 儿童风湿免疫性疾病的诊断与治疗：循证和精准的完美结合[J]. 中华儿科杂志,59(12)：1001－1004.

魏骐骄,宋红梅. 2019. 儿童风湿性疾病相关药物的药物基因组学研究进展[J]. 中华儿科杂志,57(9)：725－729.

徐晓琳,王晓玲,毛华伟. 2021. 药物基因组学在儿童风湿免疫性疾病治疗中的应用[J]. 中国实用儿科杂志,36(11)：804－811.

中华医学会儿科学分会临床药理学组. 2015. 儿童治疗性药物监测专家共识[J]. 中华儿科杂志,53(9)：650－658.

中华医学会儿科学分会免疫学组. 2021. 中国儿童系统性红斑狼疮诊断与治疗指南[J]. 中华儿科杂志,59(12)：1009－1024.

中华医学会儿科学分会免疫学组,中华儿科杂志编辑委员会,中国儿童风湿免疫病联盟. 2023. 中国幼年特发性关节炎诊断及治疗临床实践指南(2023 版)[J]. 中华儿科杂志,61(5)：398－411.

中华医学会风湿病学分会. 2020. 2020 中国系统性红斑狼疮诊疗指南[J]. 中华内科杂志,59(3)：172－184.

钟金凤,方热军. 2016. 环磷酰胺免疫抑制机制及在动物模型上的应用[J]. 中国免疫学杂志,32(10)：1541－1546.

Alcobendas R, Rodríguez-Vidal A, Pascual-Salcedo D, et al. 2016. Monitoring serum etanercept levels in juvenile idiopathic arthritis：a pilot study [J]. Clin Exp Rheumatol, 34 (5)：955－956.

Bendtzen, K. 2012. Anti－TNF－α biotherapies：perspectives for evidence-based personalized medicine[J]. Immunotherapy, 4(11)：1167－1179.

Cui J, Saevarsdottir S, Thomson B, et al. 2010. Rheumatoid arthritis risk allele PTPRC is also associated with response to anti-tumor necrosis factor 2 therapy[J]. Arthritis Rheum, 62(7)：1849－1861.

Cui J, Stahl E A, Saevarsdottir S, et al. 2013. Genome-wide association study and gene expression analysis identifies CD84 as a predictor of response to etanercept therapy in rheumatoid arthritis [J]. PLoS Genet, 9(3)：e1003394.

Dezelak M, Repnik K, Koder S, et al. 2016. A Prospective Pharmacogenomic Study of Crohn's

Disease Patients during Routine Therapy with Anti-TNF-alpha Drug Adalimumab: Contribution of ATG5, NFKB1, and CRP Genes to Pharmacodynamic Variability[J]. OMICS, 20(5): 296 - 309.

Dávila-Fajardo C L, van der Straaten T, Baak-Pablo R, et al. 2015. FcGR genetic polymorphisms and the response to adalimumab in patients with rheumatoid arthritis[J]. Pharmacogenomics, 16(4): 373 - 381.

Fanta S, Niemi M, Jönsson S, et al. 2008. Pharmacogenetics of cyclosporine in children suggests an age-dependent influence of ABCB1 polymorphisms. [J]. Pharmacogenet Genomics, 18(2): 77 - 90.

García-Martín E, Martínez C, Tabarés B, et al. 2004. Interindividual variability in ibuprofen pharmacokinetics is related to interaction of cytochrome P450 2C8 and 2C9 amino acid polymorphisms[J]. Clin Pharmacol Ther, 76(2): 119 - 127.

Hoshino M, Yoshio T, Onishi S, et al. 2012. Influence of antibodies against infliximab and etanercept on the treatment effectiveness of these agents in Japanese patients with rheumatoid arthritis. Mod Rheumatol, 22(4): 532 - 540.

Iwaszko M, Swierkot J, Kolossa K, et al. 2015. Polymorphisms within the human leucocyte antigen-E gene and their associations with susceptibility to rheumatoid arthritis as well as clinical outcome of anti-tumour necrosis factor therapy[J]. Clin Exp Immunol, 182(3): 270 - 277.

Julià M, Guilabert A, Lozano F, et al. 2013. The role of Fcgamma receptor polymorphisms in the response to anti-tumor necrosis factor therapy in psoriasis A pharmacogenetic study[J]. JAMA Dermatol, 149(9): 1033 - 1039.

Kingsbury D J, Bader-Meunier B, Patel G, et al. 2014. Safety, effectiveness, and pharmacokinetics of adalimumab in children with polyarticular juvenile idiopathic arthritis aged 2 to 4 years[J]. Clinical Rheumatology, 33(10): 1433 - 1441.

Martínez, Carcía-Martín E, Blanco G, et al. 2005. The effect of the cytochrome P450 CYP2C8 polymorphism on the disposition of (r)-ibuprofen enantiomer in healthy subjects[J]. Br J Pharmacol, 59(1): 62 - 69.

Maxwell J R, Potter C, Hyrich K L, et al. 2008. Association of the tumour necrosis factor-308 variant with differential response to anti-TNF agents in the treatment of rheumatoid arthritis [J]. Hum Mol Genet, 17(22): 3532 - 3538.

Pappas D A, Oh C, Plenge R M, et al. 2012. Association of Rheumatoid Arthritis Risk Alleles with Response to Anti-TNF Biologics: Results from the CORRONA Registry and Meta-analysis [J]. Inflammation, 36(2): 279 - 284.

Product Information: PLAQUENIL(R) oral tablets, hydroxychloroquine sulfate oral tablets. Sanofi-Aventis US LLC, Bridgewater, NJ, 2009.

Seitz M, Wirthmüller U, Böller B, et al. 2007. The - 308 tumour necrosis factor-alpha gene polymorphism predicts therapeutic response to TNFalpha-blockers in rheumatoid arthritis and spondyloarthritis patients[J]. Rheumatology (Oxford), 46(1): 93 - 96.

Shu W Y, Guan S, Yang X Y, et al. 2016. Genetic markers in CYP2C19 and CYP2B6 for prediction of cyclophosphamide's 4-hydroxylation, efficacy and side effects in Chinese patients with systemic lupus erythematosus[J]. British Journal of Clinical Pharmacology, 81 (2): 327 - 340.

Tukova J, Chladek J, Hroch M, et al. 2010. 677TT genotype is associated with elevated risk of methotrexate (MTX) toxicity in juvenile idiopathic arthritis: treatment outcome, erythrocyte concentrations of MTX and folates, and MTHFR polymorphisms[J]. Journal of Rheumatology, 37(10): 2180 - 2186.

（徐晓琳）

第十章

免疫抑制剂的精准治疗

免疫调节剂是具有调节机体免疫功能的药物,常用于治疗免疫功能低下和(或)紊乱所引起的疾病。由于免疫抑制剂的个体化差异较大,在治疗药物监测和药物基因检测等技术指导下精准用药,可提高疗效并降低毒性。为了实现这一目标,需深入探究遗传因素对免疫抑制剂药代动力学和药效学的影响。其中,代谢酶、转运蛋白和药物靶点的遗传多态性是潜在的生物标志物,可用于建立个体化药物治疗的药物遗传学方法。深入了解遗传因素对免疫抑制剂药代动力学和药效学的影响,可为个体患者确定最佳的免疫抑制剂组合,助力设计精确的起始和维持剂量方案,并有助于识别无效、不良反应或毒性风险增加的患者。

目前,钙调磷酸酶抑制剂(如环孢素 A、他克莫司)及抗代谢物药物(如吗替麦考酚酯)是在儿童中应用较多的免疫抑制剂。这类药物具有治疗指数窄、药代动力学和药效学的个体差异大等特点,因此迫切需要进行治疗药物监测和个体化治疗。这种药代动力学变异可以部分解释为转运体和代谢酶基因的遗传多态性,如钙调磷酸酶抑制剂的 CYP3A4/5 多态性和吗替麦考酚酯的 UGT1A9 遗传多态性。近年来,免疫抑制剂药效学中的遗传多态性备受关注。监测这些药物遗传生物标志物可为制定免疫抑制剂的个体化给药方案提供强有力的支持。本章总结了这些药物的药代动力学和药效学,并对这些药物的药物基因组学的各个方面进行深入描述。

【他克莫司】

他克莫司(tacrolimus,TAC),也叫 FK506,源自"筑波大环内酯免疫抑制剂"。1984 年从土壤中的筑波链霉菌中分离得到,是 23 元环内酯链结构。它是一种新型强力免疫抑制剂,通过抑制 IL-2 释放来全面抑制 T 淋巴细胞,免疫抑制特性类似环孢素但更有效,比环孢素强 10～100 倍,给药剂量低且肾毒性小。

主要用于防止同种异体移植后的排斥反应,如在肝、肾移植中已成为一线用药,临床试验证明其在心、肺、肠、骨髓等移植中效果良好,还可用于治疗复发及激素耐药的肾病综合征、严重特应性皮炎、严重难治性葡萄膜炎等。其治疗指数窄、个体差异大且药物暴露受多因素影响,如食物、年龄、疾病、基因多态性、联合用药等,故需开展治疗药物监测来优化治疗方案。在相关免疫抑制治疗中,基于治疗药物监测进行个体化用药方案设计、PK/PD 监测及专科药师干预很有必要,以实现合理个体化应用和提高受者疗效获益。

(一)用法用量

1. 器官移植

(1)肝、肾移植:他克莫司颗粒口服初始日剂量应为 0.15~0.30 mg/kg,分 2 次于早晨和晚上服用。首剂 0.15 mg/kg 于再灌注后 24 h 内的早晨给予。根据我国临床实践的经验,儿童肝、肾移植受者中的维持 C_0 为 5~15 ng/mL。

(2)心脏移植:他克莫司颗粒口服初始日剂量为 0.3 mg/kg,分 2 次于早晨和晚上服用。首剂 0.15 mg/kg 于再灌注后 24 h 内的早晨给予。如果需要,心脏移植受者可延长至 5 天。

如不能口服给药,则连续 24 h 静脉泵注。对于儿童受者,通常需用成人推荐剂量的 1.5~2 倍才能达到与成人相同的血药浓度(肝、肾功能受损等情况除外)。儿童肝移植受者的日剂量为 0.05 mg/kg,儿童肾移植受者的日剂量为 0.05~0.10 mg/kg。

2. 骨髓移植　急性移植物抗宿主病(graft versus host disease,GVHD)的药物预防:同胞相合移植、单倍体造血干细胞移植(haplo‐HSCT)和非血缘供者移植。当环孢素不耐受时可更换为他克莫司,初始剂量为每日 0.02~0.03 mg/kg 持续输注,一般有效血药浓度为 7~12 μg/L。消化道症状消失后改为口服给药,减量原则同环孢素。

3. 频复发及激素耐药的肾病综合征　具体剂量为 0.05~0.15 mg/(kg·d),每间隔 12 h 1 次,维持血药谷浓度 5~10 μg/L,疗程 12~24 个月。

(二)药理作用

他克莫司是大环内酯类强效免疫抑制药。抑制造成移植物排斥反应的细胞毒淋巴细胞的形成。抑制 T 淋巴细胞活化及 Th 细胞依赖型 B 淋巴细胞的增殖,以及抑制淋巴细胞因子的生成,如 IL‐2、IL‐3 和 IFN‐γ,以及 IL‐2 受体的表达。

他克莫司很容易扩散到靶细胞的细胞质中,与免疫亲和蛋白(FK506‐BP)

结合。他克莫司-免疫亲和蛋白复合物与钙调神经磷酸酶稳定结合并抑制钙调神经磷酸酶活性。钙调神经磷酸酶是一种 Ca^{2+} 依赖性酶,即丝氨酸/苏氨酸磷酸酶,在被 Ca^{2+} 激活后,使活化 T 细胞核因子(nuclear factor of activated T cell, NFAT)的胞质成分(NFATc,活化 T 细胞的胞质因子)去磷酸化。去磷酸化后,NFATc 从细胞质迁移到细胞核,与 NFATn(活化 T 细胞的核因子)结合,诱导包括 IL-2 在内的多种细胞因子的基因转录。他克莫司与免疫亲和蛋白结合后会抑制钙调神经磷酸酶活性,从而抑制 IL-2 和其他细胞因子的产生。尽管他克莫司与细胞质中单独的一组免疫亲和蛋白结合,但其作用机制与环孢素相似。他克莫司和环孢素一样,抑制关键细胞因子的分泌,抑制 T 细胞的活化。

(三)药代动力学

他克莫司胃肠道吸收不完全,吸收率存在个体差异,平均口服生物利用度的范围为 20%～25%,饮食可降低他克莫司的吸收速率和程度,特别是高脂肪食物。他克莫司在体内与红细胞高度结合,与血浆蛋白结合率为 75%～99%,半衰期约为 12 h,主要在肝脏经 CYP3A 代谢,也有一部分在肠壁代谢。某些代谢产物具有免疫抑制活性。大部分通过粪便排出,通过经尿液排出的量可忽略不计(<1%)且不经过任何代谢。儿童的药代动力学与成人具有较大差异,肝移植患者的总体清除率约为成人肝移植患者的 2 倍。建议儿童受者的起始剂量应酌情高于成人,目标浓度参考成人范围。与成人移植受者相似,较高的 C_0 与肾毒性相关。

(四)药物基因组学研究

目前已经发现多个基因的多态性与他克莫司 PK/PD 相关,包括 *CYP3A5*、*CYP3A4* 和 *ABCB1* 等,其中 *CYP3A5 * 3* 相关研究较多,证据较充分。主要相关基因对药物疗效或不良反应的影响如下所述。

1. 与 *CYP3A5* 的关系　药物基因组学的研究发现,*CYP3A5* 基因的遗传变异与他克莫司的剂量需求高度相关,是影响他克莫司血药浓度的主要遗传因素。*CYP3A5* 等位基因中研究最多的突变型为 *CYP3A5 * 3*(rs776746)。研究发现,与 *CYP3A5 * 1/ * 1* 或 *CYP3A5 * 1/ * 3* 基因型患者相比,*CYP3A5 * 3/ * 3* 基因型患者要达到相同的血药浓度,仅需较低剂量的他克莫司。在儿童人群中的研究中显示,*CYP3A5 * 1* 基因携带者的他克莫司的表观清除率显著高于 *CYP3A5 * 3/ * 3* 基因携带者。携带 *CYP3A5 * 1* 等位基因的儿童所需他克莫司的剂量显著高于 *CYP3A5 * 3/ * 3* 基因型儿童。

2. 与 *CYP3A4* 的关系　*CYP3A4* 基因多态性研究主要包括 *CYP3A4 * 22*、

CYP3A4*1B 和 CYP3A4*1G(rs2242480)等。CYP3A4*22 和 CYP3A4*1B 在亚洲人群的突变率低,因此在中国人群中研究较少。CYP3A4*1G 在亚洲人群中突变率高,文献报道,在原发性肾病综合征儿童人群中,与 CYP3A4*1/*1 携带者相比,CYP3A4*1G 携带者他克莫司的血药浓度更低,疾病复发风险更高,CYP3A4*1G 基因型可能预测中国儿童原发性肾病综合征的他克莫司暴露和临床反应。

3. 与 ABCB1 的关系　P-糖蛋白广泛分布于肠上皮细胞、肝细胞和肾近端小管上皮细胞,影响着药物的体内吸收及排泄。ABCB1 基因是 P-糖蛋白的编码基因,研究较多的位点为 3435C>T、2677G>T/A 和 1236C>T,其基因多态性影响患者他克莫司的药代动力学。但 ABCB1 对他克莫司药动学影响研究结论并不一致,也有研究报道 ABCB1 基因多态性并不影响他克莫司血药浓度,ABCB1 基因多态性与他克莫司在 PK/PD 之间的联系有待更多证据。

(五)治疗药物浓度监测

他克莫司在治疗过程中,其血药浓度与患者年龄、用药方案及饮食等具有较大关系,他克莫司的治疗窗较窄,其不良反应的发生率也与其血药浓度存在相关性,因此需要进行血药浓度监测。

1. 血药浓度监测方法　目前测定他克莫司血药浓度的方法主要有色谱法和免疫法。色谱法具有高准确度和灵敏度,特异性好,可作为标准对照法,但由于该方法对仪器、试剂和操作者均具有较高的要求,一般用于科研工作。免疫分析法自动化程度高,测定周期短,适用于临床血药浓度监测,但其特异性不强,与代谢产物存在交叉反应,导致测定结果偏高。

2. 样本采集　由于蛋白结合率高,他克莫司的全血/血浆中浓度的分布为 20:1,因此选择全血测定他克莫司浓度更加稳定可靠。但要注意不能发生凝血,否则可导致本品血药浓度明显降低。测定全血浓度时,要用含抗凝剂的试管并应振摇均匀。全血标本通过红细胞裂解、去蛋白、高速离心等处理后取上清液上机分析。

推荐监测谷浓度,不推荐常规监测峰浓度。血药浓度的监测应在达到稳定血药浓度后开始,于清晨或服药 12 h 后取血,以监测谷浓度 C_0。血药浓度的监测频率根据临床的需要而定,理想的监测时间为开始服用后的第 2 天或第 3 天,抽血时间应为服药前 5~10 min。对于移植患者,在移植后的第 1 周、第 2 周每周 3 次;第 3 周、第 4 周每周 2 次;第 5 周、第 6 周每周 1 次,第 7~12 周每周 1 次。对于肾病综合征的患者,一般情况下,首次加药后同一剂量连续服用 1 周,应进行第 1 次 TDM,未达到目标浓度范围前建议每周监测 1 次,直至达到目标范围。根据血药浓度调整剂量。特殊情况下,如肝功能改变、出现药物副作用、使用能改变他克莫司药代动力学的药物等,必须增加监测频率。

3. 血药浓度目标范围

(1)肾移植:中华医学会器官移植学分会肾移植学组制定的他克莫司在临床肾移植中的应用指南建议他克莫司单药治疗或与其他药物联合用于肾移植时,一般移植后 1 个月内的目标全血谷浓度为 7~15 μg/L,3 个月后的目标谷浓度值低于 15 μg/L,1 年后的目标谷浓度值为 5~10 μg/L。

(2)肝移植:目前最常用的目标全血谷浓度为 5~20 μg/L,中华医学会器官移植学分会制定的他克莫司在临床肝移植中的应用指南建议移植后 1 个月内的目标全血谷派度为 10~15 μg/L,第 2、3 个月的目标谷浓度值为 7~11 μg/L,3 个月后的目标谷浓度值为 5~8μg/L,并维持在该水平。

(3)骨髓移植:中华医学会血液学分会造血干细胞应用学组建议使用环孢素预防异基因造血干细胞移植患者急性移植物抗宿主病,当环孢素不耐受时可更换为他克莫司,一般有效血药浓度为 7~12 μg/L。

(六)个体化治疗建议

*CYP3A5 * 3* 基因型与他克莫司的血药浓度和疗效密切相关。他克莫司的治疗窗较窄,血药浓度与药物疗效和不良反应的发生有关。建议规范他克莫司的使用,以确保对使用他克莫司的患者进行全程化药学服务:① 患者在使用他克莫司前,进行 *CYP3A5 * 3* 基因检测,对 *CYP3A5 * 3/ * 3* 基因型的患者建议常规标准剂量用药,对 *CYP3A5 * 1/ * 1* 和 *CYP3A5 * 1/ * 3* 基因型患者建议使用推荐起始剂量的 1.5~2 倍,但总剂量不应超过 0.3 mg/(kg·d),并基于治疗药物监测来指导剂量调整。② 在使用他克莫司 1 周后进行血药浓度检测,以评估其发生不良反应的风险。若未达到目标浓度范围前建议每周监测 1 次。特定情况下,如他克莫司用药剂量调整、厂家更换、合用可能影响他克莫司浓度或药代动力学特性的药物、存在肝功能损伤、出现药物不良反应时,应增加监测频率。

(七)药学服务案例

患儿,男,3 岁 11 个月,体重 14.1 kg。半年前无明显诱因水肿起病,外院诊断为肾病综合征(肾炎型,激素耐药),予足量激素冲击治疗后仍全身水肿,后予甲泼尼龙联合他克莫司治疗,水肿逐渐消退,尿蛋白转至(±)~(+),出院后规律服用醋酸泼尼松片 15 mg 每日 1 次,他克莫司胶囊 0.75 mg 每 12 h 1 次。一周前无诱因水肿,来我院就诊,入院后相关检查尿蛋白阳性(4+)、尿蛋白/肌酐

11.69 mg/mg、他克莫司血清药物浓度为 1.9 μg/L。临床药师建议检测他克莫司药物基因，根据 CYP3A5 基因型调整用药。荧光原位杂交法检查患儿基因型为 CYP3A5 * 1/ * 1，主治医生调整他克莫司剂量为 1 mg 口服每 12 h 一次，5 天后复查血药浓度。

【环孢素】

环孢素（cyclosporine A，CsA），也称环孢素 A 或环孢多肽 A 等，为环状 11 肽的疏水性化合物，水溶性极差，其口服生物利用度个体差异性极大，同时治疗指数较窄。常见不良反应有肾功能不全、震颤、多毛症和高血压等。除此之外，环孢素还是 CYP3A4 和多种药物转运 P‑糖蛋白的抑制剂，能与多种药物发生相互作用。其独特的环状分子结构给药物开发过程带来诸多难题。从 1971 年从真菌代谢物中被发现开始，环孢素的开发几经曲折，但是在医药研究者的不懈努力下，环孢素最终还是走上了治疗药物的舞台。1983 年，它被美国 FDA 批准作为器官移植的免疫抑制剂上市。历时 40 年，环孢素已成为临床应用最广泛的免疫抑制剂之一，主要用于器官移植、肾脏疾病和自身免疫性疾病的治疗。至今，它仍然是国内外相关指南推荐的常用免疫抑制剂之一。

（一）用法用量

1. 器官移植　手术前 12 h 开始治疗，每日口服 10~15 mg/kg，分 2 次口服，维持至术后 1~2 周。依据血药浓度逐渐减至每日口服 2~6 mg/kg，分 2 次口服。

与其他免疫抑制剂合用作为三联或四联用药的一部分时，开始用量为每日口服 3~6 mg/kg（静脉滴注每日 1~2 mg/kg）。

肾移植患者每日口服 3~4 mg/kg 的较低剂量时，可因环孢素血药浓度低于 50~100 ng/mL 而发生排斥反应的危险。

2. 骨髓移植　应于移植前一天开始治疗，初期最好采用静脉滴注，每日 3~5 mg/kg，最多不超过 2 周。之后改为口服，每日 12.5~15 mg/kg，维持剂量每日 12.5 mg/kg，最好持续 6 个月。随后逐渐减量，直至移植 1 年后停药。胃肠道疾病可减少药物吸收，需加大剂量或静脉给药。

部分患者在停用环孢素后可能发生 GVHD，但通常对再次用药反应良好。此时首次口服负荷剂量为 10~12.5 mg/kg，然后每日服用之前适宜的维持剂量。治疗慢性轻度 GVHD 时，宜用较小剂量。

3. 治疗肾病综合征　剂量为 4~6 mg/(kg·d)，每 12 h 口服 1 次，疗程 12~24 个月。

（二）药理作用

环孢素很容易通过细胞膜扩散到靶细胞的细胞质中,并与细胞质中的亲环蛋白结合。亲环蛋白是一类选择性结合环孢素及其活性类似物的小蛋白家族,广泛分布在淋巴细胞中,也存在于人体多数组织中。环孢素与亲环蛋白结合后,形成环孢素-亲环蛋白复合物。在免疫应答过程中,T 细胞受体的激活导致细胞内 Ca^{2+} 的增多,进而激活钙调磷酸酶。钙调磷酸酶是一种钙依赖性的丝氨酸/苏氨酸磷酸酶。在生理条件下,钙调神经磷酸酶被 Ca^{2+} 激活后,使 NFATc 的胞质成分去磷酸化。NFATc 去磷酸化后,从细胞质迁移到细胞核,并与 NFATn 的细胞核成分结合。NFATc 和 NFATn 的这种关联导致许多基因转录的激活,包括 IL-2、IL-3、IL-4、TNF-α、GM-CSF 等细胞因子基因。使用环孢素后,形成与钙调神经磷酸酶结合的环孢素-亲环蛋白复合物,导致其不能使 NFATc 去磷酸化,阻止 NFATc 向细胞核的转运,使其不能与 NFATn 结合。NFATc 与 NFATn 的结合对于启动 IL-2 的产生必不可缺,需通过 NFATc-NFATn 与 IL-2 的基因启动子的结合而实现。因此,免疫应答发挥最佳功能所必需的 IL-2 的产生受到抑制。环孢素不抑制细胞因子诱导的转导机制,也不影响 MHC 分子对 T 细胞的抗原识别。

（三）药代动力学

环孢素口服部分吸收,生物利用度为 30%~60%。环孢素为亲脂性药物,在人体内分布广泛,主要蓄积于胸腺、脾、淋巴结、骨髓等组织。吸收入血液的药物大部分都被红细胞摄取,与血浆蛋白的结合率约为 90%。环孢素主要由肝脏中 CYP3A4 酶代谢,肠道黏膜内也有少量代谢。消除半衰期个体差异大,儿童体内的消除速度要快于成人。环孢素主要经胆汁清除,仅有 6%经肾脏排泄,其中约 0.1%仍以原型排出。

（四）药物基因组学研究

随着药物基因组学的发展,研究发现环孢素血药浓度在个体间差异大可能与 CYP3A 代谢酶和 P-gp 有关。CYP3A4 与 CYP3A5 参与环孢素代谢,而 P-gp 主要影响环孢素的生物转运。P-gp 与酶的活性及表达量会直接影响到环孢素的吸收、分布及代谢,而这些酶表达量及活性与编码这些酶的基因多态性有关。因此,CYP3A 和 P-gp 的基因多态性与环孢素药代动力学、疗效及不良反应的个体间差异可能有一定相关性。以下是主要相关基因与药物疗效或不良反应的相关研究。

1. 与 *CYP3A5* 的关系　目前关于 CYP3A5 对环孢素血药浓度的影响尚存在

争议。有研究认为,CYP3A5 的基因型与环孢素的 PK/PD 密切相关。研究报道,与 *CYP3A5 * 3/ * 3* 表达型患者相比,*CYP3A5 * 1/ * 1* 表达型患者在造血干细胞移植和肝移植后环孢素血药浓度更低,需要更高的药物剂量。一篇荟萃分析表明,*CYP3A5 * 3* 多态性与肾移植受者环孢素剂量调整和血药浓度有关。与 *CYP3A5 * 1/ * 1* 或 *CYP3A5 * 1/ * 3* 携带者相比,携带 *CYP3A5 * 3/ * 3* 基因型的患者需要较低剂量的环孢素。但也有研究认为 *CYP3A5* 基因多态性并不影响肾移植患者环孢素血药浓度。

2. 与 *CYP3A4* 的关系 环孢素部分被 CYP3A4 酶代谢,*CYP3A4* 基因多态性可能影响环孢素血药浓度。有研究显示 *CYP3A4 * 18B* 基因型可影响环孢素的药代动力学,与 *CYP3A4 * 1/ * 18B* 或 *CYP3A4 * 1/ * 1* 基因型的健康受试者相比,*CYP3A418B/ * 18B* 受试者血药浓度更低。在肾移植患者中发现,与 *CYP3A4 * 1/ * 1* 和 *CYP3A4 * 1/ * 18* 相比,*CYP3A4 * 18/ * 18* 与环孢素代谢增加有关。此外,有研究发现 *CYP3A4 * 1B* 与环孢素血药浓度相关。与 T 等位基因相比,携带 C 等位基因的肾移植患者环孢素血药浓度更低。

3. 与 *ABCB1* 的关系 环孢素是 *ABCB1* 编码的多药外排泵 P－gp 的底物。在 *ABCB1* 的各种单核苷酸突变中,研究较多的有 3435C>T 基因多态性。一项荟萃分析表明,*ABCB1* 3435C>T 基因多态性与肾移植患者环孢素的剂量之间存在相关性:与 AA 基因型相比,GG 基因型患者环孢素浓度更低。另有研究发现,*ABCB1* 2677TT 基因型的肾移植患者,环孢素剂量调整谷浓度显著高于 GG 基因型和 GT 基因型患者。但也有研究认为,2677G>T 对环孢素的血药浓度无显著影响。

（五）治疗药物浓度监测

环孢素个体差异大,治疗窗较窄,其不良反应的发生率与其血药浓度存在相关性。

1. 血药浓度监测方法 目前测定环孢素血药浓度的主要方法有色谱法和免疫法。HPLC 具有准确度、灵敏度高及特异性好等优点,但对仪器、试剂和操作者具有较高要求,一般用于科研工作。免疫分析法自动化程度高,测定周期短,适用于临床血药浓度监测,但易受到环孢素代谢产物的影响,导致测定结果较 HPLC 法偏高。同时检测环境对免疫分析法结果影响较大,因此应尽量保持环境稳定。

2. 样本采集 由于环孢素亲脂性强,蛋白结合率高,其在全血中的浓度约是血浆中的 2 倍。因此选择全血测定环孢素浓度更加稳定、可靠,但要注意不能发生凝血,否则可导致血压浓度的明显降低,因此一定要用含抗凝剂的试管并应振摇均匀。EDTA 抗凝抽取静脉血 1~3 mL。

对于器官移植,监测 C_0 可在移植 2~3 日后开始,待达到稳态血药浓度后,于清晨或服药 12 h 后取血监测谷浓度 C_0。监测 C_2 应在服药 2 h 后,适宜的时间是服药 2 h±15 min 内抽取血样,移植后 1 周内多次检测 C_2。需要区别低吸收者及延迟吸收者时,应监测更多的点(如 C_0、C_4、C_6 或 AUC)。

对于肾病综合征,推荐用药后 1 周首次检测药物谷浓度,据此来调整环孢素用量,待稳定后可每月监测 1 次。

环孢素药代动力学及临床研究表明,$AUC_{0~12 h}$ 可准确反映环孢素在体内的整个药代动力学过程,$AUC_{0~4 h}$ 反映了服药 4 h 吸收相的药物暴露量,环孢素的吸收差异主要发生于服药后的前 4 h 内,因此对该时段药物吸收进行有效监测是临床准确用药所需。由于测定 $AUC_{0~4 h}$ 和 $AUC_{0~12 h}$ 需多次采血,且费用昂贵,因此大部分医院以服药前谷浓度(C_0)或服药后 2 h 血药浓度(C_2)作为常规监测手段。C_0 与 AUC 相关性较差,C_2 与 AUC 相关性较好,在肝、肾移植中监测 C_2 并依次调整环孢素口服剂量均可减少急性排斥反应发生率,并保持良好的药物耐受性。近年来越来越多的医疗中心倾向于以 C_2 监测提示环孢素药效。

3. 血药浓度范围　儿童肾病综合征谷浓度:80~120 μg/L。肾移植患者谷浓度:术后 1 个月内 250~450 μg/L,术后 1~3 个月 250~400 μg/L,术后 3~6 个月 180~350 μg/L,术后 6~12 个月 150~300 μg/L,术后大于 1 年 100~250 μg/L。肾移植患者用药后 2 h 浓度:术后 0~1 个月 1 700 μg/L,术后 2 个月 1 500 μg/L,术后 3~4 个月 1 200 μg/L,术后 5~6 个月 1 000 μg/L,术后大于 8 个月 800 μg/L。对于肝移植患者,由于受损的移植肝脏对环孢素肝毒性更为敏感,在一定程度上制约了环孢素的应用,一般要求肝移植患者用药后 2 h 浓度:术后 0~6 个月 1 000 μg/L,术后 7~12 个月 800 μg/L,术后大于 1 年 600 μg/L。

(六)个体化治疗建议

环孢素的主要副作用为肾毒性,25%~75% 的患者可出现,在肾移植中,排斥反应需要与肾毒性区分开来。肾毒性限制了环孢素在组织移植前的应用,给肾移植带来了挑战。肾毒性可降低肾小球滤过率和肾血流量,同时也会损伤近端小管和小血管内皮细胞。环孢素还会导致高尿酸血症,从而导致高胆固醇血症、P-糖蛋白活性增加和痛风恶化。大多数心脏移植患者和约 50% 的肾移植患者都可观察到高血压。在接受环孢素治疗的患者中,约有一半的患者肝脏氨基转移酶活性或血浆胆红素浓度升高。在服用环孢素的患者中,有 10%~30% 的患者出现多毛和牙龈发育不良。其他副作用包括消化性溃疡、胰腺炎、牙龈增生、抽搐、呼吸困难、发热、呕吐和神志不清。对真菌和病毒感染的易感性增加,但如果单独使用环孢素而不与其他免疫抑制剂联合使用,则恶性肿瘤的发生率较低。

药物相互作用方面,任何作用于微粒体酶尤其是 CYP3A 系统的药物都会影响环孢素的血药浓度。抑制 CYP3A 酶活性的药物会减慢环孢素的代谢,从而增加其血药浓度。这些药物包括氟康唑、伊曲康唑等抗真菌药物、大环内酯类抗生素、糖皮质激素、钙通道阻滞剂、蛋白酶抑制剂等。增强 CYP3A 活性的药物会加快环孢素的代谢,导致其血药浓度降低。这些药物包括苯妥英钠、苯巴比妥、卡马西平、甲氧苄啶-磺胺甲噁唑和利福平等。若必须与上述药物同用时,应严密监测环孢素血药浓度,以调整剂量。

环孢素与阿昔洛韦、氨基糖苷类抗生素、两性霉素 B、呋塞米、万古霉素等药物合用时可增加肾毒性,需谨慎合用,必须合用时应监测患者的肝肾功能。

建议规范环孢素的使用路径,以确保对使用环孢素的患者进行全程化药学服务:① 在使用环孢素给药 4~6 次后可达稳态浓度,首次加药后同一剂量连续服用 1 周,应进行第 1 次 TDM,以评估其发生不良反应的风险。② 环孢素应分两次服用(早上和晚上)。乳化型环孢素 A 受食物共同服用和昼夜节律的影响较小,不再需要考虑进餐的时间。③ 与地尔硫䓬、尼卡地平、维拉帕米、氟康唑等药物合用时,环孢素血药浓度升高,与卡马西平、奥卡西平和利福布汀等药物合用时,环孢素血药浓度降低。合用药物期间需监测全血中环孢素水平。

(七)药学服务案例

案例:患儿,女,12 岁,体重 33.2 kg。3 个半月前无明显诱因出现全身水肿,于当地医院诊断为肾病综合征,予醋酸泼尼松片抗炎(60 mg/d)后,多次复查尿常规,尿蛋白均为阴性,醋酸泼尼松片逐渐减量为 50 mg/d。半个多月前患儿出现腹痛、呕吐,四肢乏力,入院检测肺炎(真菌+细菌)、血压升高、血糖升高,入院后予一级护理,予降血压、降血糖、利尿、积极抗感染治疗,患儿生命体征正常后,主治医生计划改用环孢素治疗肾病综合征。临床药师认为环孢素与氟康唑联用时血药浓度会增高,致毒性反应发生的危险性增加,故应减少环孢素剂量,并在给药 4~6 次后测血药浓度,调整剂量使血药浓度在 80~120 μg/L 范围内。

【吗替麦考酚酯】

1896 年从青霉菌的培养物中分离得到了霉酚酸(mycophenolic acid,MPA),

并于 1913 年纯化制得。最初人们对该化合物的抗真菌和抗细菌作用进行了研究,随后发现其具有抗肿瘤作用。多年后,它的免疫抑制活性得到认可。经过进一步的研发,霉酚酸的前体药物(霉酚酸的吗啉基乙酯化产物)吗替麦考酚酯(mycophenolate mofetil,MMF)得以问世。该药于 1995 年获得美国 FDA 的批准,作为一种有效的细胞毒性免疫抑制剂,用于预防急性同种异体肾移植排斥反应,也可用于治疗频复发的肾病综合征患者。吗替麦考酚酯是次黄嘌呤单核苷酸脱氢酶抑制剂,可抑制有丝分裂原和同种特异性刺激物引起的 T 和 B 淋巴细胞增殖。吗替麦考酚酯最常见的不良反应是胃肠道症状和剂量相关的骨髓抑制。吗替麦考酚酯的代谢、排泄和疗效受种族、性别、白蛋白浓度、血红蛋白浓度、肝肾功能、药物配伍等多方面的影响,因此存在明显的个体差异。

(一)用法用量

1. 器官移植

(1)心脏移植:与其他免疫抑制剂预防 ≥3 月龄患儿的移植后排斥反应。

口服混悬液:初始剂量每日 2 次,每次口服 600 mg/m²;如果可耐受,可增加至维持剂量,每日 2 次,每次口服 900 mg/m²。最高日剂量为 3 g。注意应评估临床情况进行个性化给药。

胶囊或片剂:

体表面积 ≥1.25~<1.5 m²,每日 2 次,每次口服胶囊 750 mg。

体表面积 ≥1.5 m²,每日 2 次,每次口服胶囊或片剂 1 g。

最高日维持剂量为 3 g。注意应评估临床情况进行个性化给药。

(2)肝移植:剂量同心脏移植。

(3)肾移植:与其他免疫抑制剂预防 ≥3 月龄患儿的移植后排斥反应。移植后尽快开始治疗。空腹服用。如有必要,病情稳定的患者可与食物一起服用。

胶囊:常用剂量

体表面积 ≥1.25~<1.5 m²,每日 2 次,每次口服 750 mg。

体表面积 ≥1.5 m²,每日 2 次,每次口服 1 g。

混悬液:常用剂量每日 2 次,每次口服 600 mg/m²,最高日剂量 2 g。

片剂:常用剂量体表面积 ≥1.5 m²,每日 2 次,每次口服 1 g。

2. 骨髓移植 GVHD 的药物预防:同胞相合移植、单倍体造血干细胞移植(haplo‐HSCT)和非血缘供者移植。中华医学会血液学分会造血干细胞应用学组建议,在环孢素/他克莫司+短疗程甲氨蝶呤基础预防的基础上加用吗替麦考酚酯,可进一步降低 GVHD 发生率。吗替麦考酚酯和环孢素同时开始应用或+1

天开始给药,儿童一般给药剂量为每日 30 mg/kg,分 2~3 次口服,植活后+30 天停药。

3. 频复发肾病综合征或作为激素敏感性肾病综合征的替代治疗　儿童 20~30 mg/(kg·d),每 12 h 口服 1 次,每次最大剂量不超过 1 g,疗程 12~24 个月。

应注意因为吸收率不同,口服常释制剂不能与霉酚酸缓释片同剂量互换。

（二）药理作用

吗替麦考酚酯是麦考酚酸的前体药物,是一种高效、选择性、非竞争性、可逆性的次黄嘌呤单核苷酸脱氢酶抑制剂,可抑制鸟嘌呤核苷酸的经典合成途径,抑制有丝分裂原和同种特异性刺激物引起的 T 和 B 淋巴细胞增殖,还可抑制 B 淋巴细胞产生抗体。此外,吗替麦考酚酯还可使参与黏附和细胞迁移的淋巴细胞糖蛋白脱糖基化,抑制白细胞募集到炎症部位。

吗替麦考酚酯是一种对 B 和 T 淋巴细胞具有功能选择性的细胞毒剂,可阻止 DNA 合成所需的鸟嘌呤核苷酸的产生。对于嘌呤的生物合成,B 和 T 淋巴细胞依赖于从头合成,而不是依赖于补救途径。淋巴细胞很少或不具备补救途径,这与其他依赖于补救途径生成鸟嘌呤核苷酸的骨髓成分和实质细胞相反。吗替麦考酚酯是一种选择性、非竞争性和可逆的肌苷单磷酸脱氢酶（IMPDH）抑制剂,IMPDH 与鸟嘌呤核苷酸的从头合成有关。因此,其抑制了淋巴细胞的增殖和 B 淋巴细胞抗体合成。此外,吗替麦考酚酯可能通过使参与黏附和细胞迁移的淋巴细胞糖蛋白去糖基化而抑制白细胞募集到炎症部位,这可能在器官移植治疗中发挥作用。吗替麦考酚酯对细胞因子及其受体的合成,以及依赖细胞因子受体的信号转导机制无特异性影响。

（三）药代动力学

口服后吗替麦考酚酯被肠壁和肝脏中的酯酶广泛水解,迅速并完全代谢为活性代谢产物麦考酚酸,生物利用度为 94%,与血浆白蛋白结合率约为 97%。麦考酚酯主要通过葡萄糖醛酸转化酶形成酚化葡萄糖醛麦考酚酸,后者通过肝肠循环被转化成麦考酚酯。因此在服药 6~12 h 后可观察到血浆麦考酚酯浓度的第二个峰值。肠肝再循环增加麦考酚酯血浆浓度。麦考酚酯生物半衰期为 17.9 h,大多数以酚化葡萄糖醛麦考酚酸的形式从尿液中排出,少量通过粪便排出。

（四）药物基因组学研究

吗替麦考酚酯治疗窗窄,口服生物利用度个体差异大,长期服用不良反应发生率高。随着药物基因组学的发展,一些与吗替麦考酚酯相关基因的 SNP 位点被报道,主要相关基因对药物疗效或不良反应的影响如下所述。

1. 与 *UGT1A9* 的关系　UGT 是体内重要的药物 Ⅱ 相反应酶之一,UGT1A9 是麦考酚酸在肝内代谢的主要酶。研究认为 *UGT1A9* 98T>C 位点的 C 等位基因与不良反应增加相关。与 T 等位基因相比,肾移植患者在植入后第一年用吗替麦考酚酸治疗时,C 等位基因与肾小球滤过率估计值(eGFR)降低有关。而 *UGT1A9* − 118(dT)位点的 TT 基因型的肾移植者麦考酚酸剂量调整 *AUC* 显著增加。但目前基因多态性对吗替麦考酚酯在肾病综合征儿童人群中的影响研究较少。

2. 与 *SLCO* 的关系　OATP 是由 *SLCO* 基因编码的药物转运体,目前对吗替麦考酚酯相关性研究较多的为 *SLCO1B1* 和 *SLCO1B3*。有研究报道,携带 *SLCO1B1* ∗ 5 等位基因的肾移植患者,使用吗替麦考酚酯不良反应发生风险降低。但也有研究认为 *SLCO1B* 基因多态性与麦考酚酯的剂量调整暴露无关,也与腹泻或白细胞减少的发生率不相关。此外,有研究报道 *SLCO1B3* rs4149117 和 rs7311358 基因多态性与肺移植受者一年生存率相关。

3. 与 *MRP2* 的关系　*MRP2* 基因是三磷酸腺苷(ATP)结合盒式运载体基因家族成员之一,是近几年新发现的一个与肿瘤多药耐药相关的基因。MRP2 是结合 GSH 转运的胆汁盐非依赖的胆汁运输过程中的主要运载体。*MRP2C24T* 和 *MRP2C3972T* 基因多态性与 MPA 浓度相关,而且 *MRP2C24T* 基因多态性影响了 MPA 口服清除率。*MRP2C24T* 和 *MRP2C3972T* 基因缺陷者有更低的 MPA 血药浓度,说明 MRP2 蛋白在 MPA 的体内转运中起着重要作用。

(五)治疗药物浓度监测

吗替麦考酚酯个体差异大,建议进行血药浓度检测。

1. 血药浓度监测方法　目前常用的检测方法有免疫法和色谱法。色谱法可单独检测 MPA,不受酚化葡萄醛麦考酚酸的影响,专属性高,但样品处理过程烦琐,时间较长,多用于科研。免疫法自动化程度高,操作性相对简单,可批量连续测定,但因葡萄糖苷酸代谢产物酚化葡萄醛麦考酚酸与霉酚酸有交叉反应,导致免疫法测出的浓度偏高(常有 7%~35% 的正偏差),特异性不及色谱法。

2. 样本采集　免疫法检测时,由于 MPA 血浆蛋白结合率较高(约 97%),需采用血浆或全血为标本。定量抽取抗凝全血样本,经红细胞充分裂解去除蛋白后高速离心,取上清液用于检测分析。

器官移植：吗替麦考酚酯血药浓度监测共 3 次,分别应在移植后第 7 日、第 10~14 日中的 1 日和第 3 周或第 4 周中的 1 日进行监测。当免疫抑制方案有重要改变时,如药物减量或转换需实施 TDM。当出现重要的临床不良事件如排斥、感染及腹泻等情况时也需要实施 TDM。

肾病综合征：推荐进行全点监测,以 $AUC_{0~12h}$ 为浓度参数,多为 10~12 个采样点,采样时间多为给药后 0 h、0.5 h、1.0 h、1.5 h、2.0 h、4.0 h、6.0 h、8.0 h、10.0 h 和 12.0 h。此外亦可通过监测 $AUC_{0~2h}$ 及 $AUC_{0~4h}$ 估算总体 AUC 的变化,多为 3~4 个采样点。用药后 1 周后达到稳态血药浓度后检测药物浓度。

3. 血药浓度范围　治疗儿童肾病综合征应维持血药浓度曲线下目标面积>50 μg·h/mL。MPA－AUC 目标范围为 30~60 mg·h/L。当 MPA－AUC <30 mg·h/L 时,提示 MPA 可能暴露不足,尤其在肾移植后早期,排斥反应的概率加大,吗替麦考酚酯剂量可能需要增加。当 MPA－AUC>60 mg·h/L 时,提示 MPA 可能暴露过度,药物相关的不良事件概率可能增加,吗替麦考酚酯剂量可能需要减少。

（六）个体化治疗建议

吗替麦考酚酯的药代动力学受种族、肝肾功能、血浆白蛋白水平及药物相互作用等因素影响,患者个体间霉酚酸浓度变异度大,应进行血药浓度检测。因服药后 6~12 h 后可观察到血浆麦考酚酯浓度的第二个峰值。因此推荐进行全点监测,以 $AUC_{0~12h}$ 调整给药剂量。治疗药物监测下应用霉酚酸类药物可显著降低治疗失败、毒性反应的发生率。

患者服用吗替麦考酚酯后发生皮肤癌的危险性增加,应通过穿防护衣或使用含高防护因子的防晒霜,以减少暴露于阳光和紫外线下。同时监测皮肤变化,注意淋巴瘤的发生。吗替麦考酚酯不良反应主要有胃肠道反应和感染,少数患儿出现潜在的血液系统骨髓抑制（如贫血、白细胞减少）、肝脏损害等。用药后可能出现严重中性粒细胞减少症（中性粒细胞计数<$0.5\times10^{3}/\mu L$）,患者在接受本品治疗的第一个月内,应每周完成一次全血细胞计数检验;在治疗的第二个月和第三个月内,应每月完成两次检验;然后至一年时,应每月完成一次检验。应特别监测中性粒细胞减少症的出现情况。如果出现中性粒细胞减少症（中性粒细胞计数<$1.3\times10^{3}/\mu L$）,应中断本品给药,或降低剂量并密切观察。观察到预防肾移植、心脏移植或肝移植排异反应患者最常出现中性粒细胞减少症的时间是移植后 31~180 天。应告知接受本品治疗的患者,在出现任何感染症状、意外挫伤、出血或其他骨髓抑制表征时应立即汇报。本品治疗中进行疫苗接种可能

效果欠佳。而且应当避免使用减毒活疫苗。

（七）药学服务案例

案例：患儿，男，6岁7个月，体重18 kg，确诊"肾病综合征"4年余，再复查入院。患儿4年前于我院诊断为"肾病综合征"，先后给予激素、环磷酰胺、他克莫司治疗，仍多次复发。此次入院尿检示大量蛋白尿。入院诊断"难治性肾病"。治疗经过：患儿于2017年3月10日起加用吗替麦考酚酯分散片早0.375 g，晚0.25 g口服，他克莫司减至0.5 mg每日1次。3月11日患儿诉腹部不适，无呕吐腹泻，嘱患儿清淡饮食，少食多餐，未予特殊处理。3月12日晚患儿出现呕吐、腹痛、腹泻，呕吐物为胃内容物，大便次数增多（4~5次），黄色稀糊状，小便量减少，胃纳欠佳。3月14日予吗替麦考酚酯分散片减量至0.125 g，每12 h一次口服，患儿胃肠道不适未缓解，颜面部轻度水肿，查电解质及肾功能示钠135 mmol/L，尿酸21.7 mmol/L，肌酐65 μmol/L。3月16日起停吗替麦考酚酯分散片后呕吐、腹泻缓解，胃纳较前好转。

临床药师根据我国药物不良反应因果分析评价原则判定，该患儿出现胃肠道不良反应很可能是吗替麦考酚酯分散片引起。对于吗替麦考酚酯分散片引起胃肠道不适是否停药或减量处理意见不一。虽然该患儿住院期间停用吗替麦考酚酯分散片后，胃肠道症状好转，但由于尿蛋白控制欠佳，目前可选择免疫抑制药物有限。因此临床药师查阅文献后建议，吗替麦考酚酯的胃肠道不良反应可能是由其有效作用成分麦考酚酸所致，肠溶片剂型减轻了麦考酚酸对胃的刺激。因此，结合患儿情况考虑，可选择继续尝试服用吗替麦考酚酯分散片，如患儿仅存在腹泻等可耐受不良反应，可继续服用。如果患儿服用后，仍出现严重不良反应，建议可更换更为安全的吗替麦考酚酯肠溶制剂进行治疗，医师采纳临床药师建议，患儿继续服用吗替麦考酚酯分散片治疗。

参考文献

陈文倩,张雷,张弋,等. 2021. 实体器官移植他克莫司个体化治疗专家共识[J]. 中国医院用药评价与分析,21(12)：1409 - 1424.

杜迪,李维亮,辛华雯. 2018. 环孢素A的药物基因组学研究进展[J]. 中国药师,21(4)：695 - 700.

国家药典委员会. 2017. 中华人民共和国药典·临床用药须知：化学药和生物制品卷[S]. 2015年版. 北京：中国医药科技出版社,1114.

黄晓军,吴德沛. 2020. 中国异基因造血干细胞移植治疗血液系统疾病专家共识(Ⅲ)——急性移植物抗宿主病（2020 年版）[J].中华血液学杂志,41(7)：529－536.

冀波,张永,沈雁.2018.临床药师参与 1 例肾病综合征患儿初服吗替麦考酚酯导致严重胃肠
　　道不良反应的病例分析[J].药学研究,37(2)：119－121.

邵晓珊,蒋新辉,胡坚,等.2020.儿童免疫相关性疾病临床实用热点问题专家建议系列之
　　三——环孢素在中国儿童免疫相关疾病中的应用建议[J].中国实用儿科杂志,35(6)：
　　417－423+434.

张相林.2020.治疗药物监测临床应用手册[M].北京：人民卫生出版社,251－256.

中国药理学会治疗药物监测研究专业委员会.2019.治疗药物监测工作规范专家共识(2019
　　版)[J].中国医院用药评价与分析,19(8)：897－898,902.

中华医学会儿科学分会肾脏学组.2017.儿童激素敏感、复发/依赖肾病综合征诊治循证指南
　　(2016)[J].中华儿科杂志,55：729－734.

中华医学会器官移植学分会.2019.儿童肾移植技术操作规范(2019 版)[J].器官移植,10
　　(5)：499－504.

中华医学会器官移植学分会,中国医师协会器官移植医师分会.2016.中国肾移植受者免疫抑
　　制治疗指南(2016 版)[J].器官移植,7(5)：327－331.

中华医学会器官移植学分会,中国医师协会器官移植医师分会.2017.中国肾移植排斥反应临
　　床诊疗指南(2016 版)[J].实用器官移植电子杂志,5(2)：81－87.

中华医学会血液学分会造血干细胞应用学组,中国抗癌协会血液病转化委员会.2021.慢性移
　　植物抗宿主病(cGVHD)诊断与治疗中国专家共识(2021 年版)[J].中华血液学杂志,42
　　(4)：265－275.

Abdel-Kahaar E, Giese T, Sommerer C, et al. 2016. Analytical validation and cross-validation of
　　an NFAT-regulated gene expression assay for pharmacodynamic monitoring of therapy with
　　calcineurin inhibitors[J]. Ther Drug Monit, 38(6)：711－716.

Andreu F, Colom H, Elens L, et al. 2017. A New CYP3A5 * 3 and CYP3A4 * 22 Cluster
　　Influencing Tacrolimus Target Concentrations：A Population Approach [J]. Clin
　　Pharmacokinet, 56(8)：963－975.

Andrews L M, Li Y, De Winter B C M, et al. 2012. Pharmacokinetic considerations related to
　　therapeutic drug monitoring of tacrolimus in kidney transplant patients[J]. Expert Opin Drug
　　Metab Toxicol, 13(12)：1225－1236.

Anglicheau D, Verstuyft C, Laurent-Puig P, et al. 2003. Association of the multidrug resistance-1
　　gene single-nucleotide polymorphisms with the tacrolimus dose requirements in renal transplant
　　recipients[J]. J Am Soc Nephrol, 14(7)：1889－1896.

Bekersky I,Dressler D,Mekki Q. 2001. Effect of time of meal consumption on bioavailability of a
　　single oral 5 mg tacrolimus dose[J]. J Clin Pharmacol, 41(3)：289－297.

Birdwell K A, Decker B, Barbarino J M, et al. 2015. Clinical Pharmacogenetics Implementation
　　Consortium (CPIC) Guidelines for CYP3A5 Genotype and Tacrolimus Dosing [J]. Clin
　　Pharmacol Ther, 98(1)：19－24.

Boratynska M, Banasik M, Patrzalek D, et al. 2006. Conversion from cyclosporine-based
　　immunosuppression to tacrolimus/mycophenolate mofetil in patients with refractory and ongoing
　　acute renal allograft rejection[J]. Ann Transplant, 11(2)：51－56.

Bouamar R, Hesselink D A, van Schaik R H, et al. 2011. Polymorphisms in CYP3A5, CYP3A4, and ABCB1 are not associated with cyclosporine pharmacokinetics nor with cyclosporine clinical end points after renal transplantation[J]. Ther Drug Monit, 33(2): 178－184.

Bouamar R, Hesselink D A, van Schaik R H, et al. 2012. Mycophenolic acid-related diarrhea is not associated with polymorphisms in SLCO1B nor with ABCB1 in renal transplant recipients [J]. Pharmacogenet Genomics, 22(6): 399－407.

Bremer S, Vethe N T, Skauby M, et al. 2017. NFAT-regulated cytokine gene expression during tacrolimus therapy early after renal transplantation[J]. Br J Clin Pharmacol, 83(11): 2494－2502.

Brunet M, van Gelder T, Åsberg A, et al. 2019. Therapeutic drug monitoring of tacrolimus-personalized therapy: Second consensus report[J]. Ther Drug Monit, 41(3): 261－307.

Busuttil R W, Lake J R. 2004. Role of tacrolimus in the evolution of liver transplantation [J]. Transplantation, 77: S44－S51.

Crespo-Leiro M G. 2003. Tacrolimus in heart transplantation [J]. Transplant Proc, 35: 1981－1983.

Elens L, Haufroid V. 2017. Genotype-based tacrolimus dosing guidelines: with or without CYP3A4 * 22? [J]. Pharmacogenomics, 18(16): 1473－1480.

Elens L, van Gelder T, Hesselink D A, et al. 2013. CYP3A4 * 22: promising newly identified CYP3A4 variant allele for personalizing pharmacotherapy[J]. Pharmacogenomics, 14(1): 47－62.

European Medicines Agency. Modigraf[EB/OL]. (2019－10－31) [2021－05－13]. https://www. ema. europa. eu/en/documents/product-information/modigraf-epar-product-information_en. pdf.

Food and Drug Administration. Prograf[EB/OL]. [2021－05－13]. https://www. accessdata. fda. gov/drugsatfda_docs/label/2019/050708s050,050709s042,210115s002lbl. pdf.

Gervasini G, Garcia-Pino G, Vergara E, et al. 2018. CYP3A genotypes of donors but not those of the patients increase the risk of acute rejection in renal transplant recipients on calcineurin inhibitors: a pilot study[J]. Eur J Clin Pharmacol, 74(1): 53－60.

Giese T. Development of quantitative RT－PCR tests for the expression of cytokine genes on the lightcycler[EB/OL]. [2021－10－15]. https://link. springer. com/chapter/10. 1007/978-3-642-59524-0_27.

Giese T, Zeier M, Meuer S. 2004. Analysis of NFAT-regulated gene expression in vivo: a novel perspective for optimal individualized doses of calcineurin inhibitors [J]. Nephrol Dial Transplant, 19(Suppl 4): iv55－iv60.

Gijsen V M, van Schaik R H, Elens L, et al. 2013. CYP3A4 * 22 and CYP3A combined genotypes both correlate with tacrolimus disposition in pediatric heart transplant recipients [J]. Pharmacogenomics, 14(9): 1027－1036.

Gipson D S, Massengill S F, Yao L, et al. 2009. Management of Childhood Onset Nephrotic Syndrome[J]. Pediatrics, 124(2): 747－757.

Hao G X, Huang X, Zhang D F, et al. 2018. Population pharmacokinetics of tacrolimus in children with nephrotic syndrome[J]. Br J Clin Pharmacol, 84(8): 1748 - 1756.

Hesselink D A, Bouamar R, Elens L, et al. 2014. The role of pharmacogenetics in the disposition of and response to tacrolimus in solid organ transplantation[J]. Clin Pharmacokinet, 53(2): 123 - 139.

Hesselink D A, van Schaik R H, van der Heiden I P, et al. 2003. Genetic polymorphisms of the CYP3A4, CYP3A5, and MDR - 1 genes and pharmacokinetics of the calcineurin inhibitors cyclosporine and tacrolimus[J]. Clin Pharmacol Ther, 74(3): 245 - 254.

Huang L, Wang J, Yang J, et al. 2019. Impact of CYP3A4/5 and ABCB1 polymorphisms on tacrolimus exposure and response in pediatric primary nephrotic syndrome [J]. Pharmacogenomics, 20(15): 1071 - 1083.

Hu Y F, Tu J H, Tan Z R, et al. 2007. Association of CYP3A4 * 18B polymorphisms with the pharmacokinetics of cyclosporine in healthy subjects[J]. Xenobiotica, 37(3): 315 - 327.

Iacono A T, Johnson B A, Grgurich W F, et al. 2006. A randomized trial of inhaled cyclosporine in lung-transplant recipients[J]. N Engl J Med, 354: 141 - 150.

Kazyra I, Pilkington C, Marks S D, et al. 2010. Mycophenolate mofetil treatment in children and adolescents with lupus[J]. Arch Dis Child, 95(12): 1059 - 1061.

Kidney Disease: Improving Global outcomes (KDIGO) Glomerular Diseases Work Group. 2021. KDIGO 2021 Clinical Practice Guideline for the Management of Glomerular Diseases [J]. Kidney Int, 100(4s): S1 - S276.

Kidney Disease: Improving Global Outcomes (KDIGO) Glomerulonephritis Work Group. 2012. KDIGO clinical practice guideline for glomerulonephritis [J]. Kidney Inter, 2: 139 - 274.

Lai Y R, Chen Y H, Hu D M, et al. 2014. Multicenter phase II study of a combination of cyclosporine a, methotrexate and mycophenolate mofetil for GVHD prophylaxis: results of the Chinese Bone Marrow Transplant Cooperative Group (CBMTCG) [J]. J Hematol Oncol, 7: 59.

Lee J, Wang R, Yang Y, et al. 2015. The Effect of ABCB1 C3435T Polymorphism on Cyclosporine Dose Requirements in Kidney Transplant Recipients: A Meta-Analysis[J]. Basic Clin Pharmacol Toxicol, 117(2): 117 - 125.

Lemaitre F, Monchaud C, Woillard J B, et al. 2020. Synthèse des recommandations de l'International Association of Therapeutic Drug Monitoring and Clinical Toxicology (IATDMCT) sur le suivi thérapeutique pharmacologique du tacrolimus [Summary of the recommendations of the International Association of Therapeutic Drug Monitoring and Clinical Toxicology (IATDMCT) on the therapeutic drug monitoring of tacrolimus] [J]. Therapie, 75 (6): 681 - 685.

Li D Y, Teng R C, Zhu H J, et al. 2013. CYP3A4/5 polymorphisms affect the blood level of cyclosporine and tacrolimus in Chinese renal transplant recipients[J]. Int J Clin Pharmacol Ther, 51(6): 466 - 474.

MacDonald A S. 2003. Rapamycin in combination with cyclosporine or tacrolimus in liver, pancreas and kidney transplantation[J]. Transplant Proc, 35: 2015 - 2085.

Marfo K, Altshuler J, Lu A. 2010. Tacrolimus pharmacokinetic and pharmacogenomic differences between adults and pediatric solid organ transplant recipients[J]. Pharmaceutics, 2(3): 291 – 299.

Mehta H, Kumar S, Parsad D, et al. 2021. Oral cyclosporine is effective in stabilizing active vitiligo: results of a randomized controlled trial[J]. Dermatol Ther, 34(5): e15033.

Michelon H, Konig J, Durrbach A, et al. 2010. SLCO1B1 genetic polymorphism influences mycophenolic acid tolerance in renal transplant recipients[J]. Pharmacogenomics, 11(12): 1703 – 1713.

Millán O, Ruiz P, Fortuna V, et al. 2020. Nuclear factor of activated T cells as potential pharmacodynamic biomarker for the risk of acute and subclinical rejection in de novo liver recipients[J]. Liver Int, 40(4): 931 – 946.

Monostory K, Toth K, Kiss A, et al. 2015. Personalizing initial calcineurin inhibitor dosing by adjusting to donor CYP3A-status in liver transplant patients[J]. Br J Clin Pharmacol, 80(6): 1429 – 1437.

Olson K A, West K, McCarthy P L. 2014. Toxic tacrolimus levels after application of topical tacrolimus and use of occlusive dressings in two bone marrow transplant recipients with cutaneous graft-versushost disease[J]. Pharmacotherapy, 34(6): e60 – e64.

Pazik J, Oldak M, Dabrowski M, et al. 2011. Association of UDP-glucuronosyltransferase 1A9 (UGT1A9) gene polymorphism with kidney allograft function[J]. Ann Transplant, 16(4): 69 – 73.

Peng W, Lin Y, Zhang H, et al. 2020. Effect of ABCB1 3435C>T Genetic Polymorphism on Pharmacokinetic Variables of Tacrolimus in Adult Renal Transplant Recipients: A Systematic Review and Meta-analysis[J]. Clin Ther, 42(10): 2049 – 2065.

Pharmaceuticals and Medical Devices Agency. プログラフカプセル[EB/OL]. [2021 – 05 – 13]. https://www. pmda. go. jp/Pmda-Search/iyakuDetail/800126_3999014M1022_3_38# HDR_Warnings.

Product Information: CELLCEPT(R) oral capsules, oral tablets, oral suspension, intravenous injection, mycophenolate mofetil oral capsules, oral tablets, oral suspension, intravenous injection. Genentech USA Inc (per FDA), South San Francisco, CA, 2022.

Qiu F, He X J, Sun Y X, et al. 2011. Influence of ABCB1, CYP3A4 * 18B and CYP3A5 * 3 polymorphisms on cyclosporine A pharmacokinetics in bone marrow transplant recipients [J]. Pharmacol Rep, 63(3): 815 – 825.

Ratanatharathorn V, Deol A, Ayash L, et al. 2015. Low dose antithymocyte globulin enhanced the efficacy of tacrolimus and mycophenolate for GVHD prophylaxis in recipients of unrelated SCT [J]. Bone Marrow Transplant, 50: 106 – 112.

Rodriguez-Antona C, Savieo J L, Lauschke V M, et al. 2022. PharmVar GeneFocus: CYP3A5 [J]. Clin Pharmacol Ther, 112(6): 1159 – 1171.

Rubio M T, D'Aveni-Piney M, Labopin M, et al. 2017. Impact of in vivo T cell depletion in HLA-identical allogeneic stem cell transplantation for acute myeloid leukemia in first complete remission conditioned with a fludarabine iv-busulfan myeloablative regimen: a report from the

EBMT Acute Leukemia Working Party[J]. J Hematol Oncol, 10(1): 31.

Shi Y, Li Y, Tang J, et al. 2013. Influence of CYP3A4,CYP3A5 and MDR−1 polymorphisms on tacrolimus pharmacokinetics and early renal dysfunction in liver transplant recipients [J]. Gene, 512(2): 226−231.

Sommerer C, Zeier M, Czock D, et al. 2011. Pharmacodynamic disparities in tacrolimus-treated patients developing cytomegalus virus viremia[J]. Ther Drug Monit, 33(4): 373−379.

Sommerer C, Zeier M, Meuer S, et al. 2010. Individualized monitoring of nuclear factor of activated T cells-regulated gene expression in FK506-treated kidney transplant recipients [J]. Transplantation, 89(11): 1417−1423.

Tague L K, Byers D E, Hachem R, et al. 2020. Impact of SLCO1B3 polymorphisms on clinical outcomes in lung allograft recipients receiving mycophenolic acid[J]. Pharmacogenomics J, 20 (1): 69−79.

Werner R, Benden C. 2021. Pediatric lung transplantation as standard of care [J]. Clin Transplant, 35(1): e14126.

Woillard J B, Mourad M, Neely M, et al. 2017. Tacrolimus updated guidelines through popPK modeling: How to benefit more from CYP3A pre-emptive genotyping prior to kidney transplantation[J]. Front Pharmacol, 8: 358.

Wu B, Tong J, Ran Z. 2020. Tacrolimus Therapy in Steroid-Refractory Ulcerative Colitis: A Review[J]. Inflamm Bowel Dis, 26(1): 24−32.

Yang M, Huan G, Wang M. 2018. Influence of CYP3A and ABCB1 Single Nucleotide Polymorphisms on the Pharmacokinetics/Pharmacodynamics of Tacrolimus in Pediatric Patients [J]. Curr Drug Metab, 19(14): 1141−1151.

Zhang W X, Chen B, Jin Z, et al. 2008. Influence of uridine diphosphate (UDP)-glucuronosyltransferases and ABCC2 genetic polymorphisms on the pharmacokinetics of mycophenolic acid and its metabolites in Chinese renal transplant recipients[J]. Xenobiotica, 38(11): 1422−1436.

Zhang Y, Li J L, Fu Q, et al. 2013. Associations of ABCB1, NFKB1, CYP3A, and NR1I2 polymorphisms with cyclosporine trough concentrations in Chinese renal transplant recipients [J]. Acta Pharmacol Sin, 34(4): 555−560.

Zhu H J, Yuan S H, Fang Y, et al. 2011. The effect of CYP3A5 polymorphism on dose-adjusted cyclosporine concentration in renal transplant recipients: a meta-analysis [J]. Pharmacogenomics J, 11(3): 237−246.

（张　涛　赵新波　张　奇）

第十一章

解热镇痛药的精准治疗

发热是机体在致热原作用下或各种原因引起体温调节中枢的功能障碍时,体温升高超出正常范围的一种临床表现。当下丘脑体温调节中枢的体温调定点数值升高时,会导致产热过程加强而散热过程减弱,如出现寒战、毛细血管收缩等表现。NSAID 是儿科常用于发热、轻中度疼痛的对症治疗药物。药物治疗原则为根据发热、疼痛评估的结果,结合原发病,选择合适的用药策略。由于儿童的药物安全性数据较为缺乏,考虑其特殊的生理特点,与成人患者相比更易发生过敏、消化道损害、肾损害等不良反应。因此儿童解热镇痛对症治疗的个体化精准用药极为重要。

【布洛芬】

布洛芬是临床常用的解热镇痛药,适用于儿童普通感冒或流行性感冒引起的发热,也用于缓解儿童轻至中度疼痛如头痛、关节痛、偏头痛、牙痛、肌肉痛、神经痛。给药剂量适当时,布洛芬的不良反应较少,其较常见的不良反应有恶心、呕吐、胃烧灼感等胃肠道不适,偶见皮疹、头痛、耳鸣、氨基转移酶升高等。

(一)用法用量

以布洛芬混悬液(100 mL∶2 g)为例,口服给药。12 岁以下小儿用量见表 11-1。

表 11-1 布洛芬混悬液用法用量

年龄(岁)	体重(kg)	一次量(mL∶g)	次 数
1~3	10~15	4∶0.08	
4~6	16~21	5∶0.1	若持续疼痛或发热,可间隔 4~6 h 重复用药 1 次, 24 h 内不得超过 4 次
7~9	22~27	8∶0.16	
10~12	28~32	10∶0.2	

以布洛芬分散片(50 mg/片)为例,口服或用少许水制成混悬液服用。1~12
岁儿童,① 用于发热,剂量为 20 mg/(kg·d),分 3 次服用;② 用于镇痛,剂量为
30 mg/(kg·d),分 3 次服用。12 岁以上儿童同成人量,剂量为一次 0.2~0.4 g,
一日 3 次。若持续疼痛或发热,可间隔 4~6 h 重复用药 1 次,24 h 内不得超过
4 次。

(二)药理作用

布洛芬为 NSAID 的一种,具有较强的抗炎、抗风湿和解热镇痛作用,作用机
制为通过抑制环氧合酶而减少前列腺素合成,从而减轻前列腺素引起的组织充
血、肿胀,降低周围神经痛觉的敏感性;还可以通过作用于下丘脑体温调节中枢
而发挥解热作用。

(三)药代动力学

布洛芬口服易吸收,与食物同服吸收减慢,但吸收量不减少。起效时间 30~
60 min,常释制剂达峰时间 1.2~2.1 h,缓释制剂达峰时间 2~3 h。在关节液中有
较高的分布,儿童的表观分布容积为 0.164 L/kg,血浆蛋白结合率为 99%。主要
在肝脏经 CYP2C9 代谢,常释制剂半衰期为 1.5~1.8 h,缓释制剂半衰期为 4~
5 h。24 h 内排泄完全,60%~90%随尿液排泄,其余随粪便排泄。体内无药物蓄
积的趋向。

(四)药物基因组学研究

目前已经发现与布洛芬相关的基因有 *CYP2C9*、*CYP2C8* 和 *PTGS2*,其中与
CYP2C9 基因相关的研究较多,证据较充分。

主要相关基因对药物疗效或不良反应的影响如下所述。

1. 与 *CYP2C9 * 1*、*CYP2C9 * 2*、*CYP2C9 * 3* 的关系 肝药酶 CYP2C9 有助
于许多药物的代谢,同时 *CYP2C9* 基因具有高度的多态性,至少有 61 个变异等
位基因和多个亚等位基因。最常见的等位基因被分为以下功能组:功能正常
(如 *CYP2C9 * 1*)、功能下降(如 *CYP2C9 * 2*、*CYP2C9 * 5*、*CYP2C9 * 8* 和
*CYP2C9 * 11*)、无功能(如 *CYP2C9 * 3*、*CYP2C9 * 6* 和 *CYP2C9 * 13*)。目前研
究最广泛的两个变体是 *CYP2C9 * 2*(p. R144C;rs1799853)和 *CYP2C9 * 3*
(p. I359L;rs1057910)。

已知 *CYP2C9 * 1* 等位基因为正常功能的等位基因。携带 *CYP2C9 * 1* 等位
基因与另一个功能正常的等位基因联合的患者,布洛芬代谢可能强于携带至少
一个功能降低或无功能等位基因的患者。已知 *CYP2C9 * 2* 等位基因为功能降
低的等位基因。携带 *CYP2C9 * 2* 等位基因并携带一个功能正常、功能降低或无

功能的等位基因的患者,布洛芬代谢可能低于携带两个功能正常的等位基因的患者。已知 *CYP2C9 * 3* 等位基因为无功能的等位基因。携带 *CYP2C9 * 3* 等位基因并携带一个功能正常、功能降低或无功能的等位基因的患者,布洛芬代谢可能低于携带两个功能正常的等位基因的患者。

因此,*CYP2C9 * 1* 纯合者是正常代谢者,*CYP2C9 * 2/ * 3* 和 *CYP2C9 * 3* 纯合突变者是弱代谢者,后者对布洛芬的清除速率显著降低。

2. 与 *CYP2C8 * 1*、*CYP2C8 * 3* 的关系　携带 *CYP2C8 * 1* 等位基因与另一个 *CYP2C8 * 1* 等位基因结合的患者对布洛芬的代谢强于携带一个或两个 *CYP2C8 * 3* 等位基因的患者。携带 *CYP2C8 * 3* 等位基因合并 *CYP2C8 * 1* 或 *CYP2C8 * 3* 等位基因的患者与 *CYP2C8 * 1/ * 1* 等位基因的患者相比,布洛芬代谢降低。

因此,*CYP2C8 * 3* 纯合突变者以及 *CYP2C9 * 3* 和 *CYP2C8 * 3* 双杂合突变者对布洛芬的清除速率显著降低。

值得注意的是,在许多人群中,80%携带 *CYP2C9 * 2* 等位基因的个体也携带 *CYP2C8 * 3* 等位基因,这对同时作为 CYP2C8 和 CYP2C9 底物的药物有临床意义,如布洛芬和双氯芬酸。

（五）治疗药物浓度监测

本药一般用血清药物浓度定量。血清药物中毒浓度为服药 1 h 后 >100 mg/dL,4 h 后 >70 mg/dL。本药浓度 >200 mg/dL 时可能引起严重毒性。目前关于服药过量后布洛芬的血药浓度与临床表现的相关性,临床研究间存在较大争议。

对于口服布洛芬过量的患者,应在服药后 1 h 或 4 h 采集静脉血 3~5 mL,留取血清测定血药浓度。检测方法有 UPLC、LC－MS/MS 等。

LC－MS/MS 法的定量限在 1.5 μg/mL 左右,主要用于成人血清中药物浓度的检测;UPLC 通过特殊的前期处理和测定方法,可使最低定量限为 1 μg/mL,更能满足患儿体内药物浓度的检测要求。有文献报道通过 UPLC 对 10 名规律服用布洛芬进行退热治疗的川崎病患儿进行血药浓度监测,大部分患儿的血浆药物浓度保持在 1~2 μg/mL,反映了患儿服用布洛芬后药物谷浓度的情况,对布洛芬在儿童患者血浆中药物浓度的测定提供了一定的数据参考。

（六）个体化治疗建议

建议 CYP2C9 弱代谢者(*CYP2C9 * 2/ * 3* 和 *CYP2C9 * 3/ * 3*),以最低起始剂量的 25%～50% 开始治疗。滴定剂量至出现临床效果或最大推荐剂量的

25%~50%。在达到稳定状态后(布洛芬至少 5 天),才应逐渐增量至最低有效剂量。携带 *CYP2C9 * 2* 等位基因的个体可能同时携带 *CYP2C8 * 3* 等位基因,布洛芬的使用应更加谨慎。

对于长期使用布洛芬的患者,应考虑定期进行全血细胞计数、生化检查和眼科检查;出现贫血体征或症状时,应监测血红蛋白或血细胞比容。布洛芬不宜与小剂量阿司匹林合用,可干扰阿司匹林的血小板抑制作用,从而降低其对心脏的保护作用,并使出血风险增加。

布洛芬急性过量的典型症状为昏睡、嗜睡、恶心、呕吐、上腹疼痛,还可见胃肠道出血、高血压、急性肾衰竭、呼吸抑制、昏迷。目前尚无布洛芬的特异性解毒药,如发生过量应给予对症及支持治疗,由于该类药物与血浆蛋白高度结合,强迫利尿、碱化尿液、血液透析或血浆灌流用于处理过量时可能无效。

【对乙酰氨基酚】

对乙酰氨基酚是临床常用的解热镇痛药,适用于儿童普通感冒或流行性感冒引起的发热,也用于缓解轻至中度疼痛如头痛、关节痛、偏头痛、牙痛、肌肉痛、神经痛。给药剂量适当时,对乙酰氨基酚的不良反应较少,偶见过敏反应,如皮疹、荨麻疹,可引起恶心、呕吐、腹痛等,长期大量用药会导致肝肾功能异常。

(一)用法用量

以对乙酰氨基酚口服混悬液(100 mL∶3.2 g)为例,口服给药。12 岁以下小儿用量见表 11 - 2。

表 11 - 2 对乙酰氨基酚用法用量

年龄(岁)	体重(kg)	一次量(mL∶g)	次 数
1~3	12~15	3∶0.096	
4~6	16~21	5∶0.16	若持续疼痛或发热,可间隔 4~6 h 重复用药 1 次,
7~9	22~27	8∶0.256	24 h 内不得超过 4 次
10~12	28~32	10∶0.32	

以对乙酰氨基酚片(0.5 g/片)为例,口服给药。6~12 岁儿童,一次 0.25 g;12 岁以上儿童同成人量,一次 0.5 g。若持续疼痛或发热,可间隔 4~6 h 重复用药 1 次,24 h 内不得超过 4 次。

（二）药理作用

对乙酰氨基酚属于 NSAID，是一种快速有效的解热镇痛药，无胃刺激性。可通过中枢神经系统和外周神经系统而产生止痛作用；通过作用于下丘脑的体温调节中枢而产生解热作用。

（三）药代动力学

本药口服后经胃肠道迅速吸收，口服生物利用度为 88%，血药浓度达峰时间为 0.5～2 h。在体内均匀分布，表观分布容积为 1 L/kg，血浆蛋白结合率为 25%～50%。本药 90%～95% 在肝脏代谢，主要代谢产物为葡萄糖醛酸及硫酸结合物，常释制剂半衰期为 1～3 h，缓释制剂半衰期通常为 6 h。主要以葡萄糖醛酸结合物的形式经肾脏排泄，24 h 内约 3% 的药物以原型随尿液排出。

肾功能不全者半衰期不受影响，肝功能不全者、新生儿的用药半衰期延长，小儿用药则半衰期缩短。

（四）药物基因组学研究

目前已经发现对乙酰氨基酚主要经 UGT1A6、UGT1A1、UGT1A9、SULT1A1 和 SULT1A3/4，以及 CYP2E1、CYP1A2 和 CYP2D6 等酶代谢，GSTP1 是结合反应中的重要代谢酶，ABCC3、ABCC4 等转运体参与对乙酰氨基酚及其代谢物的清除。

（五）治疗药物浓度监测

本药一般用血清药物浓度定量。血清药物中毒浓度为 >20 mg/dL；血清药物致死浓度为 4 h 后浓度 >300 mg/dL，16 h 后浓度 >37.5 mg/dL。目前无文献报道对乙酰氨基酚治疗浓度监测的必要性，多为药物中毒后的监测。

对于口服对乙酰氨基酚急性过量的患者，应在服药后 4 h 测定对乙酰氨基酚的血清浓度；对于就诊时已服药超过 4 h 者，应立即测定对乙酰氨基酚的血清浓度。每隔 4 h 采集静脉血 3～5 mL，留取血清测定血药浓度，直至血药浓度位于 Rumack - Matthew 列线图的下方区域。检测方法有 HPLC、LC - MS/MS。

值得注意的是，合并服用磺吡酮、美替拉酮、磷苯妥英、苯妥英钠、卡马西平、异烟肼等可增加本药的代谢速率，同时对肝脏的毒性也增加；与齐多夫定合用会抑制与葡萄糖醛酸的结合而降低清除率，增加毒性。

（六）个体化治疗建议

国内药典建议，3 岁以下儿童因其肝、肾功能不全慎用。对于长期、大剂量使用对乙酰氨基酚的患者，应定期进行肝肾功能、全血细胞计数检查；若患者疑似出现药物急性过量或肝病患者长期用药时，应及时监测血清药物浓度。

NSAID 类药物与小剂量阿司匹林同服会增加消化道出血风险,必须加用 NSAID 类药物者可选择对乙酰氨基酚或联合给予质子泵抑制剂。

对乙酰氨基酚过量时,可迅速出现恶心、呕吐、腹痛、厌食、多汗等症状,且可持续 24 h;第 2~4 日可出现肝功能损害,表现为肝区疼痛、肝大或黄疸;第 4~6 日可出现明显的肝衰竭及凝血障碍、消化道出血、弥散性血管内凝血、低血糖、酸中毒、心律失常、心力衰竭或肾小管坏死。对乙酰氨基酚过量时应及时洗胃或催吐,并给予拮抗药乙酰半胱氨酸(开始时口服给予 140 mg/kg,随后按 70 mg/kg 每 4 h 给药一次,共给予 17 次);病情严重时可静脉给药,将乙酰半胱氨酸溶于 5% 葡萄糖注射液 200 mL 静脉滴注,或口服甲硫氨酸,对肝脏进行保护。拮抗药应尽早应用,12 h 内给予疗效最佳,超过 24 h 疗效较差。不得给予活性炭,因其可能影响拮抗药的吸收。

应注意对乙酰氨基酚口服溶液可能含山梨醇,果糖不耐受儿童慎用;注射液可能含苯甲醇,儿童禁止肌内注射。

【双氯芬酸】

双氯芬酸有口服制剂、外用乳胶剂和滴眼剂等多种剂型,对儿童的发热有解热作用,也用于炎性和退行性风湿病、非关节性的各种软组织风湿性疼痛、创伤后及术后炎症性疼痛。常见不良反应为胃肠道反应,如腹泻、恶心及腹痛等,还可引起头晕、头痛、皮疹等。

(一)用法用量

以双氯芬酸钠肠溶片(25 g)为例,口服给药。18 岁以下儿童及青少年,最大日剂量为 150 mg。对 1 岁或 1 岁以上的儿童及青少年,根据病情,每日剂量为按体重一次 0.5~2 mg/kg,分 2~3 次服。对青少年型类风湿关节炎,每日剂量最高可按体重一次 3 mg/kg,分次服。不得用于 12 月以下的婴儿。

(二)药理作用

双氯芬酸同属 NSAID,具有良好的抗炎、镇痛、解热作用。其具有抑制炎症反应中环氧合酶和脂氧合酶的双重作用,对 COX - 2 的抑制明显高于对 COX - 1 的抑制,因此引起的胃肠道不良反应低于阿司匹林、吲哚美辛等。

(三)药代动力学

本药口服后吸收迅速,血药浓度达峰时间为 1~2 h,与食物同服的达峰时间为 6 h。在体内分布于血液、肝脏及肾脏,在脂肪、肌肉的浓度不高,在乳汁中水平极低,可以忽略;表观分布容积为 0.1~0.55 L/kg,血浆蛋白结合率为 99.7%。

主要的代谢物为羟双氯芬酸,排泄快,约60%经肾脏排泄,其余部分随粪便排泄,在体内药物总清除率为263 mL/min,在血浆中的半衰期为1~2 h。长期应用无蓄积作用。

肾功能不全时半衰期不受影响,肝功能不全者、新生儿的用药半衰期延长,小儿用药则半衰期缩短。

(四) 药物基因组学研究

目前已经发现与双氯芬酸代谢相关的基因有 CYP2C8、CYP2C9、PLA2G4A、PLCG1 和 TNFRSF11A。研究多为案例报道、单项研究或体外研究,证据尚不充分。

(五) 个体化治疗建议

携带 CYP2C9 * 2 等位基因的个体可能同时携带 CYP2C8 * 3 等位基因,双氯芬酸的使用应更加谨慎。

对于长期使用双氯芬酸的患者,应考虑定期进行全血细胞计数、生化检查和眼科检查;出现贫血体征或症状时,应监测血红蛋白或血细胞比容。有个案报道在使用双氯芬酸期间出现低血糖和高血糖反应,因此有必要监测血糖水平。用药期间注意监测肝功能、肾功能和电解质水平。

双氯芬酸过量时可出现身体摇摆、呼吸缓慢或加速、呼吸困难、耳鸣、视物模糊、皮疹、恶心、呕吐、腹泻、上腹痛、胃肠道出血、重度头痛、焦躁、语无伦次、意识模糊、嗜睡、昏迷、惊厥、运动障碍。过量时应尽快洗胃和给予活性炭,阻止双氯芬酸进一步被吸收。

(六) 药学服务案例

患儿,男,8岁,体重22 kg,发热38.0℃。入院时意识模糊,伴恶心、呕吐、腹痛。后进行实验室检查,生化结果显示 ALT 451.7 U/L,AST 24.5 U/L,余正常;凝血功能结果显示 PT 22.9 s,INR 1.95,余正常。询问家属得知曾给予患者对乙酰氨基酚缓释片0.65 g口服,每8 h一次进行退热,距离最后一次服药5 h。留血液进行血药浓度检测以明确诊断,结果显示对乙酰氨基酚血清浓度29.5 μg/mL,余毒物筛查结果均为阴性。结合临床表现及实验室检查结果,确诊为对乙酰氨基酚过量。确诊后立刻给予对乙酰氨基酚特异性拮抗剂 N-乙酰半胱氨酸(NAC)治疗,首剂3g,之后按1.5 g每4 h一次给药,共口服17次;并予谷胱甘肽进行保肝治疗。经上述治疗2天后,患者意识明显好转,氨基转移酶进行性下降,住院4天后病情好转出院。

讨论:对怀疑对乙酰氨基酚过量或中毒的患者,均应向患者、家属仔细询问用药史,包括药品通用名、用药剂量、用药频率、用药途径、用药时间,以及合并用药。对于对乙酰氨基酚过量的患者,需通过血药浓度监测以明确诊断,判断病情严重程度和治疗效果。应在过量服药 4 h 后测血药浓度,过早测定的结果不够可靠,因为药物还未达到峰浓度。NAC 使用方法:① 静脉 20 h 方案:治疗原则是 20~21 h NAC 总量为 300 mg/kg。起始负荷量 150 mg/kg 静脉输注 15~60 min,随后 12.5 mg/(kg·h)静脉输注 4 h(总量 50 mg/kg),最后 6.25 mg/(kg·h) 静脉输注 16 h(100 mg/kg)。② 静脉 48 h 方案:首次负荷量 140 mg/kg 静脉滴注 15~120 min,随后按 70 mg/kg 每 4 h 注射 1 次,共 12 次。③ 口服 72 h 方案:首次负荷量 140 mg/kg,随后按 70 mg/kg 每 4 h 口服 1 次,共口服 17 次,总量 1 330 mg/kg。

参考文献

杨宝学,张兰. 2018. 实用临床药物学[M].北京:中国医药科技出版社,607-611.

张丹,秦伟,刘慧芳,等. 2019. 超高效液相色谱法测定儿童布洛芬血药浓度[J].中国医院用药评价与分析,19(5):594-596.

张相林. 2020. 治疗药物监测临床应用手册[M].北京:人民卫生出版社,324-326,332-334.

《中国国家处方集》编委会. 2020. 中国国家处方集化学药品与生物制品卷[M].2 版.北京:科学出版社,440-443,447-448.

Smilkstein M J, Knapp G L, Kulig K W, et al. 1988. Efficacy of oral N-acetylcysteine in the treatment of acetaminophen overdose: analysis of the National Multicenter Study (1976-1985). N Engl J Med, 319: 1557-1562.

Theken K N, Lee C R, Gong L, et al. 2020. Clinical pharmacogenetics implementation consortium guideline (CPIC) for CYP2C9 and nonsteroidal anti-inflammatory drugs[J]. Clin Pharmacol Ther, 108(2): 1-10.

（周　涵）